安徽省五年制护理专业高职规划教材

五官科护理技术

（可供护理专业高职高专使用）

主 编 王 东

副主编 桂 平

编 者 （按姓氏笔画为序）

王 东（安徽省六安卫生学校）

冯 晴（安徽医学高等专科学校）

余 亮（安徽省黄山卫生学校）

桂 平（安徽省计划生育学校）

葛程旺（安徽医学高等专科学校）

东南大学出版社

内容提要

本书主要介绍眼科、耳鼻咽喉科、口腔科疾病的概要、护理评估、护理诊断、护理目标和护理措施。在五官科疾病护理内容中，突出常见病和突发病，注意疾病与护理紧密结合及医学模式与护理模式的转变。本书内容精炼，实用性和可操作性强。

本书可作为高职、成人教育、自学考试及各级医学院校护理专业的教材，同时也可供各级护理人员参考。

图书在版编目(CIP)数据

五官科护理技术/王东主编；桂平副主编. —南京：东南大学出版社，2006.6(2015.7 重印)

安徽省五年制护理专业高职规划教材

ISBN 978-7-5641-0427-6

Ⅰ.五… Ⅱ.①王…②桂… Ⅲ.五官科学：护理学—高等学校；技术学校—教材 Ⅳ.R473.76

中国版本图书馆 CIP 数据核字(2006)第 064278 号

五官科护理技术

出版发行	东南大学出版社
社　址	南京市四牌楼 2 号
邮　编	210096
电　话	(025)83793328
印　刷	江苏省地质测绘院
开　本	787mm×1092mm　1/16
印　张	11.75
字　数	290 千字
书　号	ISBN 978-7-5641-0427-6
版　次	2006 年 6 月第 1 版　2015 年 7 月第 7 次印刷
印　数	20001—22000
定　价	19.00 元

*凡因印装质量问题，可直接与读者服务部调换。电话：025—83792328。

安徽省五年制护理专业高职规划教材编审委员会
成　员　名　单

主任委员：严中亚　安徽省卫生厅副厅长

副主任委员：黄泽秋　安徽省教育厅高教处处长

叶　莉　安徽省卫生厅科教处处长

余万春　安徽巢湖职业技术学院院长

委　　员：徐淑秀　安徽蚌埠医学院副院长

陈建中　安徽医学高等专科学校副校长

章绍青　安徽铜陵职业技术学院医学系主任

曹艳平　安徽安庆卫生学校校长

张　维　安徽六安卫生学校校长

俞凤鸣　安徽滁州卫生学校校长

肖传志　安徽淮南卫生学校校长

汪光宣　安徽芜湖地区卫生学校校长

尹光思　安徽宿州卫生学校校长

刘进忠　安徽阜阳卫生学校校长

冯伟华　安徽黄山卫生学校校长

李文明　安徽淮北卫生学校校长

李蔚如　安徽省计划生育学校校长

宋向东　安徽省医学情报研究所副所长

秘　书　组：宋向东（兼组长）、李嗣生、鲁义胜

序

随着社会经济的发展和医疗卫生服务改革的不断深入，对护理人才的数量、质量和结构提出了新的更高的要求。为加强五年制高职护理教学改革，提高护理教育的质量，培养具有扎实基础知识和较强实践能力的高素质、技能型护理人才，建设一套适用于五年制高职护理专业教学实际的教材，是承担高职五年制护理专业教学任务的各个院校所关心和亟待解决的问题。

在安徽省教育厅和卫生厅的大力支持下，经过该省有关医学院校的共同努力，由安徽省医学会医学教育学分会组织的安徽省五年制护理专业高职规划教材编写工作，于 2005 年正式启动。全省共有 10 余所高校、医专、高职和中等卫生学校的多名骨干教师参加了该教材的编写工作。本套教材着力反映当前护理专业最新进展的教育教学内容，优化护理专业教育的知识结构和体系，注重护理专业基础知识的学习和技能的训练，以保证为各级医疗卫生机构大量输送适应现代社会发展和健康需求的实用型护理专业人才。在编写过程中，每门课程均着力体现思想性、科学性、先进性、启发性、针对性、实用性，力求做到如下几点：一是以综合素质教育为基础，以能力培养为本位，培养学生对护理专业的爱岗敬业精神；二是适应护理专业的现状和发展趋势，在教学内容上体现先进性和前瞻性，充分反映护理领域的新知识、新技术、新方法；三是理论知识要求以“必需、够用”为原则，因而将更多的篇幅用于强化学生的护理专业技能上，围绕如何提高其实践操作能力来编写。

本套教材包括以下 30 门课程：《卫生法学》、《护理礼仪与形体训练》、《医用物理》、《医用化学》、《医用生物学》、《人体解剖学》、《组织胚胎学》、《生理学》、《病理学》、《生物化学》、《病原生物与免疫》、《药物学》、《护理心理学》、《护理学基础》、《营养与膳食》、《卫生保健》、《健康评估》、《内科护理技术》、《外科护理技术》、《妇产科护理技术》、《儿科护理技术》、《老年护理技术》、《精神科护理技术》、《急救护理技术》、《社区护理》、《康复护理技术》、《传染病护理技术》、《五官科护理技术》、《护理管理学》和《护理科研与医学文献检索》。本套教材主要供五年制护理专业使用，其中的部分职业基础课教材也可供其他相关医学专业选择使用。

成功地组织出版这套教材，是安徽省医学教育的一项重要成果，也是对安徽省长期从事护理专业教学的广大优秀教师的一次能力的展示。作为安徽省高职高专类医学教育规划教材编写的首次尝试，不足之处在所难免，希望使用这套教材的广大师生和读者能给予批评指正，也希望这套教材的编委会和编者们根据大家提出的宝贵意见，结合护理学科发展和教学的实际需要，及时组织修订，不断提高教材的质量。

卫生部科技教育司副司长 孟群

2006年2月6日

前　言

《五官科护理技术》是根据安徽省卫生厅、教育厅和省医学会教育分会的要求，统一安排编写的安徽省高职护理医学教育规划教材之一，供五年制高职护理专业使用。

本教材紧紧围绕“培养与我国社会主义现代化建设要求相适应，德、智、体全面发展，具有综合职业能力，在第一线工作的高素质的高级护理技能型人才”这一目标，是以适应新形势下安徽省高职护理学教育的需要，为培养实用型的护理专业人才而编写的。在编写中坚持体现“三基”(基础理论、基本知识和基本技能)、“五性”(思想性、科学性、先进性、启发性、适用性)，力求突出五官科护理专业的特色。本教材共分九章，第一、二、三章为眼科护理技术内容，第四、五、六章为耳鼻咽喉科护理技术内容，第七、八、九章为口腔科护理技术内容。针对五官科护理专业的特点，也为了便于学生系统性地学习，在各科的内容中，首先介绍应用解剖生理，并设护理概述专章。在疾病护理的内容中，突出常见病和多发病的介绍，注重疾病与护理紧密结合及医学模式和护理学模式的转变。

本教材在编著的过程中，得到了各位编者所在学校和安徽省六安卫生学校领导的大力支持，承蒙六安卫生学校五官科教研组查莉、周苗苗、陈永红老师的热心协助，尹彪老师协助绘图，在此，谨向他们表示诚挚的感谢。同时，我们在编写中参考了国内多种护理学教材，对各种学习和参考书籍的编写专家，也一并表示衷心感谢。由于我们水平有限，教材中肯定存在缺点和不足之处，恳请各校师生在使用过程中多提宝贵意见，以便今后进一步修订完善。

王　东

2006 年 1 月

目　录

绪论

五官科护理技术是阐述五官科护理规律的一门临床专业技术。它包含眼科护理、耳鼻咽喉科护理和口腔科护理三部分内容。其护理的主要对象分别是眼、耳鼻咽喉及头颈、口腔颌面部等疾病的病人。五官科护理工作主要是以健康为中心的整体护理为理念，从现代专科护理学的角度，了解眼、耳、鼻、咽、喉、口腔及颌面部等器官的疾病状态和整体健康状况，同时还应了解病人的家庭、社会和环境的状况，根据护理评估做出正确的护理诊断，制订护理计划，确定预期的目标，制定针对性的护理措施并加以实施。严格按照护理程序，通过采用科学的专业护理技术，协同医生做好治疗护理工作，促使病人从疾病状态恢复到健康状态。

眼科、耳鼻咽喉科和口腔科尽管是各自独立的医学分科，但眼、耳、鼻、咽、喉和口腔颌面部等器官彼此之间的关系非常密切。它们的解剖结构小而复杂，各器官之间在解剖生理和病理上的关系极为密切。如鼻、咽、喉和口腔彼此相互沟通，黏膜互相移行，鼻、咽、喉同为呼吸系统的重要组成部分，咽和口腔参与消化。因此临床上各器官的疾病也可互相影响，一个器官的疾病可导致邻近器官的病变，并可出现邻近器官的功能障碍。如鼻腔的炎症可引起咽腔和喉腔的炎症；眼眶内容物与鼻窦仅一薄层骨壁相隔，故筛窦和蝶窦的病变有可能波及到眶内，引起视力下降；上颌牙列中第 2 双尖牙及磨牙的炎症可以侵及上颌窦，引起牙源性上颌窦炎。

眼、耳、鼻、咽、喉和口腔等器官与全身有着紧密的联系，如在解剖生理和病理上与神经系统、消化系统、呼吸系统息息相关。一方面，五官科疾病可成为一些全身性疾病的病因，可不同程度地破坏人体整体的健康状况，如鼻窦炎引起的颅内、眶内并发症，龋病、扁桃体炎可以引起心肌炎、肾炎、关节炎，口腔疾病可引起消化不良等等；另一方面，全身性疾病也可以导致五官呈现疾病状态，如原发性高血压引起眼底血管改变、鼻出血，甲亢引起眼球突出等等。

眼、耳、鼻、咽、喉及口腔等器官具有重要的特殊的生理功能，如形成视觉、听觉、嗅觉、味觉，以及进行语言、呼吸和饮食等，是机体参与生活和社会活动不可缺少的器官，也是保护机体免于受到伤害的重要器官。若这些器官发生疾病，或由于治疗和护理不及时或不当，使得疾病没有及时治愈，甚至病情加重，不仅直接影响病人的生活、工作和学习，而且还可导致病人心理上的障碍和性格的改变，进而影响到人际关系。如果遗留永久性的功能障碍，如盲、聋、哑等，将会给病人及家人心理和精神上带来极大的创伤。

随着医学科学技术的迅猛发展，眼科、耳鼻咽喉科和口腔科的研究内容和范围得到不断地深化和扩展，眼科、耳鼻咽喉科和口腔科与其他学科之间的联系更加紧密并相互渗透。口腔颌面部、鼻、咽、喉疾病手术治疗的相互交错，如经鼻途径行脑垂体肿瘤的手术治疗，咽喉与颈段食管癌切除并选用胃咽吻合或游离空肠移植术等。同时五官科护理学的模式也同其他护理学科一样，发生了深刻的变化，已经从单纯的护理疾病，扩展为对病人的整体护理；护理的工作场所从局限在医院内的护理，扩大到家庭和社区；工作内容由被动地执行医嘱，完成护理常规技能操作和对病人的躯体护理，转向面对病人的需要和出现的各种问题，主动促使其全面康复的护理；对病人的心理护理也越来越受到重视。因此，对护理人员的要求也越来越高，护士除了要有良好的专业素质和职业道德，高度的责任心，及掌握五官科护理学基本理论知识和基本操作技能外，还必须熟悉相关学科的知识，必须有整体护理观念，才能全面提高护理质量，更好地为病人服务。

（王　东）

第一章 眼的应用解剖生理

眼为视觉器官，由眼球、视路和眼附属器三部分组成。

眼球接受外界光线成像于视网膜，信息由视路传导至视皮质而产生视觉。眼附属器能使眼球运动并对眼球起保护作用。

第一节 眼球及视路

一、眼球

眼球近似球形，正常成人的眼球前后径平均为 24 mm，垂直径平均为 23 mm，水平径平均为 23.5 mm。眼球位于眼眶前部，前有眼睑保护，后与视神经相连，周围有眶脂肪垫衬。眼球分为眼球壁和眼内容物两部分(图 1－1)。

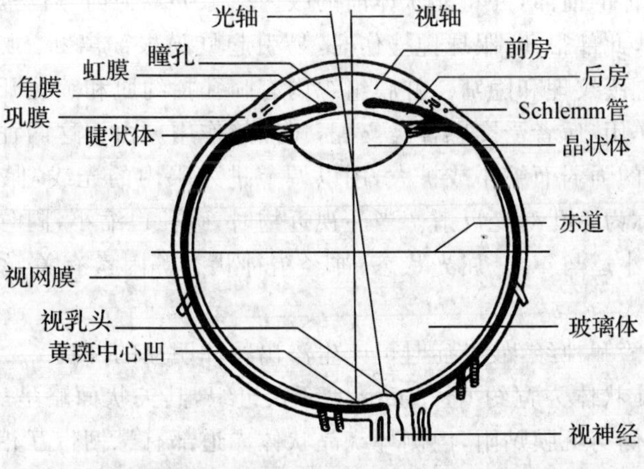

图 1－1 眼球水平切面示意图(左眼)

(一)眼球壁

眼球壁由外、中、内三层膜构成。

1. 外层 外层由纤维膜构成，前面 1/6 为角膜，后面 5/6 为巩膜，两者移行部为角巩膜缘。

(1)角膜：角膜为透明膜，略呈横椭圆形，横径 11.5～12 mm，垂直径 10.5～11 mm。角膜中央部厚度仅为0.5～0.55 mm，周边约为1 mm。前表面的曲率半径为7.8 mm，后面约为6.8 mm，总屈光力约为43D(屈光度)。组织学上角膜由上皮细胞层、前弹力层、实质层、后弹力层及内皮细胞层所构成。角膜上皮损伤后再生较快，不遗留瘢痕。前弹力层及实质层无再生能力，实质层损伤后由不透明的瘢痕所替代。后弹力层损伤后可再生。内皮层具有角膜-房水屏障功能，正常情况下房水不能透过此层渗入角膜组织，对角膜正常生理及光学性能的保持有着重要作用。内皮细胞受损后不再生，只能依靠附近的内皮细胞扩展和移行来填补。若角膜内皮细胞失去代偿功能，则角膜将发生水肿和大泡性角膜病变。

角膜无血管，有丰富的三叉神经末梢纤维分布，感觉敏锐。

(2) 巩膜：巩膜由瓷白色坚韧而致密的纤维组织构成。巩膜前接角膜。在后部，与视神经交接处巩膜分内外两层，外2/3移行于视神经鞘膜，内1/3为较薄的网状结构，称为筛板。此板很薄，视神经纤维束由此处穿出眼球，其抵抗力较弱，当眼内压长期升高时可形成特殊的凹陷。巩膜表面有四条直肌和两条斜肌附着。视神经周围处巩膜最厚，而肌肉附着处巩膜最薄。

(3) 角巩膜缘：角巩膜缘是角膜和巩膜的移行区。角巩膜缘的宽度不一，以上方最宽，约1 mm，内眼手术多在该区做切口。其表面有结膜覆盖，深部有环形的Schlemm管，向内经小梁网与前房角相通。小梁网及Schlemm管在房水排出过程中起重要作用。结膜及巩膜的血管在角膜缘形成血管网，供应角膜营养。

2. 中层　中层为葡萄膜，因富含血管和色素故又称血管膜、色素膜。自前向后分为虹膜、睫状体和脉络膜三部分，有营养眼内组织和遮蔽瞳孔区以外光线的作用。

(1) 虹膜：虹膜为一圆盘状膜，中央有一直径为2.5～4 mm的圆孔，称瞳孔。虹膜位于角膜的后面和晶状体的前面，并将晶状体前的眼内空隙分隔为前、后房。虹膜周边与睫状体连接处为虹膜根部，此部很薄，眼球钝挫伤时，易引起虹膜根部离断。虹膜表面有辐射状凹凸不平的皱褶，称虹膜纹理和隐窝。虹膜组织内有瞳孔括约肌和瞳孔开大肌，前者受副交感神经支配，司缩瞳作用；后者受交感神经支配，司散瞳作用。由于这两种平滑肌的协调运动，瞳孔能随外界光线的强弱而缩小或扩大，用以调节进入眼内的光线，保证视网膜成像清晰。光照下瞳孔缩小，称为瞳孔对光反射。当注视近物时，瞳孔也缩小，同时发生调节和辐辏，称为近反射。瞳孔大小还与年龄、屈光状态、神经精神状态等因素有关，幼、老年者较小，交感神经兴奋时瞳孔散大。

虹膜内富含血管和神经，故炎症时可产生渗出物和明显的疼痛。

(2) 睫状体：睫状体为宽约6～7 mm的环状组织，其矢状面略呈三角形。前接虹膜根部，后接脉络膜，外侧与巩膜贴附，内侧环绕晶状体赤道部有悬韧带互相连接。睫状体前1/3较肥厚，称睫状冠，宽约2 mm，内表面有70～80个纵行放射状突起，称睫状突；后2/3薄而扁平，称睫状环或称睫状体平部。平部与脉络膜连接处呈锯齿状弯曲，称锯齿缘，为睫状体后界。从眼球表面定位，锯齿缘约在角膜缘后7～8 mm。睫状冠中血管丰富，而平部血管少，又无重要组织，所以玻璃体手术须在平部范围内切口。睫状体内有丰富的纵行、放射状和环形三种睫状肌纤维，受副交感神经支配，该肌肉的收缩与舒张可以松弛或拉紧悬韧带，从而调节晶状体的厚度，使屈光力根据需要增强或减弱。

睫状体内富含血管和三叉神经末梢，炎症时可产生渗出物和明显的疼痛。

(3) 脉络膜：脉络膜前起锯齿缘，后止视盘周围，介于视网膜和巩膜之间，是一层含有大量血管和色素细胞的薄膜，具有遮光和营养作用。

3. 内层　为视网膜，前起锯齿缘，后止于视盘，外邻脉络膜，内贴玻璃体。视网膜组织结构有10层，按胚胎发育来源划分，最外层为色素上皮层，内9层为视网膜神经感觉层，两者之间有潜在间隙，临床上视网膜脱离即指此处分离。

视网膜上视神经纤维在眼球后部汇集穿出眼球，该处为境界清晰的淡红色圆形结构，称为视盘，又称视乳头。视盘中央凹陷区称为生理凹陷。视盘颞侧约3 mm处为黄斑区，是视网膜上视觉最敏锐的部位，该区无血管，含有较多色素，其中央有一小凹，称黄斑中心凹，此处只有视锥细胞。视盘仅有神经纤维没有视细胞，因此视盘不感光，在视野中形成生理盲点。

视网膜血管为终末血管，是人体用检眼镜能够直视观察到的血管，其结构与心脑血管相似，故可通过观察眼底血管状态来估计心脑血管功能，其检查有助于高血压、动脉硬化、糖尿病等病的诊断和病情的判定。

（二）眼内容物

眼内容物包括房水、晶状体和玻璃体，均为无血管及神经的透明物质。是光线到达视网膜的通路，与角膜一起共同构成眼的屈光系统。

1. 房水　房水由睫状体的睫状突上皮细胞产生，充满后房与前房。前房中央部深约2.5～3 mm，周边渐浅。房水主要成分是水，尚含有少量的氯化物、蛋白质、维生素C及无机盐等。房水具有营养角膜、晶状体、玻璃体和维持正常眼压的功能。

房水的循环途径：由睫状突产生后进入后房，经瞳孔到前房，经前房角小梁网、Schlemm管，然后经集液管和房水静脉，最后入巩膜表层的睫状前静脉回到血液循环（图1－2）。

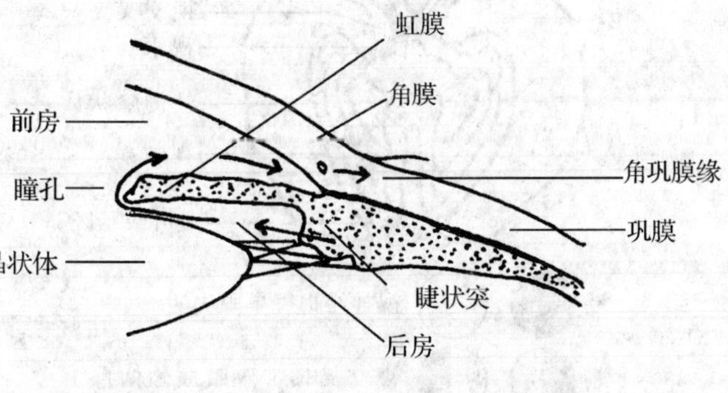

图1－2　房水循环示意图

2. 晶状体　晶状体功能似双凸透镜，富有弹性。晶状体赤道部有悬韧带与睫状体相连，使其固定于虹膜和玻璃体之间。晶状体前表面中央为前极，后表面中央为后极，前后表面相接合处为赤道部。晶状体由晶状体囊和晶状体纤维组成。囊为一层具有弹性的均质薄膜，分前囊和后囊。晶状体纤维为赤道部上皮细胞伸展、延长而成。人一生中晶状体纤维不断生成并将旧的纤维挤向中心，逐渐硬化而形成晶状体核。晶状体核外较新的纤维称为晶状体皮质。晶状体透明无血管，依靠房水提供营养。晶状体的主要功能是与睫状体一起完成屈光调节作用。

3. 玻璃体　玻璃体为透明的胶质体，主要成分为水，除有屈光功能外，主要是对视网膜和眼球壁起支持作用，其营养来自脉络膜和房水，无再生能力。

二、视路

视觉信息从视网膜光感受器开始到大脑枕叶视中枢的传导径路，称为视路。它包括视神经、视交叉、视束、外侧膝状体、视放射和枕叶纹状区。视网膜节细胞纤维汇集于眼底后极部，形成视盘，其纤维通过巩膜筛板出眼球，形成视神经，视神经通过眶尖视神经孔进入颅腔。两侧来自视网膜鼻侧的视神经纤维在蝶鞍处交叉到对侧，与来自同侧不交叉的视网膜纤维合成左右视束，绕过大脑脚至外侧膝状体处更换神经元，新的神经元纤维经过内囊、颞叶形成视放射，终止于枕叶纹状区皮质中枢。

视神经外有软脑膜、蛛网膜和硬脑膜组成的鞘膜包绕，鞘膜间隙与颅内同名间隙相通。故当颅内压升高时，常发生视盘水肿。

视路中的神经纤维分布、走向和投射的部位有一定的规则性，当视路不同部位发生病变或损害时，可出现相应的视野改变和视力下降，依此检出这些视野缺损(图 1-3)的特征性改变，就可对中枢神经系统病变作出定位诊断。

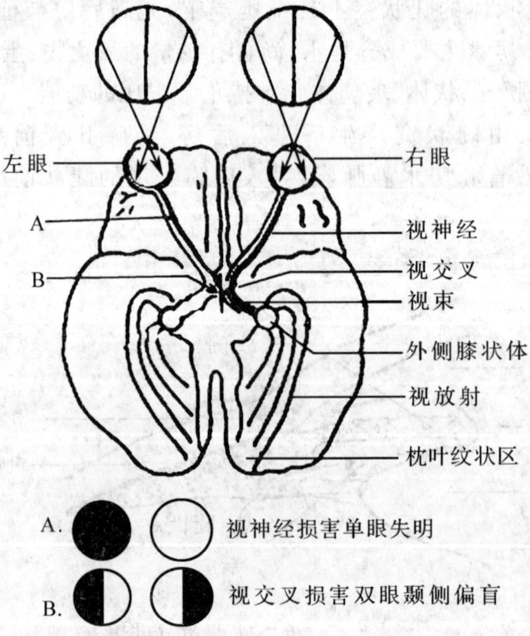

图 1-3　视路及其损害示意图

第二节　眼附属器

眼附属器包括眼睑、结膜、泪器、眼外肌和眼眶。

一、眼睑

眼睑位于眼眶前部，覆盖于眼球表面（图 1-4）。眼睑分上睑和下睑，其游离缘称睑缘。眼睑由外至内分为皮肤层、皮下组织层、肌层、睑板和睑结膜层。上、下睑缘间的裂隙称睑裂，其内外连接处分别称内眦和外眦。正常平视时睑裂高度约 8 mm，上睑遮盖角膜上部 1～2 mm。内眦处有小的肉样隆起称泪阜。上下睑缘的内侧端各有一小孔称泪点，为泪道的入口。眼睑的感觉由三叉神经第一支和第二支支配。

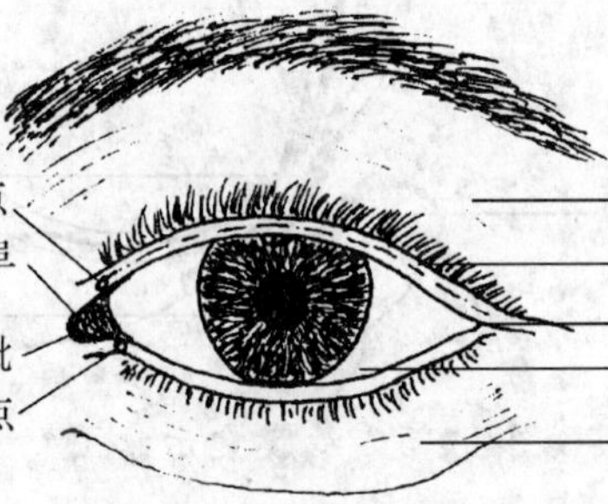

图 1-4　眼睑外观

眼睑的主要生理功能是保护眼球，避免其直接损伤。眼睑瞬目运动可使泪膜涂布于眼球前表面。泪膜是覆盖于眼球表面的一超薄层泪液，从外向内分别由脂质层、水样层和黏蛋白层构成。泪膜与角膜上皮、结膜上皮共同构成眼表。从解剖上来说，眼表包括上下睑缘间的整个黏膜上皮衬里。泪液的量和成分正常以及眼睑的结构和运动正常，才能保证泪膜的稳定。泪膜的生理作用是润滑眼球表面，防止角膜、结膜干燥，保持角膜光学特性，供给角膜氧气以及清除眼表异物及微生物。

二、结膜

结膜是一层薄的黏膜组织，表面光滑，质地透明，覆盖于睑板内面及眼球前部的巩膜面。按其解剖部位分为睑结膜、球结膜和穹隆结膜。穹隆结膜为睑、球结膜移行的部分。近穹隆部的球结膜下是眼部注射药物的常用部位。结膜和角膜在眼球前面形成一个以睑裂为开口的囊状间隙，称结膜囊（图 1-5）。

结膜血管来自眼睑动脉弓及睫状前动脉。睑动脉弓穿过睑板分布于睑结膜、穹隆部结膜和距角膜缘 4 mm 以外的球结膜，此血管充血时称结膜充血。睫状前动脉在角膜缘 3～5 mm处，分出细小的巩膜上支组成角膜缘周围血管网，并分布于球结膜，该血管充血时称睫状充血。两种不同充血对眼部炎症部位的诊断有着重要意义。

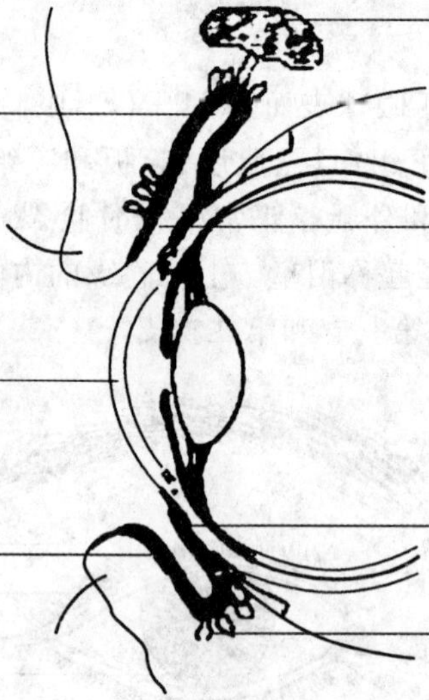

图 1-5　结膜囊示意图

三、泪器

泪器包括泪腺和泪道见图 1-6。

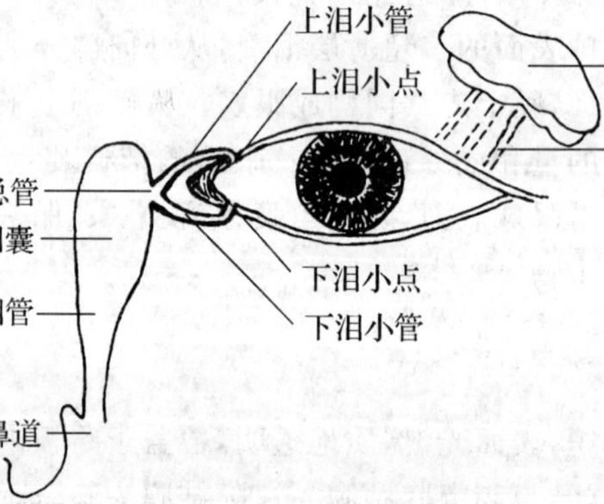

图 1-6　泪器示意图

(一)泪腺

泪腺位于眼眶外上方的泪腺窝内，被上睑提肌肌腱分隔为较大的眶部和较小的睑部，排泄管开口于外上穹隆部结膜。泪腺分泌泪液。泪液具有润滑、清洁和杀菌作用。泪液的分泌由副交感神经纤维支配，当眼部遭到外来有害物质刺激时，则反射性地分泌大量泪液以冲洗和稀释有害物质。

(二)泪道

泪道是泪液的排出通道，包括泪点、泪小管、泪囊和鼻泪管。

1. 泪点　泪点是泪液引流的起点，贴附于眼球表面。

2. 泪小管　泪小管为连接泪点与泪囊的小管。从泪点开始后的一段泪小管，长 1～2 mm，与睑缘垂直，然后呈水平位转向泪囊，长约 8 mm，到泪囊前，上、下泪小管多先汇合成泪总管后进入泪囊，亦有上、下泪小管不汇成总管而分别进入泪囊者。

3. 泪囊　泪囊位于内眦韧带后面的泪囊窝内，其上方为盲端，下方与鼻泪管相连接，长约10 mm，宽约 3 mm。

4. 鼻泪管　鼻泪管位于骨性鼻泪管的管道内，上接泪囊，向下开口于下鼻道，全长约 18 mm。

泪液排出到结膜囊后，经瞬目运动分布于眼球表面，部分直接蒸发，其余泪液汇集于内眦处的泪湖，经虹吸作用进入泪点，再经泪小管、泪囊和鼻泪管到达下鼻道。

四、眼外肌

每眼包括内、外、上、下 4 条直肌和上、下 2 条斜肌（图 1－7）。除下斜肌起自眶下壁的内侧外，其余均起自眶尖部视神经孔周围的总腱环。各肌止于眼球赤道部前后的巩膜表面。内、外、上、下直肌的功能分别是使眼球内转、外转、上转、下转，上直肌还有内转与内旋作用，下直肌还有内转与外旋作用。上斜肌的作用是使眼球内旋、下转、外转。下斜肌的作用是使眼球外旋、上转、外转。除外直肌受第Ⅵ脑神经支配、上斜肌受第Ⅳ脑神经支配外，其余四肌皆受第Ⅲ脑神经支配。各肌的血液供应均由眼动脉的肌支供给。

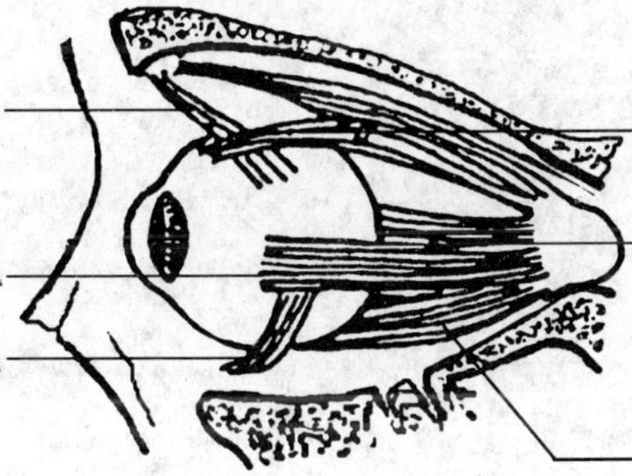

图 1－7　眼外肌示意图

眼外肌在神经的支配下，相互配合、协调和对抗，使两眼位随时得以调整，两眼能注视同一目标，从而实现双眼单视（立体视觉）功能。

五、眼眶

眼眶由额骨、蝶骨、筛骨、腭骨、泪骨、上颌骨和颧骨构成，为四边锥形骨窝，有上下内外四壁，成人眶深 4～5 cm。眼眶外侧壁较坚硬，其余壁较薄，尤以内侧壁最薄。眶内容有眼球、视神经、泪腺、眼外肌、脂肪等，无淋巴管和淋巴结。眼眶分别与额窦、上颌窦、筛窦、蝶窦相邻，因此，鼻窦的疾病可波及眶内组织。

眼眶有一孔、两裂和两窝，即视神经孔、眶上裂和眶下裂、泪腺窝和泪囊窝。眶上缘内侧有一凹陷，为眶上切迹，有眶上神经和眶上动脉通过。

在眼眶深部，距眶尖约 1 cm 处，有　睫状神经节，其节后纤维组成睫状短神经，其节前纤维有三个根：长根为感觉根，由鼻睫状神经发出；短根为运动根，自第Ⅲ脑神经发出，含有至瞳孔括约肌和睫状肌的副交感纤维；交感根含有眼内血管和瞳孔开大肌的交感纤维。眼科手术常麻醉该神经节。

复习思考题

1. 眼球壁由哪几层构成？各层主要生理功能有哪些？
2. 试述眼球内容的组成及主要的生理功能。简述房水的循环途径。
3. 眼附属器包括哪几部分？各部分的生理功能是什么？

（桂　平）

第二章 眼科病人的护理概述

第一节 眼科病人的护理评估

一、眼科病人的常见症状

(一)视功能障碍

1. 视力障碍　常有突然或逐渐视力下降,看远或看近不清楚,视物变形、变小、变色,夜盲等。注意其发生的时间、发展过程、程度及伴随症状。突然视力下降伴眼痛见于角膜炎、急性闭角型青光眼、葡萄膜炎等;突然视力下降、无眼痛见于视网膜动脉或静脉阻塞、视网膜脱离等;逐渐视力下降、无眼痛见于白内障、屈光不正、慢性视网膜疾病等;一过性视力丧失指视力的丧失在 24 小时(通常在 1 小时)内恢复正常,常见于椎基底动脉供血不足、体位性低血压、视网膜中央动脉痉挛、癔症等。视物变形常见于视网膜脱离及散光;色觉障碍常见于先天性遗传性疾病、视网膜变性或视神经疾病。夜盲多见于视网膜色素变性、维生素 A 缺乏症、青光眼等。

2. 视野改变　常有视野缩小、视野缺损、眼前固定暗点或飘动的黑影等。向心性视野缩小常见于视网膜色素变性、青光眼晚期、视网膜脉络膜炎;偏盲是以注视点为界,视野的一半缺损,常为视交叉或视路病变;固定的暗点常见于黄斑部病变、球后视神经炎、青光眼、中心性浆液性脉络膜视网膜病变等;飘动的黑影常见于玻璃体混浊等。视力下降、视野缩小等视功能障碍可直接影响病人的社会工作、生活能力及心理状况。当双眼视力低于 0.05、两侧管状视野或双眼包盖时,病人日常起居、洗漱、饮食等自理活动困难,并可引起严重的焦虑、自卑等心理状况。

(二)感觉异常

常有眼部疼痛、痒、异物感、畏光等。注意其性质、部位及伴随症状。眼部刺激征包括眼剧痛、畏光、流泪,常见于角膜炎、外伤、青光眼等;眼部轻度胀痛见于屈光不正、视疲劳等;眼异物感常见于结膜炎。感觉异常可引起病人焦虑、失眠等心理状况。

(三)外观异常

1. 眼红、眼部充血　注意其特征、类型及性质。结膜充血常见于结膜炎;睫状充血常见于角膜炎、虹膜睫状体炎、青光眼;两者兼有者即混合性充血;球结膜下出血常见于贫血、动脉硬化等;眼睑瘀血常见于眼外伤。

2. 分泌物　注意其性状、量。黏脓性分泌物多见于细菌性感染。

3. 流泪与泪溢　流泪是泪液分泌过多，正常泪道来不及排出而自睑裂处流出，常见于眼睑内外翻、倒睫、结膜炎、角膜炎等刺激或情绪改变；泪溢是泪道排出受阻，正常分泌的泪液不能排出而溢出眼睑之外，常见于泪道阻塞、泪囊炎等。

二、眼科病人的检查

(一)视功能检查

1. 视力检查　视力即视敏锐度，是指黄斑部中心凹处辨别最小物像的能力，亦称中心视力。视力检查包括远视力和近视力检查。

(1) 远视力检查：5 m 或 5 m 以外的视力称远视力。常用国际标准远视力表或对数视力表检查，检查距离为 5 m，被检眼与视力表 1.0 行视标等高。视力表处应有充足的光线照明。

检查时两眼分别进行，先右眼后左眼，先健眼后患眼，戴矫正镜者，先查裸眼视力，再查矫正视力。用遮眼板遮盖非检查眼，勿压迫眼球。嘱被检者说出或用手势表示检查者所指的视标缺口方向，自上而下逐行检查，记录能辨认出最小一行视标的视力。正常视力为1.0。视力小于 0.1 者，嘱被检者向前走，直至认出第 1 行视标为止，此时视力＝0.1×检查距离(m)/5(m)。在 1 m 处仍不能辨认出第 1 行视标，应检查分辨指数的能力，并记录其能辨认的最大距离，如指数/30 cm。如在眼前也不能分辨指数，将手掌放在被检者眼前摆动，同时记录能辨认的最大距离，如手动/20 cm。如在眼前不能判断手动，应在暗室内测光感，用烛光或手电光，测试被检者能否判断眼前有无亮光，记录“光感”或“无光感”，并记录最大光感距离。对有光感者，还要检查光定位，在被检者眼前 1 m 处 9 个位置变换点状光源，用“＋”、“－”表示光定位的“有”或“无”。

(2) 近视力检查：常用 Jaeger 近视力表或标准近视力表检查，检查距离为 30 cm。正常近视力为 1.0。若近视力不良，可移近距离检查，记录最佳视力和距离，如 1.0/20 cm。

2. 视野检查　视野是指眼向正前方固视时所见的空间范围，反映了黄斑部以外的视网膜功能，亦称周围视力。距注视点 30°以内的范围称中心视野，30°以外的范围称周边视野。许多眼病及神经系统疾病可引起视野的特征性改变，因此视野检查对于疾病诊断有着重要意义。

(1) 周边视野检查：常用对比法，检查者(视野正常)与被检者相距 0.5 m，对视而坐。检查右眼时，检查者以左眼与被检者右眼彼此注视，各遮盖另眼；检查左眼则相反。检查者以手指或视标置于二人等距离处，从周边向中心移动，如被检者能在各方向与检查者同时看到视标，其视野大致正常。如检查者已看到而被检查者未能看到，则提示该方向受检查眼的视野有异常。此外还可用弧形视野计、Goldmann 视野计、自动视野计检查。

(2) 中心视野检查：受检者坐于平面视野屏前 1 m 处，黑色屏布中心为注视点，另眼遮盖，其检查及记录方法类似周边视野检查。此检查有利于视野缺损和暗点的发现，并能查出生理盲点。

3. 色觉检查　色觉是锥细胞的功能之一。色觉障碍按其轻、重可分为色弱及色盲。色觉检查一般用色盲检查本在良好自然光线下进行，被检者双眼同时看图，距离约 0.5 m，在 5 秒内能读出图形为正常。

4. 暗适应检查　当眼从强光下进入暗处时，由一无所见到逐渐能看清暗处的物体，这一过程称暗适应。暗适应反映视杆细胞的功能，其检查可用来诊断视网膜色素变性、维生素A缺乏症等。常用对比法检查，即被检者与暗适应正常的检查者同时进入暗室，分别记录辨认周围物体的时间，如被检者所用的时间明显延长，则表示暗适应能力差。

5. 立体视觉检查　立体视觉是感知物体立体形状及不同物体相互远近关系的能力。常用同视机或立体视觉检查图片检查。

6. 视觉电生理检查　视觉电生理检查是利用视器的生理电活动了解视觉系统的功能，包括眼电图、视网膜电图、视觉诱发电位，是一种客观检查法。

（二）眼附属器检查

1. 眼睑　观察有无红肿、倒睫，睑裂大小及闭合功能是否正常等。

2. 泪器　检查泪点有无外翻或闭塞，泪囊区有无红肿，压迫泪囊有无分泌物自泪点溢出，泪道冲洗是否通畅等。

3. 结膜　轻轻分开上、下眼睑，嘱被检者向各方向转动眼球，即可暴露球结膜。嘱被检者向上注视，将下睑向下牵拉，检查下睑和下穹隆结膜。嘱被检者向下注视，用一手的拇指与示指翻转上眼睑(图2-1)，暴露上睑结膜，同时以另一手示指向后上推眼球，即可暴露上穹隆结膜。观察结膜有无充血、乳头、滤泡、异物或分泌物等。球结膜充血分为结膜充血和睫状充血，两者的鉴别见表2-1，两者兼有者称混合性充血。

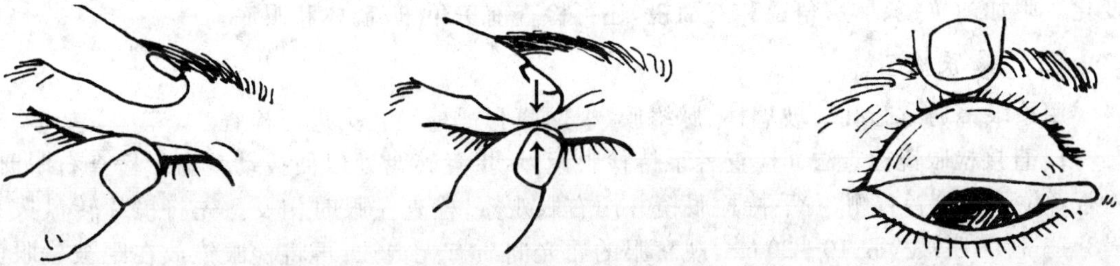

图2-1　上眼睑翻转法

表2-1　结膜充血与睫状充血的鉴别

鉴别点	结膜充血	睫状充血
颜色	鲜红色	紫红色
部位	愈近穹隆处充血愈明显	愈近角膜缘充血愈明显
形态	呈网状、树枝状，轮廓清楚	呈放射状，形态模糊不清
移动性	推动球结膜时，血管可随之移动	推动球结膜时，血管不随之移动
分泌物	多有，黏液性或脓性	少或无
原因	结膜炎	角膜炎、虹膜睫状体炎、青光眼

4. 眼球位置及运动　观察两眼位置是否对称，运动是否正常，有无震颤及斜视，有无眼球突出或内陷。眼球突出计检查：将突出计的两端卡在被检者两侧眶外缘，嘱其向前平视，从突出计的反光镜中读出两眼角膜顶点投影在标尺上的毫米数。国人眼球突出度的正常值为12～14 mm，两眼相差通常不超过2 mm。

5. 眼眶　观察双侧是否对称，有无肿胀及压痛等。

(三)眼球前段检查

1. 角膜　观察其大小、透明度、弯曲度和知觉,有无异物、混浊、新生血管等。角膜知觉检查:用消毒镊子从消毒棉签上抽出一束细棉丝,从眼外侧轻轻触及角膜表面,立即发生瞬目反射者为知觉正常,如不引起瞬目反射或两眼所需触力有明显差别者,表明角膜知觉减退。角膜荧光素钠染色检查:用消毒玻璃棒蘸少许1%～2%荧光素钠液涂于结膜囊内进行染色,正常无着色,若呈黄绿色着色,则提示角膜上皮有缺损或溃疡。

2. 巩膜　观察有无黄染、充血、结节及压痛。

3. 前房　观察其深浅、宽窄,房水有无混浊、积血、积脓等。

4. 虹膜　观察颜色、纹理,有无新生血管、色素脱落,有无与角膜粘连等。

5. 瞳孔　观察两侧瞳孔是否等大等圆、位置是否居中,瞳孔边缘是否整齐,以及瞳孔的各种反射情况。正常成人瞳孔在弥散自然光下直径为2.5～4 mm。用电筒侧方照射被检眼,其瞳孔迅速缩小,称直接对光反射,而另一未被照射的瞳孔也缩小称间接对光反射。当眼注视10～15 cm处目标时,双眼内聚,瞳孔缩小,称集合反射。

6. 晶状体　观察有无混浊、有无脱位。

(四)裂隙灯显微镜检查

在暗室内进行。裂隙灯显微镜是由供照明的光源投射系统和供观察的放大系统组成,通过调节焦点和光源宽窄,可在一个光学切面观察结膜、角膜、前房、虹膜及晶状体等的细微变化。附加前置镜、前房角镜和三面镜,还可检查前房角、玻璃体和眼底。

(五)眼底检查

用检眼镜通过瞳孔对玻璃体、脉络膜、视网膜和视神经乳头进行检查。

1. 直接检眼镜检查法　检查者手持检眼镜,示指置转盘处以便拨动转盘。检查右眼时,检查者位于受检者右侧,右手持检眼镜并用右眼观察;检查左眼时相反。先将镜片转盘拨到+8～+10D,距被检眼10～20 cm,观察眼的屈光间质有无混浊;再将检眼镜放在距被检眼前2 cm处,将转盘拨到"0",继续拨动转盘至看清眼底为止。所见眼底为正像,放大约16倍。

2. 间接检眼镜检查法　一般需散瞳检查。所见眼底为倒像,放大约4倍,可见范围较大。适用于视网膜脱离、屈光间质欠清或高度屈光不正的检查。

(六)眼压测量

用于青光眼的诊断、治疗效果判断及病情观察。正常眼压范围为1.3～2.8 kPa(10～21 mmHg)。眼压测量有指测法和眼压计测量法(图2-2)。

1. 指测法　嘱被检者两眼向下注视,检查者将两手示指尖放在上睑皮肤面,两指交替轻压眼球,估计眼球硬度。初学者可通过触压自己的前额、鼻尖及嘴唇与之对比,粗略判断眼压的高、中、低。眼压正常记录为Tn,用T+1、T+2、T+3表示眼压轻、中、重度增高;用T-1、T-2、T-3表示眼压轻、中、重度降低。

2. 眼压计测量法　我国常用Schiotz眼压计测量。被检者低枕仰卧,滴0.5%～1%丁卡因角膜表面麻醉。在试板上校正眼压计指针为零,并用75%乙醇棉球消毒底板。嘱被检者两眼固视前方,使角膜保持正中位。检查者右手持眼压计,左手分开并固定上、下睑,不可压迫眼球。将眼压计底板垂直放在角膜中央,观察指针刻度,如读数小于3,应更换为较重砝码。测量完毕,向结膜囊内滴抗生素眼药水,嘱被检者闭目休息片刻,切不要揉眼。记录方法：用分数表示，例如砝码为 5.5 g，刻度读数为 4，查换算表值为 2.7 kPa(20.55 mmHg)，则记录为 5.5/4=2.7 kPa(20.55 mmHg)。Schiotz 眼压计为压陷式，其测量值受眼球壁硬度的影响。另一种Goldmann眼压计属压平式，测量时不受眼球壁硬度影响，较准确，是目前国际通用的标准眼压计。非接触眼压计利用空气脉冲测量，避免接触角膜引起交叉感染，可用于角膜表面麻醉剂过敏者，但测量值不够准确。

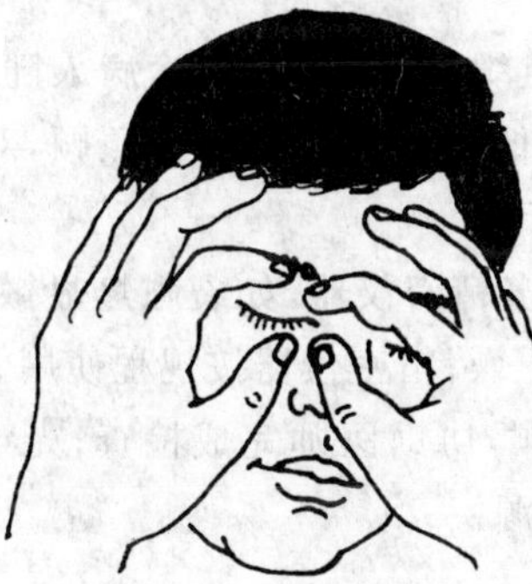

指测法

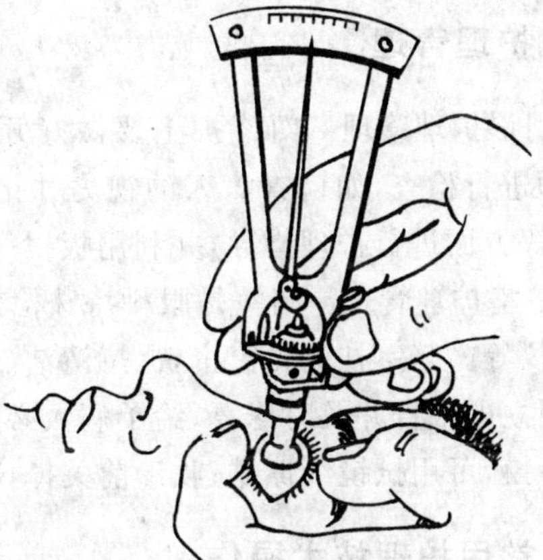

眼压计测量法

图 2-2　眼压测量法

（七）眼的影像学检查

常用有眼超声检查、电子计算机断层扫描、磁共振成像等。

（八）眼底血管造影

用于眼底病诊断、治疗前后的对比观察和眼底病的临床和基础研究。将造影剂从肘静脉注入人体，利用眼底摄影机拍摄眼底视网膜血管及其灌注的过程。检查前询问有无造影剂过敏史，有无青光眼、心血管、肝、肾疾病。注射前先做过敏试验，密切观察病人有无异常不适反应。

第二节　常用护理诊断

常用护理诊断有：

1. 感知改变：视功能障碍　与各种眼病、治疗时双眼包盖等有关。
2. 自理缺陷：进食、行走、穿衣或洗浴等自理缺陷　与视功能障碍、治疗时双眼包盖等有关。
3. 疼痛：眼痛　与眼内压升高、炎症、手术创伤等有关。
4. 有感染的危险　与处理创口不当、机体抵抗力下降、不良卫生习惯等有关。
5. 潜在并发症：创口裂开、出血　与术后并发症、术后活动不当等有关。
6. 功能障碍性悲哀　与视力障碍影响工作、生活和学习有关。
7. 恐惧、焦虑　与视力障碍、适应环境能力改变、对病情缺乏了解等有关。
8. 组织完整性受损　由外伤所致。

9. 有受伤的危险　与视功能障碍有关。

10. 知识缺乏　缺乏疾病的相关知识。

第三节　眼科护理管理及常用护理技术操作

一、护理管理

1. 门诊护理管理　门诊护士要做好开诊前准备，组织病人就诊，急诊病人随到随诊。协助医师进行检查，如检查病人的视力并记录。对视力低下者给予指导和照顾，对病人生活、用药等方面进行护理指导，并利用板报等开展健康教育。

2. 暗室护理管理　暗室是眼科特殊检查场所，有许多精密仪器，如裂隙灯显微镜、检眼镜、验光仪等。暗室挂遮光窗帘，保持清洁、通风及相对干燥；精密仪器按规程使用、保养，如发现问题立即报告并及时修复；给予病人必要的护理照顾，协助医师完成检查；光学镜头不能用手触摸，可用拭镜纸擦拭；收诊前关掉仪器并拔下电源。

二、常用护理技术操作

（一）滴眼药水法

1. 目的　防治眼部疾病、散瞳、缩瞳、表面麻醉。

2. 用具及药品　眼药水、滴管或滴瓶、消毒棉球等。

3. 方法　病人取坐位或仰卧位，头稍后仰，眼向上注视。操作者用左手拇指或棉签轻轻向下拉开下睑，右手持眼药瓶或滴管，距眼 2～3 cm 处将眼药水 1～2 滴滴入下穹隆部（图 2－3），轻提上睑使药液均匀分布于结膜囊内，嘱病人轻闭眼 1～2 分钟。若有药液溢出可用干棉球拭去。

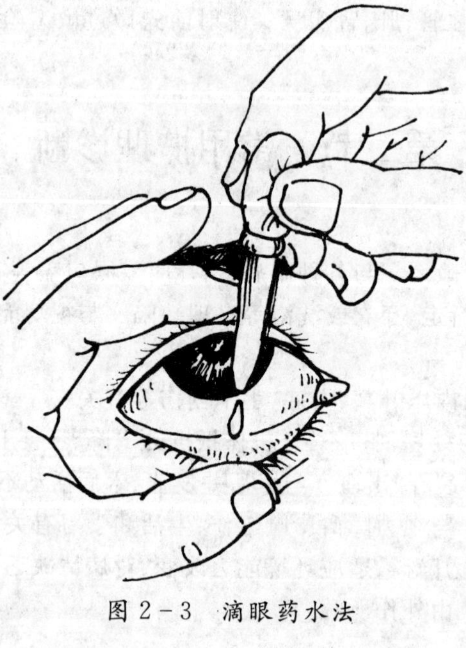

图 2－3　滴眼药水法

4. 注意事项　滴药前操作者要先洗手，严格查对眼药水及所滴眼别；滴药时动作轻柔，勿压迫眼球；注意眼药水不要直接滴在角膜上；滴管口勿触及眼球表面、眼睑和睫毛，避免污染或划伤；滴用阿托品等毒性药品时，滴后立即按压泪囊区 2～3 分钟，以免药液吸收引起中毒。

（二）涂眼药膏法

1. 目的　用于手术后、睑裂闭合不全及眼前段疾病。其药效较持久。

2. 用具及药品　眼药膏、消毒圆头玻璃棒、消毒棉球。

3. 方法　病人体位同“滴眼药水法”。操作者用左手分开上下睑，右手将药膏直接挤入下穹隆部（图 2－4），或持玻璃棒蘸少许药膏，轻轻水平放入下穹隆部，左手放开眼睑，嘱病人轻轻闭眼，同时转动玻璃捧从水平方向抽出，轻轻按摩眼睑使药膏均匀分布于结膜囊内。

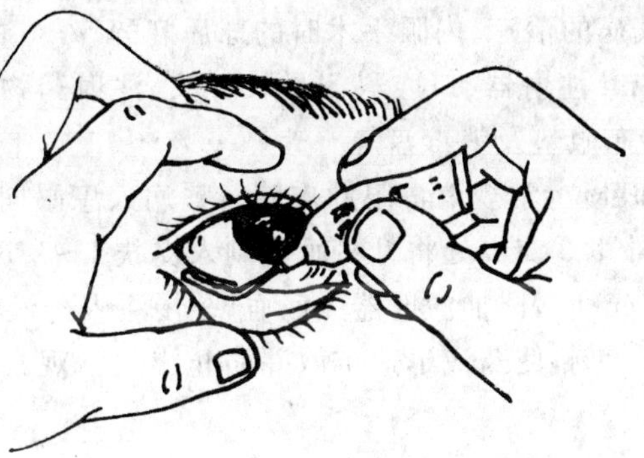

图 2－4　涂眼药膏法

4. 注意事项　涂眼药膏前应检查玻璃棒圆头是否光滑完整，避免损伤结膜和角膜；涂眼药膏时不要将睫毛连同玻璃棒卷入结膜囊内，避免刺激角膜引起不适；如用软管，管口勿触及眼球表面、眼睑和睫毛；对眼穿通伤或角膜溃疡病人，涂眼药膏时不要压迫眼球，更不要按摩，以免造成角膜穿孔。

（三）结膜下注射法

1. 目的　用于治疗眼球前段疾病，提高眼内局部药物浓度，延长药物作用时间，增强药效。

2. 用具及药品　1～2 ml 注射器、4～6 号注射针头、注射药物、0.5%～1%丁卡因溶液、抗生素眼药水、消毒棉签等。

3. 方法　病人取坐位或仰卧位，患眼滴 0.5%～1%丁卡因溶液 2 次，每次间隔 3～5 分钟。选择近穹隆部的球结膜注射，操作者用左手分开上下睑，颞下方注射时，嘱病人眼球上转并固视，右手持注射器，避开血管，挑起球结膜进针，将药物缓缓注入，可见球结膜呈鱼泡样隆起（图 2－5）。注射量一般为每次 0.1～0.5 ml。拔针后滴抗生素眼药水，观察无反应后再涂抗生素眼膏并包盖方可让病人离开。

4. 注意事项　注射前询问有无药物过敏史，必要时做皮试，核对药物和眼别；进针时，注射器针头斜面朝向巩膜，刺入方向平行于角膜缘，嘱病人勿转动眼球，以免划伤角膜；对不合作者用开睑器开睑并固定眼球后再注射。

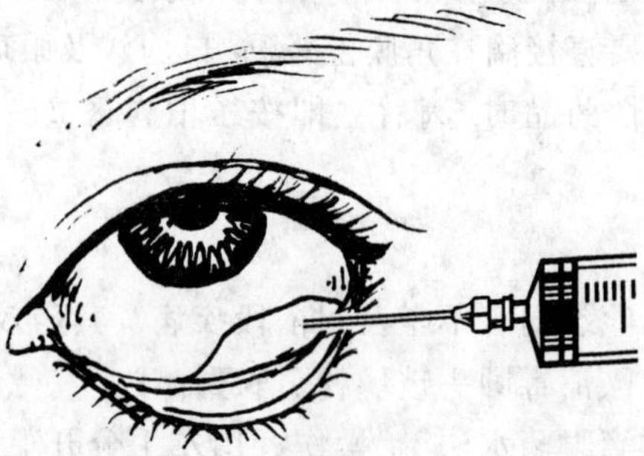

图 2-5　结膜下注射法

(四)球后注射法

1. 目的　用于眼底病的治疗、内眼手术时的球后麻醉。

2. 用具及药品　5 ml 注射器、口腔科 5 号长针头、注射药物、3%碘酊、75%乙醇、抗生素眼药膏、消毒棉签、纱布眼垫及消毒盘等。

3. 方法　病人取仰卧位,常规消毒眼周皮肤。嘱病人患眼向鼻上方注视。操作者双手消毒,在患眼眶下缘中外 1/3 交界处将针头垂直刺入皮肤 1～1.5 cm 后,再将针头转向眶尖方向推进,深至 3～3.5 cm 时,回抽注射器无回血,缓慢注入药液(图 2-6)。拔针后嘱病人闭眼并盖眼垫压迫眼球片刻,使药液迅速扩散并防止出血。观察无不良反应后再涂抗生素眼膏并包盖。

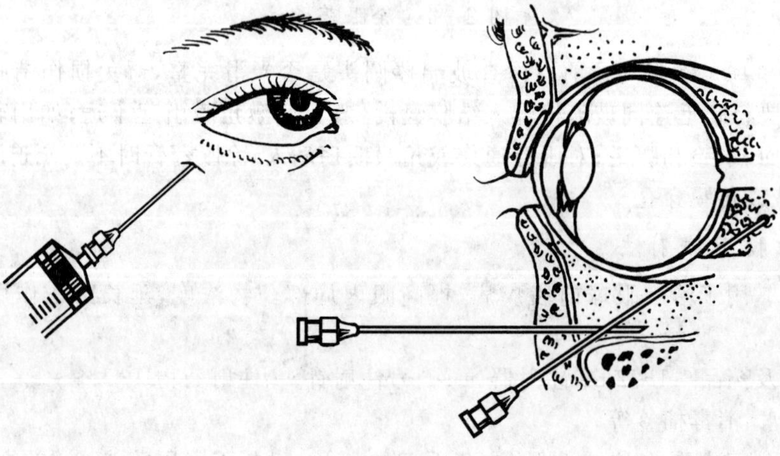

图 2-6　球后注射法

4. 注意事项　注意核对药物及眼别,严格无菌操作;切忌在眶内反复捣动,导致球后出血及损伤视神经;进针深度不宜超过 3.5 cm,进针时如有明显抵抗感,不得强行进针,以免刺伤眼球;如回抽注射器有回血,立即拔针,用眼垫压迫止血;如不出现眼球突出,可重新注射;如出现眼球逐渐突出、运动受限,则为球后出血,应单眼加压绷带包扎,2～3 天后再考虑注射。

（五）结膜囊冲洗法

1. 目的　清除结膜囊内异物、酸碱化学物质及分泌物，手术前常规清洁结膜囊。

2. 用具及药品　玻璃洗眼壶或冲洗用吊瓶、受水器、干消毒棉球及冲洗液（生理盐水、3%硼酸液、2%碳酸氢钠液等）。

3. 方法　病人取坐位或仰卧位，自持受水器紧贴于冲洗眼面颊部。操作者一手分开睑裂，另一手持洗眼壶或吊瓶冲洗头，距眼 2～3 cm，先以少量冲洗液冲洗面颊部皮肤，再移向眼部冲洗，并嘱病人转动眼球，冲洗结膜囊各部。在眼化学伤冲洗时，要增加冲洗液的量和冲洗时间，冲力宜大，距离要稍远些。冲洗完毕，用干棉球拭干，取下受水器。

4. 注意事项　冲洗液温度要适宜，以 32～37℃为宜；冲洗液不可直接射向角膜；深层角膜溃疡及眼球穿通伤病人切勿冲洗；如患传染性眼病，不要让冲洗液流至健眼；冲洗用具使用后应严格消毒。

（六）泪道冲洗法

1. 目的　用于泪道疾病的诊断及治疗，泪道及内眼手术前的泪道清洁。

2. 用具及药品　注射器、泪道冲洗针头、泪点扩张器、受水器、0.5%～1%丁卡因溶液、冲洗液、消毒棉签及棉球。

3. 方法　病人体位同“结膜囊冲洗法”。用丁卡因溶液浸润的小棉签夹在患眼上下泪点之间 3～5 分钟。操作者以左手拇指轻轻拉开下睑内眦部，充分暴露下泪点，右手持注射器，将冲洗针头先垂直插入泪点约 1～2 mm，再转为水平向内侧进针，感觉触及骨壁时稍后退，缓缓注入冲洗液（图 2－7）。若冲洗液顺利进入鼻腔或咽部者表示泪道通畅，若冲洗液从泪点反流则为泪道狭窄或阻塞，伴脓液为慢性泪囊炎。

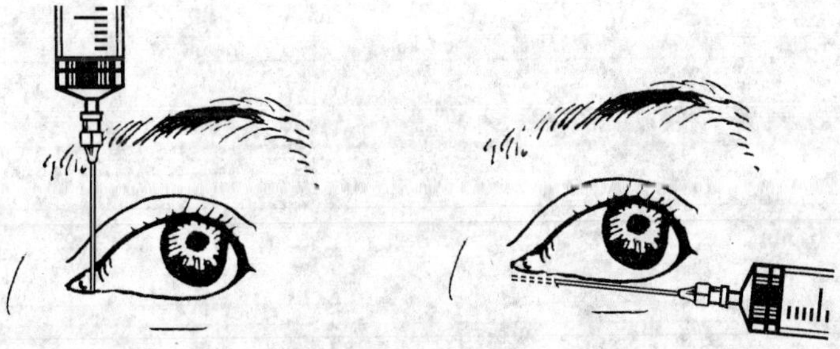

图 2－7　泪道冲洗法

4. 注意事项　泪点狭小者，宜先用扩张器扩大泪点再冲洗；慢性泪囊炎者冲洗前先挤压泪囊部，排出分泌物；泪道冲洗时，动作要轻巧、准确，若进针遇阻力时，切不可强行推进，以免损伤泪道；冲洗时如出现下睑肿胀，则为形成假道，应停止冲洗并予以抗感染药物，以防发生蜂窝织炎。

复习思考题

1. 眼科病人的常见症状有哪些？
2. 如何进行眼科病人的视功能检查？如何进行眼压测量？
3. 眼科病人的常用护理诊断有哪些？
4. 眼局部给药的方式有哪些？如何进行这些护理技术操作？
5. 试述结膜囊冲洗法和泪道冲洗法的操作方法和注意事项。

（余　亮）

第三章 眼科常见疾病病人的护理

第一节 眼睑及泪器病人的护理

一、睑腺炎

【疾病概要】

睑腺炎又称麦粒肿，是眼睑腺体的急性化脓性感染。根据感染腺体的部位不同，分为外睑腺炎和内睑腺炎。睫毛毛囊或其周围皮脂腺、汗腺感染，称为外睑腺炎。睑板腺感染称为内睑腺炎，多数为葡萄球菌感染。治疗应及早应用抗生素，脓肿形成后应切开排脓，同时预防并发症。

【护理评估】

1. 健康史　多数病人有营养不良、糖尿病、睑缘及结膜慢性炎症或屈光不正等疾病。

2. 身体状况

(1) 症状：局部红、肿、热、痛。若发生眼睑蜂窝织炎或败血症，则伴有畏寒、发热、头痛等全身症状。

(2) 体征：①外睑腺炎：初为睫毛根部的睑缘处有明显压痛的红肿硬结，发病数日后局部皮肤出现黄色脓点，然后破溃排脓。可有同侧耳前或颌下淋巴结肿大和触痛。②内睑腺炎：眼睑红肿压痛，睑结膜面形成局限性红色或紫红色隆起，发病数日后可见黄色脓点，然后由结膜面破溃排脓。

3. 社会心理状况　病人多因病变较轻，对视力影响不大而不够重视，不能及时治疗。当眼痛明显或出现并发症时，出现恐惧、焦虑。

【护理诊断】

1. 疼痛：眼痛　与炎症反应有关。

2. 潜在并发症：眼睑蜂窝织炎、海绵窦脓毒血栓、败血症等　与治疗不及时、处理方法不当、机体抵抗力低下等因素有关。

【护理目标】

1. 眼部疼痛减轻或消失。

2. 无并发症发生。

【护理措施】

1. 早期局部进行湿热敷，可促进局部血液循环，有利于炎症吸收。每次 10～15 分钟，每日 3～4 次。

2. 遵医嘱指导病人局部正确滴用抗生素眼液或涂抗生素眼药膏。重症或有并发症者应及时全身应用足量有效的抗生素。

3. 脓肿形成后应切开排脓。外睑腺炎切口在皮肤面与睑缘平行；内睑腺炎切口则在睑结膜面与睑缘垂直。脓肿切开后，任脓液自行排出。排脓不畅时，可用小镊子夹取脓栓或用小刮匙将脓液轻轻刮出，切忌挤压，以免引起眼睑蜂窝织炎或海绵窦脓毒血栓。脓肿未成熟时不宜切开。

4. 积极开展健康教育，指导病人积极治疗糖尿病、睑缘及结膜慢性炎症、屈光不正等疾病；抵抗力低下者应加强营养与锻炼，增强体质，提高机体抵抗力。

二、睑板腺囊肿

【疾病概要】

睑板腺囊肿又称霰粒肿，是由于睑板腺管口阻塞，腺体的分泌物潴留，刺激管壁肉芽增生而形成的慢性肉芽肿性炎症。多见于青少年或中年人，可反复发生。小而无症状者可不需治疗，大者则以手术刮除为主。

【护理评估】

1. 健康史　青少年或中年人，睑板腺分泌旺盛者易发生。

2. 身体状况

(1) 一般发生于上眼睑。病程进展缓慢，囊肿较小时无自觉症状，较大时可有异物感及眼睑沉重感。

(2) 表现为眼睑皮下圆形硬结，可多发，大小不一，与皮肤无粘连，一般无触痛。囊肿大时眼睑皮肤表面可见隆起，睑结膜面上可见局限性紫红色隆起。小的囊肿可自行吸收，也可逐渐长大自睑结膜面破溃形成肉芽肿。

(3) 若继发感染，表现与内睑腺炎相同。

3. 社会心理状况　病人多无自觉症状，因而不够重视。若反复发生或不适感明显，会影响工作、学习，出现焦虑不安。

【护理诊断】

潜在并发症　有继发感染的可能。

【护理目标】

病人无感染发生。

【护理措施】

1. 指导病人对睑板腺囊肿局部进行湿热敷及按摩，以促进囊肿吸收消退。

2. 遵医嘱指导病人正确滴抗生素眼液和涂抗生素眼膏。囊肿稍大者，可穿刺抽出内容物，并向其内注入糖皮质激素。

3. 囊肿大而病程长者，予以睑板腺囊肿刮除术，即在睑结膜面作与睑缘垂直的切口，刮净囊肿内容物，并将囊壁一并切除，切口不需缝合。眼垫包扎 1～2 天。有继发感染时，应先控制感染后再行手术。

三、睑内翻与倒睫

【疾病概要】

睑内翻为睑缘向眼球方向卷曲，分为瘢痕性睑内翻、痉挛性睑内翻、先天性睑内翻。倒睫为睫毛倒向眼球生长而睑缘位置正常。睑内翻多同时伴有倒睫。瘢痕性睑内翻多由于沙眼、外伤所引起；痉挛性睑内翻是由于老年人眼睑组织松弛，睑缘部眼轮匝肌痉挛所致；先天性睑内翻多见于肥胖小儿，多由于眼轮匝肌过度发育、睑板发育不全或内眦赘皮牵拉所引起。治疗主要是保护角膜和矫正睑内翻。

【护理评估】

1. 健康史　瘢痕性睑内翻多有沙眼、眼外伤病史；痉挛性睑内翻多见于老年人下眼睑；先天性睑内翻多见于肥胖儿的下睑，多数随年龄增长可逐渐消除。

2. 身体状况　常有畏光、疼痛、流泪、眼睑痉挛等症状。检查见睑缘向眼球方向卷曲，睫毛刺激角膜，可有结膜充血。病程长者可出现角膜混浊、溃疡或瘢痕等。可引起不同程度的视力下降。

3. 社会心理状况　病人可因畏光、疼痛、流泪等不适症状影响正常的生活、学习和工作，可出现焦虑和自卑感，甚至影响社会交往。

【护理诊断】

1. 疼痛：眼痛　与睫毛刺激角膜及角膜炎症有关。

2. 有感染的危险　角膜溃疡，与睫毛刺激致角膜上皮脱落有关。

3. 自我形象紊乱　与睑内翻等影响美容有关。

【护理目标】

1. 病人眼痛减轻或消失。

2. 病人无角膜炎症发生。

【护理措施】

1. 对于先天性睑内翻，因随年龄增长能逐渐改善，可暂不手术，进行观察。

2. 少量倒睫可用拔毛镊拔除或电解倒睫。

3. 大量倒睫和睑内翻需手术矫正，恢复睑缘的正常位置。常用的手术有 Hotz 术、睑板切断术及缝线术。

4. 遵医嘱指导病人正确滴抗生素眼液和涂抗生素眼膏，预防角膜炎症发生。若合并角膜溃疡，应同时予以治疗。

四、睑外翻与睑裂闭合不全

【疾病概要】

睑外翻为睑缘离开眼球向外翻转。轻者仅睑缘离开眼球表面，使泪道与眼球之间的毛细管作用消失而致泪溢。重者睑缘外翻，使睑结膜面外露。睑外翻常合并睑裂闭合不全。睑裂闭合不全，亦称兔眼，为眼睑闭合受限或完全不能闭合。

睑外翻有瘢痕性、老年性及麻痹性三种类型。瘢痕性睑外翻多为外伤、炎症引起的眼睑皮肤瘢痕所致。老年性睑外翻是由于眼睑组织松弛，下睑受重力作用而致外翻，若有向下擦泪习惯，则会加重外翻。麻痹性睑外翻是由于面神经麻痹所致，仅发生于下睑。

睑外翻与睑裂闭合不全的治疗主要是保护角膜和手术矫正。

【护理评估】

1. 健康史　病人多有眼外伤或眼睑溃疡、面神经麻痹等病史。重度睑外翻、全身麻醉或重度昏迷病人可发生睑裂闭合不全。

2. 身体状况

(1) 轻度睑外翻可有泪溢。重度睑外翻睑结膜外露，睑裂闭合受限，结膜长期暴露而发生充血、干燥、粗糙、肥厚及角质化。

(2) 长期睑裂闭合不全，角膜暴露，角膜上皮干燥、角质化、脱落，易继发感染形成暴露性角膜炎而严重影响视力。

3. 社会心理状况　病人因为眼部干燥、疼痛等不适症状而焦虑不安；长期病变导致视力下降而影响工作、学习和生活；得知需手术治疗后，又担心手术效果而恐惧、焦虑；因眼睑外翻、睑裂闭合不全致容貌改变而自卑，影响正常社交。

【护理诊断】

1. 自我形象紊乱　与睑外翻等影响美容有关。

2. 疼痛：眼痛　与角膜暴露有关。

3. 焦虑　与容貌受损、担心难以治愈有关。

4. 潜在并发症：暴露性角膜炎、下睑皮肤湿疹等　与睑裂闭合不全和泪溢有关。

【护理目标】

1. 病人面容改变得到修复。

2. 病人眼痛、泪溢缓解或消失。

3. 病人焦虑心理消除，恢复正常社交。

4. 病人无并发症发生。

【护理措施】

1. 加强心理疏导，应与病人多谈心，使病人能够正确面对疾病。向病人介绍手术的目的、方法及预后，消除对手术的恐惧，从而积极配合治疗和护理。

2. 注意保护角膜，遵医嘱使用抗生素眼药膏和滴眼液。合并睑裂闭合不全者，可在结膜囊内涂大量抗生素眼膏，再以眼垫遮盖。对于严重睑裂闭合不全者，可采用湿房眼垫、软性角膜接触镜、暂时性的睑缘缝合等方法保护角膜。

3. 对施行瘢痕切除术、睑缘缩短术矫正眼睑位置异常的手术病人，护理同外眼手术病人的护理。

4. 健康指导　向病人及其家属介绍疾病的原因，积极预防。指导病人正确擦眼泪，用手帕由下睑往上擦，以免向下擦而加重睑外翻。教会病人及其家属做好睑裂闭合不全者的家庭护理。

五、上睑下垂

【疾病概要】

上睑下垂为上睑上提功能受限，致上睑部分或全部下垂。正常眼向正前方平视时，上睑缘遮盖上方角膜不超过 2 mm。上睑下垂可分为先天性上睑下垂和获得性上睑下垂。前者的病因是动眼神经核或提上睑肌发育不良所致，为常染色体遗传病。后者的主要病因是动眼神经麻痹、提上睑肌损伤、重症肌无力及上睑肿瘤或炎症。治疗以手术为主。

【护理评估】

1. 健康史　先天性上睑下垂出生时即存在，多双侧。获得性上睑下垂多有眼部炎症、外伤，颈部肿瘤或手术及全身横纹肌易疲劳等相关病史，多单侧。

2. 身体状况

(1) 可有程度不等的视力障碍及弱视。

(2) 因瞳孔被眼睑遮盖，视物困难，常仰面注视；常皱额、耸眉，以利用额肌力量来克服视力障碍，导致额纹增多加深，眉毛向上呈弓形凸起。

(3) 重症肌无力的上睑下垂有晨轻暮重的特点，注射新斯的明后明显减轻。

3. 社会心理状况　病人因容貌受损、视力障碍，常会自卑、孤独，怕与别人交往；又因担心手术效果是否会合乎生理和美容要求，表现出恐惧和焦虑。

【护理诊断】

1. 自我形象紊乱　与上睑下垂影响美容有关。

2. 功能障碍性悲哀　与提上睑肌功能障碍、视力障碍影响生活有关。

3. 焦虑、社交障碍　与面容缺陷影响心理有关。

【护理目标】

1. 病人缺陷的面容得到整复。

2. 病人自卑、焦虑心理消除，恢复正常社交。

【护理措施】

1. 应与病人多交流，积极进行心理疏导，使病人能够正确对待疾病，树立信心配合治疗，消除病人自卑、焦虑心理，恢复正常社交。

2. 先天性上睑下垂以尽早手术治疗为主，以免形成弱视。提上睑肌功能不全者用提上睑肌缩短术矫正，提上睑肌功能完全丧失者可用额肌悬吊术矫正。

3. 获得性上睑下垂主要是针对其病因治疗，药物治疗无效可予以手术治疗。

六、泪囊炎

【疾病概要】

泪囊炎是泪囊黏膜的卡他性或化脓性炎症，分为慢性泪囊炎、急性泪囊炎和新生儿泪囊炎。慢性泪囊炎主要是沙眼或鼻腔疾病导致鼻泪管阻塞，使泪液滞留于泪囊中，并发细菌感染所引起；急性泪囊炎多先有慢性泪囊炎；新生儿泪囊炎是由于鼻泪管下端的胚胎性残膜没有退化，泪液滞留，继发感染所致。慢性泪囊炎是眼球的一个潜在威胁，如果发生眼外伤或施行内眼手术，极易引起化脓性感染，导致细菌性角膜溃疡或化脓性眼内炎。其治疗主要是滴抗生素眼液、泪道冲洗，无效时手术治疗。

【护理评估】

1. 健康史　慢性泪囊炎病人多有结膜炎、沙眼、鼻炎、鼻窦炎等病史，多见于中老年女性；急性泪囊炎病人多有慢性泪囊炎病史、泪道冲洗损伤史。

2. 身体状况

(1) 慢性泪囊炎：主要症状为泪溢，检查可见下睑皮肤糜烂、粗糙、肥厚或湿疹等，结膜充血，用手指挤压泪囊区，有黏液或黏脓性分泌物自泪点溢出。

(2) 急性泪囊炎：泪囊区皮肤红肿、疼痛，压痛明显，炎症可波及周围，甚至引起眶蜂窝织炎。数日后红肿局限，脓肿成熟后可自行破溃；破溃皮肤若经久不愈可形成泪囊瘘管，长期流脓。

(3) 新生儿泪囊炎：多在出生后6周出现泪溢和眼分泌物增多，挤压泪囊区有明胶样黏液或黄白色脓液自泪点溢出，可伴有结膜充血。

3. 社会心理状况　病人多因病变较轻，对视力影响不大而不够重视，未能及时治疗。若病程迁延或出现并发症时会出现恐惧、焦虑，此时其家属多能重视并积极就诊，但会担心其治疗效果。

【护理诊断】

1. 泪溢　与鼻泪管狭窄或阻塞有关。

2. 有感染的危险　有角膜溃疡、眼内感染的可能。

3. 疼痛　与急性炎症有关。

4. 恐惧　与担心手术有关。

5. 知识缺乏　缺乏泪囊炎的防治常识。

【护理目标】

1. 病人恢复泪道通畅，泪溢消失。

2. 病人无角膜溃疡和眼内感染发生。

3. 病人疼痛消失。

4. 病人情绪稳定，有信心配合治疗。

5. 病人及其家属能说出泪囊炎的危害和防治常识。

【护理措施】

1. 向病人介绍泪囊炎对眼球的危害，说明治疗的必要性；向病人介绍手术的目的、方法、经过及可能出现的问题，并给予安慰和鼓励，以消除紧张和恐惧心理，使其积极配合治疗和护理。

2. 遵医嘱给予抗生素眼液滴眼，每次滴药前先用手指压迫泪囊区，排空泪囊内分泌物，再用抗生素眼液滴眼，每日4～6次。

3. 慢性泪囊炎分泌物多时，用生理盐水或抗生素溶液进行泪道冲洗，冲洗至水清无脓液时，再注入抗生素溶液。泪道冲洗每日或隔日1次。多次冲洗后可在抗生素溶液中加入糖皮质激素溶液进行冲洗。

4. 向新生儿泪囊炎患儿家属介绍正确按摩挤压泪囊区的方法：滴抗生素眼液后，由上向下挤压泪囊区，每日数次，以促使残膜破裂。如隆起消失，提示残膜已破。新生儿泪囊炎泪囊按摩治疗6个月无效者，可反复高压冲洗或行泪道探通术。

5. 急性泪囊炎病人早期可局部热敷，全身和局部使用足量抗生素。脓肿形成后应切开排脓。切忌挤压和泪道冲洗，以免炎症扩散。

6. 对于病程长或经泪道冲洗、药物治疗、泪道探通治疗均无效的慢性泪囊炎者行鼻腔泪囊吻合术；年老体弱、全身或鼻腔疾病不能进行鼻腔泪囊吻合术者，行泪囊摘除术。手术病人除按外眼手术病人的护理外，还应注意：①鼻腔泪囊吻合术病人术前3日应泪道冲洗，手术当日应鼻腔冲洗，并用1%麻黄素液滴鼻以收缩鼻腔黏膜；②术后半卧位，以利于伤口渗血和积液的引流；③注意观察鼻腔填塞物有无脱出，鼻腔有无出血；④鼻腔泪囊吻合术术后 3 日开始泪道冲洗，以保持泪道通畅。

7. 健康指导　嘱病人勿用手或脏物擦眼，勿用力揉眼，以免擦伤角膜引起感染；一旦发生感染，应给予足够重视，尽早处理；嘱病人积极治疗眼部、鼻部疾病；向病人及家属宣传泪囊炎的防治常识，教会其正确的护理方法。

第二节　结膜及角膜病人的护理

一、急性细菌性结膜炎

【疾病概要】

急性细菌性结膜炎为细菌引起的急性结膜炎症的总称。临床上最常见的是急性卡他性结膜炎和淋菌性结膜炎，均具有传染性。

急性卡他性结膜炎俗称“红眼病”，多见于春秋季节，多双眼发病，传染性强，散发或流行发病，致病菌为肺炎双球菌、流感嗜血杆菌、葡萄球菌等，主要通过手或病人用过的用具接触感染。

淋菌性结膜炎由淋病双球菌引起，主要通过接触患有淋病的生殖器分泌物或患眼分泌物而感染。成人主要是自身感染，新生儿主要经母体产道时感染。

急性细菌性结膜炎的治疗主要是迅速有效地控制感染，注意隔离，防止交叉感染。

【护理评估】

1. 健康史　多数病人有明显的与“红眼病”病人接触史、有淋菌性尿道炎或阴道炎史，患儿的母亲有淋菌性阴道炎史。

2. 身体状况

(1) 常累及双眼。起病急，常有烧灼感、异物感、发痒及流泪。

(2) 急性卡他性结膜炎可有明显结膜充血，睑结膜表面覆盖一层伪膜，易擦掉，分泌物多呈黏液性或黏脓性。可有结膜下出血斑点。

(3) 淋菌性结膜炎病情进展迅猛，眼睑及结膜高度水肿，球结膜可突出于睑裂之外，结膜显著充血，分泌物由初期的浆液性或血水样很快变为黄色脓性，量多而不断从睑裂溢出。重者可引起角膜炎、角膜穿孔，甚至眼内炎。可伴有耳前淋巴结肿大和压痛。

3. 辅助检查　可通过结膜分泌物涂片、结膜刮片或细菌培养确定病原体。

4. 社会心理状况　病人多因眼痛、灼热感、流泪、分泌物多等不适症状而焦虑；因疾病有传染性，病人周围人群多担心被感染而出现恐惧和惊慌，病人会深感内疚，不敢与人交往；患儿家属担心病情的危重而恐惧、焦虑。

【护理诊断】

1. 有传播感染的危险　与泪液及眼分泌物的接触传染有关。

2. 疼痛：眼痛　与炎症累及角膜有关。

3. 潜在并发症：角膜炎症、溃疡及眼内炎　与淋球菌感染有关。

4. 焦虑　与舒适状态改变有关。

5. 知识缺乏　缺乏细菌性结膜炎的预防知识，急性期的治疗及护理知识。

【护理目标】

1. 病人不发生感染传播。

2. 病人眼痛缓解或消失，分泌物减少或消失。

3. 病人情绪稳定，对治疗有信心。

4. 病人无并发症发生。

5. 病人及其家属获得细菌性结膜炎的预防知识，以及急性期正确的治疗和护理知识。

【护理措施】

1. 指导病人合理饮食，勿吃刺激辛辣食物，戒烟酒，保证睡眠休息充足。

2. 对病人实行隔离治疗护理。加强对传染源管理，急性期病人需隔离，药物、医护用物及生活用品要单独使用，病人用过的生活用具、医护用品要严格消毒；医护人员接触病人后要立即洗手消毒以防交叉感染；淋菌性结膜炎病人的废弃物应集中焚烧，护理人员操作时应戴保护眼镜及乳胶手套。

3. 冲洗结膜囊以清除眼部分泌物。常用生理盐水或3%硼酸液，对淋菌性结膜炎用1 000～5 000U/ml青霉素液。冲洗时，病人头部须偏向患侧，防止冲洗液流入健眼。

4. 遵医嘱指导病人正确用药，白天用滴眼液频繁滴眼，10～30分钟1次，临睡前涂眼药膏。常用的滴眼液有0.25%氯霉素、0.1%利福平、0.5%新霉素等。淋菌性结膜炎用5 000～10 000 U/ml青霉素液滴眼。若同时使用2～3种滴眼液时，应交替使用。对于淋菌性结膜炎或严重结膜炎者应遵医嘱全身使用抗生素。

5. 淋菌性结膜炎要注意保护健眼，可置透明眼罩，睡眠时采用患侧卧位，防止分泌物流入健眼。

6. 禁忌包盖患眼，以免分泌物排出不畅或增高结膜囊温度，而有利于细菌繁殖生长。可配戴太阳镜以减少光线刺激，也可冷敷缓解症状。

7. 健康指导　向病人及家属、社区居民介绍细菌性结膜炎的发病特点、传播途径及防治常识。培养良好的卫生习惯，提倡一人一盆一巾；嘱急性期病人不要去公共场所，避免感染的传播；与病人接触后应立即洗手；淋菌性尿道炎的病人应积极治疗，避免生殖器、手、眼接触；患淋菌性阴道炎的孕妇需在产前治愈，新生儿出生后立即用1%硝酸银滴眼液(1滴)、青霉素滴眼液或其他抗生素眼液滴眼，预防感染。

二、病毒性结膜炎

【疾病概要】

病毒性结膜炎可由多种病毒引起。临床上以流行性角结膜炎和流行性出血性结膜炎最为常见。前者由腺病毒8、19、29和37型引起，传染性强，潜伏期5～7天，可散发或流行发病。后者由肠道病毒70型引起，传染性极强，潜伏期短，多在24 h内发病，可大面积暴发流行。其治疗主要是抗病毒，预防继发感染，并隔离病人，注意消毒，防止传染。

【护理评估】

1. 健康史　有与病毒性结膜炎病人接触史，或生活、工作环境中有病毒性结膜炎流行史。

2. 身体状况

(1) 局部症状主要是异物感、疼痛、畏光和流泪，部分病人可有头痛、发热等全身症状。

(2) 检查见眼睑水肿，睑球结膜显著充血，球结膜水肿，睑结膜及穹隆部结膜大量滤泡增生。角膜常发生浅层点状炎症。流行性出血性结膜炎常见球结膜下点、片状出血。可有耳前淋巴结肿大和压痛。

3. 社会心理状况　病人多因眼痛、流泪等不适症状而焦虑；因结膜明显充血或出血而恐惧；周围人群因担心被传染而恐慌。

【护理诊断】

1. 疼痛：眼痛　与病毒侵犯角膜有关。

2. 焦虑　与舒适状态改变有关。

3. 知识缺乏　缺乏病毒性结膜炎的防治常识。

【护理目标】

1. 病人眼痛缓解或消失。

2. 病人情绪稳定，对治疗有信心。

3. 病人及家属获得病毒性结膜炎的防治知识。

【护理措施】

1. 对病人实行隔离治疗护理。病人的医护用物及生活用品要单独使用和严格消毒；医护人员接触病人后要立即洗手消毒以防交叉感染。

2. 遵医嘱指导病人正确滴用 0.1%疱疹净、0.1%无环鸟苷、4%吗啉双胍等抗病毒眼液。必要时，同时应用抗生素眼液。

3. 用生理盐水冲洗结膜囊，局部冷敷以减轻眼部症状及充血。

4. 健康指导　加强卫生宣教，向病人及家属、社区居民介绍病毒性结膜炎的发病特点、传播途径及防治常识；加强个人和医院管理，防止传播；培养良好的卫生习惯，不共用面巾、脸盆等，防止交叉感染；做好病人的隔离，用过的物品要严格消毒；嘱病人不到公共场所，防止传染他人；接触病人后要立即用肥皂水洗手，再用 75%乙醇擦拭消毒。

三、沙眼

【疾病概要】

沙眼是由沙眼衣原体引起的一种慢性传染性结膜角膜炎，因其病变使睑结膜呈沙粒状粗糙不平，故名沙眼。其潜伏期 5～12 天，常双眼发病。可发生于任何人群，多见于卫生状况差的地区，主要通过人手、面巾或其他用具传染。严重的沙眼可影响视力，甚至失明。沙眼的治疗以药物消炎为主，机械疗法为辅，坚持长期治疗，重症者需全身治疗，并积极防治并发症。

【护理评估】

1. 健康史　多发生于儿童及青少年，其发病与环境卫生、生活条件及个人卫生紧密相关。可因反复感染，病程迁延数十年。

2. 身体状况

(1) 部分病人呈急性发病，有眼痛、异物感、畏光、流泪和黏脓性分泌物。慢性期症状不明显，可有眼痒、异物感及眼易疲劳。若有角膜并发症，则症状加重，可有不同程度的视力障碍。重症沙眼可引起睑内翻、慢性泪囊炎、角膜干燥症及角膜炎等并发症。

(2) 检查可见急性期结膜充血和乳头增生，穹隆部结膜滤泡形成，角膜上皮有细点状混浊；

慢性期表现为睑结膜血管模糊不清,结膜面粗糙不平,可见乳头、滤泡、瘢痕及角膜血管翳。

3. 辅助检查　睑结膜刮片可见沙眼包涵体。

4. 社会心理状况　部分病人因症状轻而未予以重视;一部分病人因病程迁延,治疗一段时间后失去信心而放弃治疗。

【护理诊断】

1. 感知改变:视力障碍　与角膜血管翳、并发症发生有关。

2. 潜在并发症:睑内翻、倒睫、慢性泪囊炎、角膜混浊、角结膜干燥症、睑球粘连　与重症沙眼有关。

3. 知识缺乏　缺乏沙眼的防治常识。

【护理目标】

1. 病人视力恢复正常。

2. 病人无并发症发生。

3. 病人及家属获得有关沙眼的防治知识。

【护理措施】

1. 应向病人说明沙眼的发病、特点、预后及危害,引起病人重视,一旦确诊就应积极治疗。鼓励病人树立信心,坚持治疗。

2. 局部常用0.1%利福平、10%～30%磺胺醋酰钠、0.1%肽丁胺眼液滴眼,每日4～6次。同时使用2～3种眼液时,应交替滴用。临睡前涂红霉素或四环素眼膏。需坚持长期治疗。急性期或重症沙眼者可同时全身应用抗生素。

3. 对异物感明显,乳头或滤泡较多者,可用摩擦或挤压术。注意无菌操作。若已发生并发症,则应针对并发症进行相关的治疗或手术。

4. 健康指导　对病人及其家属及社区人群进行有关沙眼防治的宣传和教育。加强旅馆、游泳池、美容美发等服务性行业及公共场所的卫生管理,保证共用物品消毒,水源清洁。养成个人良好卫生习惯,不用脏物擦眼,不用手揉眼。病人用过的物品应煮沸消毒,避免传染他人。

四、免疫性结膜炎

【疾病概要】

免疫性结膜炎亦称变态反应性结膜炎,是结膜对外界变应原的一种超敏性免疫反应。临床上常见的为春季结膜炎和泡性角结膜炎。前者呈季节性反复发作,多在春夏季节发作,致病的过敏原可为各类植物的花粉、羽毛和各种微生物的蛋白质成分等,属Ⅰ型变态反应。后者可能是对微生物蛋白质过敏,属迟发型变态反应。最常见的微生物是结核杆菌、金黄色葡萄球菌。其治疗主要是消除病因,抗过敏和预防并发症。

【护理评估】

1. 健康史　春季结膜炎,男青少年好发,多有季节性反复发作史;泡性角结膜炎多发生于结核病、营养不良或抵抗力较差的儿童。

2. 身体状况

(1) 春季结膜炎:眼部奇痒,累及角膜可有畏光、流泪和异物感加重。睑结膜型表现为上睑结膜充血,上睑结膜上出现形如铺路石样排列的乳头增生,大小不等,硬而扁平。角膜缘型表现为球结膜充血，角膜缘可见黄褐色胶样增厚。两种病变兼有者即混合型。分泌物量少，呈黏胶丝样。

(2) 泡性角结膜炎：有异物感、畏光、流泪等刺激症状。在球结膜上为微隆起的灰红色实性疱疹，周围结膜充血，疱疹顶端破溃愈合后不留瘢痕。在角膜缘处为疱性结节，呈灰白色圆形浸润，愈合留下局限混浊。反复发作者可向角膜中央进展，新生血管也随之长入，称为束状角膜炎。

3. 社会心理状况　病人多因痒、畏光、流泪等不适症状而焦虑。

【护理诊断】

1. 舒适状态改变：眼痒、痛、异物感等　与变态反应、角膜受累有关。

2. 潜在并发症：角膜感染、青光眼　与糖皮质激素治疗的不良反应有关。

【护理目标】

1. 病人眼痒、痛、异物感等症状缓解或消失。

2. 病人正确使用激素，无并发症发生。

【护理措施】

1. 春季结膜炎　遵医嘱给予0.5%醋酸可的松、0.1%地塞米松、1%麻黄素或0.1%肾上腺素眼液滴眼。严重的病人，可球结膜下注射地塞米松。若累及角膜时应同时滴抗生素眼液。用糖皮质激素滴眼的同时，注意监测眼压变化。

2. 泡性角结膜炎　除用糖皮质激素滴眼外，可局部湿热敷，并应多吃富含维生素的食物，加强营养。

3. 嘱病人外出时戴有色眼镜，遮挡阳光，减少与阳光、花粉、灰尘的接触。

五、结膜干燥症

【疾病概要】

结膜干燥症又称干眼症，是指泪液分泌不足、蒸发过多或其质量异常导致泪膜稳定性降低，进而引起以眼表病变为特征的多种病症的总称。干眼症的病因有维生素A缺乏，影响泪腺、结膜腺体、睑板腺功能的眼病，睑外翻、睑裂闭合不全，以及自身免疫性疾病等。其治疗主要是去除病因，使用泪液替代治疗，以保护眼表。

【护理评估】

1. 健康史　多有沙眼、结膜炎、眼外伤或戴角膜接触镜史。多发于40岁以上人群。

2. 身体状况

(1) 最常见的症状是眼部干涩感、异物感，其他还有烧灼感、痒、流泪、视物模糊、视力波动、视疲劳、不能耐受烟尘环境等。

(2) 检查见泪液不足、眼表干燥、结膜充血，荧光素钠染色见角膜上皮缺损。

干眼症诊断的主要依据是：自觉症状；泪液分泌量不足和泪膜不稳定；眼表上皮细胞损害；泪液渗透压增加。

3. 社会心理状况　病人因视疲劳、眼干、畏光、流泪等不适症状而焦虑，可影响工作、生活和学习。

【护理诊断】

1. 感知改变　视力波动及视物模糊，与泪液不足或角膜上皮损害有关。

2. 视疲劳、眼部不适　与泪膜不稳定,角结膜缺乏润滑液有关。

3. 潜在并发症:角膜、结膜炎症　与角膜、结膜上皮损害有关。

【护理目标】

1. 病人视力波动减少,视物模糊减轻。

2. 病人眼干涩或异物感、视疲劳及眼部不适减轻或消失。

3. 病人无角膜、结膜感染发生。

【护理措施】

1. 指导病人合理饮食,加强营养,补充多种维生素,多食富含维生素的食物,尤其是维生素A和维生素C。

2. 遵医嘱指导病人正确使用泪液成分的替代物滴眼,最好是自身血清,但其来源受限,易受污染。多选择不含防腐剂或含少量防腐剂的人工泪液。遵医嘱适当滴用抗生素眼液。

3. 指导病人配戴硅胶眼罩、湿房镜或潜水镜,可行暂时性或永久性泪小点封闭,以保存泪液,延缓其排出或蒸发。

4. 向病人及家属介绍针对常见病因的防治常识;指导正确配戴角膜接触镜,选择质量较好的护理液;不要长时间使用电脑、看电视、玩游戏机等。

六、翼状胬肉

【疾病概要】

翼状胬肉为睑裂区球结膜及结膜下组织增生肥厚,呈三角形向角膜侵入,因形态似翼状而得名。多双眼患病,以鼻侧多见。其发病可能与环境因素有关,如日光紫外线照射,风沙、粉尘刺激等,也与结膜慢性炎症刺激有关。其治疗主要是避免刺激因素,小而静止的胬肉不需治疗,如侵及瞳孔区影响视力或影响美观可手术摘除。

【护理评估】

1. 健康史　户外工作者多见,如农民、渔民、勘探人员等。

2. 身体状况

(1) 小的翼状胬肉多无症状,或仅有轻度不适。当胬肉伸展至角膜遮盖瞳孔时,可影响视力。

(2) 翼状胬肉分为头(角膜上的三角形尖端)、颈(角膜缘上)和体(球结膜上)三部分。进行性胬肉表现为组织明显充血、肥厚,头部前端角膜呈灰色浸润,发展快;静止性胬肉无明显充血而组织较薄,无浸润,发展缓慢或不发展,但受到刺激时可转为进行性。

3. 社会心理状况　早期时病人多因症状轻而未重视;当影响视力或容貌美观时出现焦虑或自卑;因担心手术效果可有恐惧和焦虑;若手术后多次复发,会对治疗丧失信心。

【护理诊断】

1. 感知改变:视力障碍　与胬肉遮盖瞳孔有关。

2. 知识缺乏　缺乏翼状胬肉的防治知识。

【护理目标】

1. 病人视力恢复正常。

2. 病人及家属获得翼状胬肉的防治知识。

【护理措施】

1. 向病人耐心解释病情，进行心理疏导，使病人有信心配合治疗和护理。

2. 静止性翼状胬肉未侵入瞳孔区时，一般不需手术。

3. 对进行性胬肉尚未侵及瞳孔区，不影响视力者，遵医嘱滴用抗生素眼液及糖皮质激素眼液。当进行性胬肉影响视力及美观时，应行翼状胬肉切除术。术前应向病人说明胬肉有一定的复发率。术中彻底清除胬肉组织，配合局部使用噻替哌、糖皮质激素，或术后β射线照射治疗，可防止复发。

4. 健康指导　加强卫生宣教，应避免对结膜的不良刺激，积极防治眼部慢性炎症，户外工作时，应注意眼部保护，可戴防紫外线眼镜，以减少对眼部的刺激和防止翼状胬肉的发展。

七、细菌性角膜炎

【疾病概要】

细菌性角膜炎是由细菌感染引起的化脓性角膜炎症。多由于角膜外伤后、角膜异物剔除后或戴角膜接触镜感染所致，慢性泪囊炎、角结膜干燥症、营养不良、眼局部长期使用糖皮质激素等也可诱发感染。常见的病原菌为肺炎双球菌、金黄色葡萄球菌、铜绿假单胞菌和链球菌等。细菌性角膜炎病情多较危重，如得不到及时有效治疗，可发生角膜溃疡或穿孔，甚至眼内感染致眼球萎缩，即使药物能够控制，也可能遗留角膜瘢痕、角膜新生血管、角膜葡萄肿等后遗症，严重影响视力，甚至失明。治疗原则是积极有效地抗感染，减少瘢痕形成，防止并发症，并注意隔离，防止交叉感染。

【护理评估】

1. 健康史　多有各种原因导致角膜损伤的病史，或导致机体抵抗力低下的疾病如糖尿病、营养不良等，或长期使用免疫抑制剂。

2. 身体状况

(1) 发病急，有眼痛、畏光、流泪、眼睑痉挛等角膜刺激症状及不同程度的视力下降。

(2) 眼部表现为眼睑肿胀，球结膜水肿，睫状充血或混合充血，角膜中央或旁中央出现灰白色浸润，逐渐扩大，组织坏死脱落形成角膜溃疡，溃疡边缘向周围和深部呈潜行扩展。严重者可引起虹膜睫状体炎、角膜穿孔和眼内炎。

(3) 铜绿假单胞菌所致的角膜炎，发展迅猛，可在伤后数小时或1～2天内发病，角膜迅速大片浸润及坏死，出现大量黄绿色黏脓性分泌物。如不及时治疗，数天内可致全角膜坏死穿孔、眼内容物脱出或全眼球炎。

3. 辅助检查　角膜溃疡面刮片或细菌培养，可鉴定细菌类型。

4. 社会心理状况　病人初期因发病急、症状重，出现焦虑和恐惧；随病情进展，若视力下降甚至角膜穿孔或眼内炎致失明，则严重影响病人的工作、学习和生活，病人会烦躁或情绪低落，甚至绝望。

【护理诊断】

1. 疼痛：眼痛　与炎症刺激角膜有关。

2. 感知改变：视力障碍　与角膜溃疡有关。

3. 生活自理能力下降　与视力障碍有关。

4. 焦虑　与视力下降、担心疾病预后有关。

5. 潜在并发症：角膜穿孔、眼内炎　与炎症严重或治疗不及时有关。

6. 功能障碍性悲哀　与角膜炎症严重，引起视力障碍有关。

7. 知识缺乏　缺乏细菌性角膜炎的防治知识。

【护理目标】

1. 病人眼痛减轻或消失。

2. 病人视力恢复至正常。

3. 在护士或家属的指导和协助下，病人能生活自理。

4. 减少或无并发症发生。

5. 病人情绪稳定，消除自卑及焦虑心理，对治疗有信心。

6. 病人及家属获得细菌性角膜炎的防治知识。

【护理措施】

1. 保持环境安静，病房光线宜暗。戴有色眼镜或眼垫遮盖，避免光线刺激。注意休息，加强营养，补充多种维生素，多吃新鲜蔬菜水果，食用易消化的食物，保持大便通畅，避免便秘。根据病人的视力状况，指导和协助其完成日常生活。

2. 向病人介绍细菌性角膜炎的病因、预后及防治知识，消除其紧张、焦虑心理，使病人情绪稳定，树立战胜疾病的信心，积极配合治疗和护理。

3. 遵医嘱给予高浓度抗生素滴眼液频繁滴眼，常用0.25%氯霉素眼液、1%庆大霉素眼液等，每15～30分钟滴1次。同时选用多种眼药时，应交替使用，间隔至少5分钟。也可根据药敏试验及时选择有效抗生素。病情严重者可球结膜下注射或全身用药。铜绿假单胞菌性角膜炎应用5万U/ml多黏菌素B眼液滴眼或球结膜下注射。

4. 遵医嘱局部热敷或洗净眼部分泌物，局部用药后用消毒眼垫包盖，利于溃疡愈合。

5. 嘱病人避免对眼部的刺激，勿挤压眼球，勿用手揉眼球，勿用力咳嗽、打喷嚏、做屏气动作，以防角膜穿孔。密切观察病情变化，对可能穿孔者，应局部加压包扎。

6. 遵医嘱用1%阿托品滴眼散瞳。

7. 对角膜穿孔者，可行结膜瓣遮盖术。角膜瘢痕影响视力者，可行角膜移植术。

8. 健康指导　向病人及其家属和社区加强劳动防护知识的宣教。对角膜外伤及角膜异物的处理要注意无菌操作和抗感染治疗；正确配戴角膜接触镜，并注意卫生；积极治疗沙眼、慢性泪囊炎等威胁角膜的眼病；眼药和敷料应定期灭菌消毒和及时更换；加强营养，治疗全身性疾病，增强体质，提高机体抵抗力。

八、真菌性角膜炎

【疾病概要】

真菌性角膜炎为真菌引起的感染性角膜病变。致病菌以曲霉菌、镰刀菌、念珠菌等较为常见。多发生于植物性角膜外伤后，也与长期使用抗生素、糖皮质激素和免疫抑制剂，导致菌群失调、抵抗力下降有关。致盲率极高，故应积极抗真菌感染，药物治疗无效时可手术治疗。

【护理评估】

1. 健康史　多有农作物或树枝擦伤角膜史，以及长期使用抗生素、糖皮质激素和免疫抑制剂史。

2. 身体状况

(1) 起病较缓慢，病程较长，眼痛、畏光、流泪等刺激症状较轻。

(2) 眼部表现为角膜损伤，局部呈灰白色浸润，表面有牙膏样或苔垢状物，溃疡向周围蔓延浸润或呈点状混浊，形成“伪足”或“卫星灶”。角膜后有斑块状沉着物，前房积脓黏稠。

3. 辅助检查　角膜溃疡浅表刮片检查可发现菌丝或孢子，真菌培养可明确真菌种类。

4. 社会心理状况　病人因视力下降、影响日常生活而焦虑；因病程长、病情反复、担心疾病预后不良而恐惧。

【护理诊断】

1. 疼痛：眼痛　与炎症病变侵及角膜有关。

2. 感知改变：视力障碍　与角膜混浊、角膜溃疡等有关。

3. 焦虑　与病程长、病情反复、担心疾病预后不良等有关。

4. 潜在并发症：角膜穿孔、眼内炎　与严重溃疡或治疗不及时有关。

5. 知识缺乏　缺乏真菌性角膜炎的防治知识。

【护理目标】

1. 病人眼痛等不适感消失。

2. 病人视力提高或恢复正常。

3. 病人情绪稳定，对治疗有信心。

4. 病人无并发症发生，或出现的并发症能及时发现和处理。

5. 病人及家属获得真菌性角膜炎的防治知识。

【护理措施】

1. 加强营养，补充多种维生素，促进溃疡面修复。指导病人食用易消化的食物，避免便秘，减少角膜穿孔的可能。根据病人的视力情况，指导和协助其完成日常生活。

2. 遵医嘱应用 0.25%二性霉素、0.3%金褐霉素、0.5%咪康唑眼液或眼膏。可白天滴眼药水，晚上涂眼药膏。重者可球结膜下注射或全身用药。禁用糖皮质激素。并发虹膜睫状体炎时，用 1%阿托品眼液或眼膏散瞳。

3. 嘱病人避免对眼部的刺激，勿挤压眼球，勿用手揉眼球，勿用力咳嗽、打喷嚏、做屏气动作，预防角膜穿孔。密切观察病情变化，对可能穿孔者，应局部加压包扎。

4. 对药物不能控制病情或有角膜穿孔危险者，可做结膜瓣遮盖术。若角膜瘢痕影响视力，可行角膜移植术。

5. 健康指导　向病人介绍真菌性角膜炎的发生、预后及防治知识，做好心理疏导，使病人消除焦虑心理，积极配合治疗。加强劳动防护知识的宣教，避免角膜外伤的发生。加强营养，增强体质，提高机体抵抗力。长期使用抗生素、糖皮质激素、免疫抑制剂者应预防真菌性角膜炎。

九、单纯疱疹病毒性角膜炎

【疾病概要】

单纯疱疹病毒性角膜炎为单纯疱疹病毒引起的感染性角膜炎，是一种严重的致盲眼病，其发病率和致盲率均占角膜病的首位。其发病多由单纯疱疹病毒Ⅰ型引起，常于幼儿期发生单纯疱疹病毒Ⅰ型原发感染，其后病毒潜伏存留在三叉神经节内，当机体抵抗力下降，如感冒、使用糖皮质激素或免疫抑制剂，病毒可被激活，又沿神经轴突逆行到感觉神经末梢，引起感染复发，如此反复发作使角膜混浊逐渐加重而致失明。治疗原则是去除诱因、抗病毒感染。

【护理评估】

1. 健康史　多有上呼吸道感染及其他发热疾病史，全身或局部使用糖皮质激素、免疫抑制剂史。多次反复发作者，具有特定的诱因。

2. 身体状况

(1) 异物感、畏光、流泪、眼痛等眼刺激症状较轻，形成溃疡后症状加重。

(2) 初期角膜上皮出现点状混浊，继而形成灰白色小泡，小泡破溃互相连接，成树枝状角膜炎。若炎症向周围及基质层发展，树枝状溃疡互相融合形成地图状角膜炎。若病变波及角膜基质层和内皮层，在角膜中央形成境界清楚、圆形、毛玻璃样混浊，称为盘状角膜炎。常伴有虹膜睫状体炎。病程可长达数月。轻者愈后角膜留有瘢痕，重者可发生角膜基质坏死。可出现前房积脓和继发青光眼。

(3) 病变区角膜知觉减退或消失。

3. 社会心理状况　病人可因眼部不适而焦虑；因视力下降、病程长、疾病反复发作影响生活、工作和学习而烦躁、抑郁；因担心疾病的预后不良、手术效果不佳而恐惧。

【护理诊断】

1. 疼痛：眼痛　与炎症累及角膜有关。

2. 感知改变：视力障碍　与角膜混浊有关。

3. 生活自理能力下降　与视力障碍有关。

4. 焦虑　与视力下降、病程长、疾病反复发作等有关。

5. 潜在并发症：角膜穿孔、虹膜睫状体炎、青光眼　与病情加重有关。

6. 知识缺乏　缺乏单纯疱疹病毒性角膜炎的防治知识。

【护理目标】

1. 病人眼痛等不适感减轻或消失。

2. 病人视力提高或恢复正常。

3. 在护士或家属的指导和协助下，病人生活能自理。

4. 病人情绪稳定，对治疗有信心。

5. 病人无并发症发生。

6. 病人及家属获得单纯疱疹病毒性角膜炎的防治知识。

【护理措施】

1. 保持环境安静，保证充分睡眠休息，避免光线刺激。加强营养，补充多种维生素，提高机体抵抗力，促进溃疡面愈合。指导病人食用易消化的食物，避免便秘，减少角膜穿孔的可能。根据病人不同的视力状况，给予相应的日常生活指导和帮助。

2. 向病人介绍本病的发展与转归的特点，耐心做好心理疏导，消除焦虑心理，使病人情绪稳定，主动配合护理和治疗。

3. 遵医嘱使用0.1%疱疹净、1%无环鸟苷、0.05%环胞苷眼液或眼膏。可白天滴眼药水，每小时1次，晚上涂眼药膏。重者可球结膜下注射用药。同时应用抗生素眼液，防止细菌性感染。盘状角膜炎可用糖皮质激素，以减轻基质水肿，减少瘢痕形成。树枝状和地图状角膜炎禁用糖皮质激素，以免感染扩散。并发虹膜睫状体炎时，加用1%阿托品眼液或眼膏散瞳。

4. 角膜瘢痕影响视力者可行角膜移植术。

5. 指导病人加强营养，增强体质，避免疲劳，预防感冒，保持精神愉悦，积极治疗原发病，以防单纯疱疹病毒性角膜炎的复发。

（余　亮）

第三节　白内障病人的护理

晶状体组织位于虹膜与玻璃体之间，是一呈双凸面的弹性透明体。晶状体无血管，其营养依靠房水渗透。任何原因引起晶状体混浊而影响视力者均称为白内障。该病为最常见的眼病和主要的致盲性原因之一。根据晶状体混浊发生的时间，白内障可分为先天性和后天性两大类，前者又以混浊的形态、部位再命名；后者则依据发生的原因又分为年龄相关性、外伤性、并发性、代谢性和后发性多种类型。在流行病学调查中，将晶状体混浊并使视力下降到 0.7 或以下者作为白内障的诊断标准。

一、年龄相关性白内障

【疾病概要】

年龄相关性白内障又称老年性白内障，是最常见的后天性白内障，多发生于 50 岁以上人群，随年龄增长，患病率明显增高。多为双侧，可一眼先发病。

年龄相关性白内障发病机制尚不完全明确。一般认为是多种因素作用的结果，与全身衰老和功能减退加之紫外线照射、机体代谢低下、动脉硬化、遗传因素及晶状体营养和代谢状况等有关。研究发现，晶状体抗氧化系统活性异常下降，也是白内障形成的重要因素。参与抗氧化系统的物质包括抗氧化酶系统，如谷胱甘肽过氧化物酶、超氧化物歧化酶、巯基转化酶等，和多种还原性化学物质如谷胱甘肽、维生素 C、维生素 E 等。

年龄相关性白内障主要表现为进行性无痛性视力下降。按白内障开始形成的部位分为皮质性白内障、核性白内障、后囊下性白内障三类。

白内障早期可用药物延缓其进展。视力明显减退严重影响工作和生活者，可手术摘除白内障，以恢复视功能。

【护理评估】

1. 健康史　年龄越大发病率越高。紫外线辐射较强的地区发病率明显增高。

2. 身体状况

(1) 视力改变：视力呈渐进性无痛性减退，最后仅存光感。早期病人眼前有固定不动的黑点，亦可有单眼复视、多视或屈光改变等症状。

(2) 皮质性白内障：根据病程发展分为四期。①初发期：仅有周边部皮质呈楔状混浊，尖端指向中心，瞳孔区未受累，对视力无影响，往往是在散瞳后灯光斜照时见到周边部有楔状灰白色混浊。②膨胀期或未成熟期：晶状体皮质不均匀的灰白色混浊逐渐扩散向中央发展进入瞳孔区，眼底难以窥视，视力明显减退；晶状体皮质吸收水分而肿胀，体积增大将虹膜前推，使前房变浅，可诱发闭角型青光眼急性发作；此期因前囊下皮质尚透明，用斜照法检查时，投照侧的虹膜阴影投照在深层的混浊皮质上，该侧瞳孔区出现新月形投影，称虹膜投影。③成熟期：晶状体完全混浊呈灰白色，虹膜投影消失，眼底不能看见；晶状体水肿减退，前房深度恢复正常，视力降至光感或手动。④过熟期：成熟期持续时间过长，晶状体皮质分解或液化呈乳汁状物，晶状体核下沉，上方虹膜失去晶状体支撑而出现虹膜震颤；当直立位时，核下沉避开了瞳孔区，因而视力有所提高；液化的皮质漏到囊外时，可引起晶状体过敏性葡萄膜炎和晶状体溶解性青光眼。

(3) 核性白内障：较皮质性白内障少见，发病较早，一般 40 岁左右开始发病，进展缓慢，常数年至数十年。从晶状体的胚胎核开始逐渐向成年核发展。早期视力在强光下因瞳孔缩小而减退。由于此时核密度增加而屈折力增强，可使老视减轻或近视程度增加。当核呈深棕色、棕褐色或皮质也混浊时，视力明显降低。

(4) 后囊下性白内障：为晶状体后囊下的皮质浅层出现混浊，呈棕黄色颗粒状混浊，并夹杂着小空泡。因混浊位于视轴区，故早期即可出现视力障碍。此类白内障常和皮质性与核性白内障同时存在。

3. 社会心理状况　视力障碍，日常生活自理缺陷，外部信息难以感受，导致性格改变，同时对手术的惧怕，易产生焦虑、孤独的心理。

【护理诊断】

1. 感知改变：视力障碍　与晶状体混浊、手术后双眼包扎有关。

2. 自理缺陷：沐浴、穿着及如厕等日常生活自理缺陷　与视力下降有关。

3. 潜在并发症：继发性闭角型青光眼、晶状体过敏性葡萄膜炎、晶状体溶解性青光眼、晶状体脱位　与晶状体皮质吸收水分膨胀、皮质分解液化、晶状体蛋白进入房水中有关。

4. 社交障碍　与视力下降，外部信息难以感受，导致性格改变有关。

5. 有外伤的危险　与视力下降有关。

【护理目标】

1. 病人视力无继续减退或提高。

2. 病人恢复自理能力，能适应正常生活和工作需要。

3. 病人无并发症发生。

4. 病人保持情绪稳定，恢复正常社交。

5. 病人熟悉周围环境，避免或减少受伤。

【护理措施】

1. 早期白内障病人遵医嘱指导病人局部及全身用药（如口服维生素 C、E；局部滴白内停、谷胱甘肽、障翳散等），以延缓混浊进展速度。

2. 视力明显减退，严重影响工作和生活者，可手术摘除白内障，以提高视力。术式包括囊内摘除术、囊外摘除术、白内障摘除并人工晶状体植入术及白内障超声乳化吸除术。对手术治疗的病人，除按内眼手术前后护理做好工作外，还应做好人工晶状体植入术后的护理，预防人工晶状体移位。术后卧床休息 1～2 天，滴用短效散瞳剂后平卧 2 h 才能起床活动，……散瞳剂，避免头部震动（如咳嗽、喷嚏、擤鼻、大声说笑等）、低头及弯腰；预防便秘，必……服用缓泻药；观察病人的视力、眼压变化，有无眼胀、眼痛、人工晶状体有无移位；……，3～6 个月内避免重体力劳动、剧烈运动和低头作业，不能用力擦眼或

3. 根据视力障碍的程度给予相应的帮助，满足病人生活需要，并帮助制订改变生活方式的计划，指导实施，提高其自理能力。指导病人多运用听觉、触觉、残余视力，代替视力的障碍。教会病人判断方向、距离及防止跌伤、碰伤的方法。家庭要提供穿衣、取物、洗漱、如厕的方便条件，将常用物品固定摆放，病人拿取方便，促进病人完成生活自理；活动空间不留障碍物，防止碰撞，避免受伤，保证畅通安全的生活环境。同时指导病人了解白内障不同时期的并发症，如出现突然眼痛、充血及视力迅速下降，应及时就诊，以便对青光眼或白内障及时治疗。

4. 健康指导　通过与病人耐心细致的沟通，讲解有关白内障的防治知识、病变特点及严重后果，说明防治的重要性及可行的措施，有针对性地做好心理护理。指导病人合理饮食，注意加强营养，如高蛋白质、多维生素的饮食，避免辛辣刺激性食物；尽量避免紫外线过多照射；指导病人遵医嘱坚持用药治疗，并教会用眼药的方法，定期到门诊检查。通过与其交谈、提供疾病信息、协助病人从事活动等，发展与病人的信任关系，减低其社交障碍的程度。

二、糖尿病性白内障

【疾病概要】

糖尿病性白内障为糖尿病的并发症，是指血糖增高导致晶状体营养失调、中毒引起的晶状体混浊。由于血糖增高，房水中糖含量明显增高，糖扩散渗透进入晶状体，在晶状体内醛糖还原酶的作用下，葡萄糖还原为山梨醇，后者在晶状体内积聚使渗透压升高，晶状体内纤维肿胀变性，失去透明性变为混浊。

糖尿病性白内障进展快，双眼发病。临床上根据发病年龄和是否伴发疾病分为糖尿病人老年性白内障和真性糖尿病性白内障两大类。当视力明显减退影响工作和生活者，可在血糖控制正常后行白内障摘除术。

【护理评估】

1. 健康史　糖尿病人老年性白内障发病率比单纯老年性白内障高 4～6 倍。真性糖尿病性白内障多发生在 30 岁以下、病情严重的幼年型糖尿病病人，发病率约为 10%。

2. 身体状况

(1) 有不同程度的视力障碍，进展快。

(2) 真性糖尿病性白内障常双眼同时发病，发展迅速。早期主要表现在晶状体前后囊下出现点状或雪片状混浊，而后迅速发展为全混浊。

(3) 真性糖尿病性白内障常伴有屈光变化。血糖迅速升高时，血液中无机盐含量减少，渗透压降低，房水渗入晶状体内，使其变凸而形成近视；血糖迅速降低时，晶状体内水分渗出，晶状体变扁平而形成远视。

(4) 糖尿病性白内障病人除合并有白内障外，还可能发生其他糖尿病性眼部并发症，如糖尿病性视网膜病变(其特征为视网膜微血管瘤形成)、角膜上皮再生延迟或角膜知觉减退、继发性青光眼、缺血性视乳头炎及继发性视神经萎缩等。

(5) 实验室检查可有血糖增高、尿糖阳性。

3. 社会心理状况　白内障引起视力障碍，日常生活自理缺陷，外部信息难以感受，导致性格改变；同时对视力恢复及预后的担心，易产生焦虑和悲观。

【护理诊断】

1. 感知改变：视力障碍　与晶状体混浊有关。

2. 自理缺陷：沐浴、穿着及如厕等日常生活自理缺陷　与视力下降有关。

3. 潜在并发症：术后感染、出血及其他眼部并发症　与糖尿病有关。

4. 社交障碍　与视力下降，外部信息难以感受，导致性格改变有关。

5. 焦虑　与对视力恢复及预后的担心有关。

【护理目标】

1. 病人视力不继续减退，术后视力提高。

2. 病人恢复自理能力，能适应正常生活工作需要，无并发症发生。

3. 病人消除焦虑、悲观的心理，保持情绪稳定，恢复正常社交。

4. 病人获得有关糖尿病性白内障的相关防治知识。

【护理措施】

1. 早期糖尿病性白内障病人，应遵医嘱局部和全身用药，积极控制血糖，延缓混浊发展。

2. 明显影响视力者，行白内障摘除术。糖尿病性白内障术后易发生出血和感染，故术前应将血糖控制在正常范围内，术后密切观察病情，防止发生并发症。

3. 根据视力障碍的程度给予相应的帮助，满足病人生活需要，并帮助制订改变生活方式的计划，指导实施，提高其自理能力。

4. 健康指导　认真做好病人的心理疏导工作，给予有关糖尿病的医护知识指导，严格遵守糖尿病食谱进食，按医嘱正确使用降血糖药物，消除病人焦虑心理，树立战胜疾病的信心。通过与病人耐心细致的沟通，讲解有关白内障的防治知识、病变特点及严重后果，说明防治的重要性及可行的措施，有针对性地做好心理护理。

三、先天性白内障

【疾病概要】

先天性白内障是胎儿发育过程中，由各种因素引起晶状体发育、生长障碍，形成的形态各异、程度不同的晶状体混浊。病因一是内源性的遗传因素，属常染色体隐性或显性遗传；另一类为孕期母体感染病毒、营养失调、代谢紊乱和中毒，影响了晶状体的正常发育所致。研究发现，母体妊娠三个月以前患风疹、水痘或腮腺炎等，以及维生素 A 缺乏和缺钙、甲状旁腺功能障碍等，可导致婴儿先天性白内障的发生。

【护理评估】

1. 健康史　多为双侧、静止性，少数出生后继续发展。有的病人可伴发全身或其他眼部先天异常。

2. 身体状况

(1) 视力障碍程度因混浊发生的部位和形态不同而有所差异，有的可不影响视力，有的出生后只有光感。

(2) 按晶状体混浊的形态、部位，可分为前极、后极、点状、冠状、绕核性、核性和全白内障。

(3) 可引起斜视、弱视和眼球震颤。

3. 社会心理状况　家庭成员对本病缺乏防治知识，患儿因视力障碍、行动不便而造成性格孤僻。

【护理诊断】

1. 感知改变：视力障碍　与晶状体混浊有关。

2. 自理缺陷：沐浴、穿着及如厕等日常生活自理缺陷　与视力下降有关。

3. 潜在并发症：斜视、弱视和眼球震颤　与晶状体混浊影响视网膜接受光线刺激而抑制视功能发育有关。

4. 家庭应对无效　与家庭成员对此病缺乏相关防治知识有关。

【护理目标】

1. 病人恢复视功能。

2. 病人恢复自理能力，能适应正常生活、工作需要，无并发症发生。

3. 病人家庭成员获得有效的防治本病的知识。

【护理措施】

1. 对视力无影响或影响不大的静止性病人，可门诊随访观察。明显影响视力者，应尽早手术。手术最佳时间为出生后3～6个月，最晚不超过2岁，以免发生形觉剥夺性弱视。

2. 术后可用人工晶状体植入或角膜接触镜提高视力。

3. 健康指导　将本病有关防护知识讲解给家庭主要成员，使病人能得到正确的家庭护理。做好孕期的保健护理，避免先天性白内障的发生。对术后效果不佳者，应指导家庭主要成员对其进行低视力康复训练治疗。根据视力障碍的程度给予相应的帮助，满足病人生活需要，并帮助制订改变生活方式的计划，指导实施，提高其自理能力。

四、外伤性白内障

【疾病概要】

外伤性白内障是眼球的机械性损伤（钝挫伤、穿通伤）、辐射伤及电击伤等引起的晶状体混浊。常单眼发生。病因是由于机械伤直接或间接作用于晶状体，使囊膜破裂，房水进入晶状体，或辐射伤及电击伤等使晶状体的正常代谢受到影响而形成混浊。视力障碍与损伤程度有关。

【护理评估】

1. 健康史　有明确的各种眼外伤史或长期从事受红外线照射的职业病史。多见于儿童或青壮年。

2. 身体状况　外伤性白内障除伴随眼部其他组织损伤的症状和体征外，还由于外伤的性质和程度不同，引起的晶状体混浊也有不同的特点。

(1) 钝挫伤所致白内障：晶状体前表面瞳孔区可见色素环，晶状体可见放射状、羽状或花瓣状混浊，并可逐渐形成完全性混浊。

(2) 穿通伤所致白内障：晶状体囊膜上可见伤口，伤口闭合者可形成局限性混浊，伤口大而不闭合者，其晶状体皮质弥漫性水肿、混浊和膨胀，并可突入前房内，呈灰白或乳白色絮块，皮质进入前房，可继发葡萄膜炎或青光眼。

(3) 爆炸伤所致白内障：爆炸时气浪冲击眼部引起类似钝挫伤所致的晶状体损伤。爆炸物或掀起的杂物也可造成穿通伤导致白内障。

(4)电击伤所致白内障：触电引起晶状体前囊及前囊下皮质混浊；雷电击伤前后囊及皮质均可混浊。可静止不发展，也可由局限逐渐扩展至完全性混浊。

3. 社会心理状况　突发性外伤引起晶状体混浊，病人及家属一时难以接受事实并担心预后，从而造成焦虑、不安。

【护理诊断】

1. 感知改变：视力障碍　与晶状体混浊有关。

2. 自理缺陷：沐浴、穿着及如厕等日常生活自理缺陷　与视力下降有关。

3. 潜在并发症：继发性青光眼、外伤性葡萄膜炎　与眼外伤导致晶状体混浊、肿胀及皮质进入前房有关。

4. 焦虑、悲观　与外伤后病人一时难以接受事实并担心预后有关。

5. 知识缺乏　病人及家属缺乏本病的相关知识。

【护理目标】

1. 病人恢复视功能。

2. 病人恢复自理能力，能适应正常生活和工作需要，无并发症发生。

3. 病人情绪稳定。

4. 病人获得此病的相关知识。

【护理措施】

1. 针对眼球穿通伤所致白内障病人发病急，视力急剧下降，病人精神紧张、焦虑不安的情况做好心理护理，应向病人解释病情、治疗方法及预后，稳定其情绪，使其能密切配合治疗和护理。

2. 眼球穿通伤病人眼部用消毒眼垫遮盖给予保护，指导病人避免用力、剧烈咳嗽等引起眼压增高的活动。

3. 严密观察病人视力、眼部充血、瞳孔及眼压等变化，如出现突然眼胀痛、混合性充血、视力迅速下降、瞳孔散大、眼压升高等，提示可能并发青光眼；出现眼痛、畏光、流泪、睫状充血、瞳孔缩小等，提示可能并发外伤性葡萄膜炎，应及时报告医师采取相应措施。

4. 遵医嘱按时给予局部及全身用药。对于手术治疗病人，应按内眼手术前后护理进行。

5. 根据视力障碍的程度给予相应的帮助，满足病人生活需要，并帮助制订改变生活方式的计划，指导实施，提高其自理能力。

6. 向病人及家属介绍眼外伤的防治常识，采取防护措施，避免眼部碰撞、射线接触及电击等眼外伤的发生。

五、并发性白内障

【疾病概要】

并发性白内障是由眼部疾病或退变引起的晶状体混浊。由于眼部炎症或退行性病变，使晶状体营养或代谢紊乱，发生障碍，导致混浊；也可因眼局部循环障碍造成晶状体局部上皮或内部新陈代谢异常而引起。视力下降除因晶状体混浊的影响外，还与原发眼病有密切关系。本病常见于葡萄膜炎、视网膜色素变性、视网膜脱离、青光眼、眼内肿瘤、高度近视及低眼压等。

【护理评估】

1. 健康史　多为单眼发病，有原发眼病病史。

2. 身体状况

(1) 有原发病的表现。

(2) 晶状体混浊由眼前段疾病引起的多从前皮质开始；由眼后段疾病引起者，则先在晶状体后极部囊膜及囊膜下皮质出现颗粒状黄褐色混浊，以后逐渐扩展至全部晶状体混浊，并有钙质沉着；由青光眼引起者，多由前皮质和核开始；高度近视多并发核性白内障。

3. 社会心理状况　白内障与多种眼病并存，预后不佳，病人悲观焦虑。

【护理诊断】

1. 感知改变：视力障碍　与原发病及晶状体混浊有关。

2. 自理缺陷：沐浴、穿着及如厕等日常生活自理缺陷　与视力下降有关。

3. 焦虑、悲观　与多种眼病并存及对预后的担心有关。

【护理目标】

1. 病人视力不继续下降或恢复。

2. 病人自理能力恢复或提高，能适应生活、工作需要。

3. 病人情绪稳定，能正确对待疾病。

【护理措施】

1. 有针对性地做好心理护理，耐心向病人解释病情，说明通过积极的治疗部分病人仍可恢复一定视功能，鼓励病人正确面对可能的不良预后，树立信心，积极配合治疗和护理。

2. 遵医嘱按时给予局部及全身用药。对于手术治疗病人，应按内眼手术前后护理进行。

3. 健康指导　向病人及家属讲解有关眼病的危害、防治的重要性及可行的措施，使病人能积极防治引起白内障的原发性眼病。视功能难以恢复者，应根据视力障碍的程度给予相应的帮助，满足病人生活需要，并帮助制订改变生活方式的计划，指导实施，提高其自理能力。

第四节　青光眼病人的护理

青光眼是一种病理性高眼压伴有视神经萎缩、视力减退和视野缺损的疾病，为常见的致盲眼病。

眼球内容物作用于眼球壁的压力称眼压。正常人眼压平均值为 2.1 kPa(16 mmHg)，正常眼压范围为 1.3～2.8 kPa(10～21 mmHg)。正常双眼眼压差应小于 0.8 kPa(5 mmHg)，24 小时眼压波动范围应小于 1.1 kPa(8 mmHg)。正常而又稳定的眼压对维持正常视功能起着重要的作用。影响眼压的因素很多，但房水的变化起主要作用。正常情况下，房水产生与房水排出之间保持着动态平衡，使眼压维持在一定的范围内。若房水的产生量相对不变，但其循环途径中的某一环节发生障碍，使房水循环不畅，则会引起眼压升高；若房水循环正常，房水产生量增加，也会引起眼压升高。

一般来讲，高眼压可引起视神经及视野的损害，但视神经对眼压的耐受程度有很大的个体差异。在临床上，部分病人的眼压超过正常上限，长期随访观察并不出现视神经损害及视野缺损，称为高眼压症。也有部分病人眼压在正常范围内，但却发生了典型的青光眼视神经萎缩及视野缺损，称为正常眼压性青光眼。眼压升高的水平和视神经对压力损害的耐受性，与青光眼视神经萎缩和视野缺损的发生和发展有关。

青光眼根据前房角形态、发病机制和发病年龄分为原发性青光眼（闭角型和开角型）、继发性青光眼和先天性青光眼三大类。

一、急性闭角型青光眼

【疾病概要】

急性闭角型青光眼又称急性充血性青光眼，是一种因前房角阻塞引起眼压急剧升高并伴有相应症状和眼前段组织改变为特征的青光眼。多见于 50 岁以上老年人，女性较多见。多为双侧同时或先后发病，有一定的遗传倾向。

病因尚不清楚。目前认为眼轴短、前房浅及前房角窄是其主要的解剖因素；情绪激动、精神创伤、过度劳累、气候突变、暴饮暴食、散瞳后或暗室内停留时间太长、局部或全身抗胆碱类药的应用等是本病常见的诱因。这些诱发因素造成房角机械性阻滞，房水排出受阻而急速蓄积，从而导致眼压急剧升高。

【护理评估】

1. 健康史　可有遗传史及家族史；发病前多有上述的诱发因素。

2. 身体状况　急性闭角型青光眼按病程不同分六期，不同的时期各有其特征。

（1）临床前期：一眼已确诊为本病；或无症状，有家族史，未发病眼浅前房、窄房角，激发试验阳性[激发试验：嘱病人在暗室内，清醒状态下静坐 1～2 小时，然后在暗光下测眼压，如眼压较试验前明显升高≥1.1 kPa(8 mmHg)为阳性)]，具有发作的可能，即为临床前期。

（2）先兆期：有一过性或反复的小发作，表现为一过性虹视、雾视、眼胀、眼压轻度升高、瞳孔略大，休息后自行缓解或消失。

（3）急性发作期：眼球剧烈胀痛、头痛、恶心、呕吐、虹视及视力急剧下降，常降至指数或手动。眼部检查可见：眼睑水肿，混合性充血，角膜雾状或毛玻璃状水肿，角膜后可见散在性、色素性 KP，前房极浅，房角关闭，虹膜节段性萎缩，瞳孔呈椭圆形散大、对光反射消失，晶状体前囊下有斑点状白色混浊（称青光眼斑）及眼压突然升高达 6.7 kPa(50 mmHg)以上，少数病例可达 13.3kPa(100 mmHg)以上，指测眼压时眼球坚硬如石。此期如不及时控制，将发生严重视功能障碍，甚至导致永久性失明。

（4）间歇期：发作后自然缓解或经过治疗后得以控制，症状和体征部分消失，眼压恢复正常，房角重新开放或大部分开放。眼球前段留下永久性组织损伤，如角膜后色素沉着、虹膜节段性萎缩及色素脱落、晶状体前囊下点状或片状灰白色混浊，即三联征。

（5）慢性期：急性大发作或反复小发作后，房角发生广泛粘连，小梁功能严重损害，临床表现为眼压中度增高，视力进行性下降，瞳孔中度散大，眼底可见青光眼性视乳头凹陷，并有相应的视野缺损。

（6）绝对期：持续的高眼压导致眼组织特别是视神经严重损害，视功能完全丧失，无光感，顽固性眼痛、头痛，瞳孔极度散大强直，角膜上皮水肿、知觉减退。

3. 社会心理状况　病人经常性情急躁、情绪不稳。眼痛、头痛、视力障碍，造成自理缺陷，病人常焦虑不安，同时因担心手术效果、害怕失明而恐惧。

【护理诊断】

1. 疼痛：眼痛或伴偏头痛　与眼压升高有关。

2. 感知改变：视力障碍　与角膜水肿、晶状体混浊、视神经萎缩有关。

3. 自理缺陷：沐浴、穿着及如厕等日常生活自理缺陷　与视力下降有关。

4. 睡眠形态紊乱　与高眼压致眼痛、头痛有关。

5. 焦虑、悲观　与缺乏此病的防护知识，对青光眼预后信心不足有关。

6. 有外伤的危险　与视功能障碍有关。

7. 潜在并发症　并发性白内障、大泡性角膜炎等。

【护理目标】

1. 病人眼压降低，眼痛、头痛减轻或消失；视力恢复或提高，或不继续下降。

2. 病人恢复自理能力，适应正常生活、工作需要，无并发症发生。

3. 病人恢复正常睡眠。

4. 病人熟悉周围环境，减少外伤机会。

【护理措施】

1. 急性发作期的病人应采取一切措施，使眼压迅速下降，减少组织损害，积极挽救视力。遵医嘱及时正确给药并观察用药反应。

(1) 缩瞳药：可促使睫状肌收缩，缩小瞳孔，解除周边虹膜对房角的阻塞，使房角重新开放，降低眼压。用1%～2%匹罗卡品滴眼液，每隔5～10分钟1次，瞳孔缩小、眼压降低后，改为1～2小时1次。注意缩瞳剂的中毒反应，中毒反应有恶心、呕吐、流涎、出汗、腹痛、肌肉抽搐，若出现上述反应立即停药。预防中毒可在每次滴眼后用棉球压迫泪囊区数分钟。

(2) 房水生成抑制剂：可减少房水生成而降低眼压。常用的口服剂为醋氮酰胺，首次量为500 mg，以后每次250 mg，每日2～3次。使用时可出现口唇、面部及指(趾)麻木，停药后消失。该药可抑制肾小管对钾的重吸收，长期应用可产生代谢性酸中毒、低血钾，故需补充钾盐；还可引起尿路结石、肾绞痛、血尿及小便困难等副作用，若发生此类症状，可嘱病人多次少量饮水并停药。滴眼药有1%派立明、0.25%～0.5%噻马洛尔、0.25%贝特舒等，后两种对支气管哮喘、心束支传导阻滞、窦房结功能不全者忌用。

(3) 高渗脱水药：用以减少眼内容积。常用20%甘露醇静脉注射液250 ml，在30分钟内快速滴完。对年老体弱或有心血管疾病者，应注意呼吸及脉搏变化，以防意外发生。用药后因颅压降低，部分病人可出现头痛、恶心等症状，宜平卧休息。

2. 急性发作期的病人待眼压降低后应及时选择恰当的手术防止再发。常见的手术有巩膜灼烙术、小梁切除术、虹膜嵌顿术等。病人除按常规的内眼手术前后护理外，还应进行以下的护理：

(1) 术前12小时用缩瞳药。

(2) 术后护理

①术后24小时绝对卧床休息，对有前房出血的病人应取半卧位或头部高枕位，减少头部活动，避免眼压升高。

②滤过手术后，为了保证滤过道畅通，促进房水排泄，可作眼球按摩：请病人向上注视，操作者以示指或拇指指腹置于病人下睑，手指由下向上作半圆形轻轻按摩，稍加压，按摩时间每次3～5分钟，每日2～3次，注意按摩时先慢后快，不要用力过强，以病人能耐受为宜，

一般按摩后有眼红反应。

③换药时要特别注意滤过区情况，若发现异常，应及时告诉医师，采取措施防止并发症。

④出院后指导病人遵医嘱用药，定期测眼压和检查眼底。滤过性手术的病人，为保持滤过区通畅，促进房水排出，应坚持按摩眼球1个月。

3. 向病人讲解与本病发病有关的原因，避免情绪激动（如过度兴奋、忧郁等）、黑暗环境中停留时间太久、短时间内饮水量过多（一次饮水量不应超过300 ml）等，以免加重病情或引起发作。保证充足睡眠，选择清淡易消化饮食，保持大便通畅，不宜烟、酒、浓茶、咖啡和辛辣等刺激性食物。

4. 健康指导　做好耐心细致的心理护理，向病人讲解青光眼的相关知识，说明急性发作与紧张、情绪波动的密切关系，要求病人加强自控能力，坚定信心，消除焦虑心理，减少对预后的恐惧感，配合医师治疗。指导病人及家属进行青光眼相关症状的自我监测，以便及时诊治。指导可疑人群（40岁以上有青光眼家族史者）进行检查，做到早诊断早治疗，以减少青光眼盲的发生。根据视力障碍的程度给予相应的帮助，满足病人生活需要，并帮助制订改变生活方式的计划，指导实施，提高其自理能力。

二、原发性开角型青光眼

【疾病概要】

原发性开角型青光眼也称慢性单纯性青光眼，是指前房角始终开放，房水外流受阻于小梁网或Schlemm管系统导致眼压升高的青光眼，为双眼性疾病。该病病因尚不清楚，可能与遗传有关，一般认为是房水排出道变性所致，如小梁网内皮细胞变性、脱落或增生，小梁条索增厚，网眼变窄或闭塞等病理改变，阻滞房水外流，引起眼压升高。临床上起病缓慢，症状隐蔽，预后不佳。治疗原则是以药物控制眼压为主，无效时行激光或手术治疗。

【护理评估】

1. 健康史　多有家族遗传史。多起病隐蔽，进展缓慢。单眼发病者，病变常已到晚期尚未被发现，直到视野损害影响到行动时，才引起注意。

2. 身体状况

(1) 多数病人无任何自觉症状。少数病人眼压升高时，可出现头昏、眼胀、雾视等症状。

(2) 眼压：早期不稳定，波动大。测量24 h眼压描记曲线波动不低于1.1 kPa(8 mmHg)，激发试验阳性。随着病情发展，眼压缓慢轻度或中度升高。激发试验：主要为饮水试验，早晨空腹或禁饮食4小时以上，先测眼压后，5分钟内饮完1 000 ml温开水，然后每隔15分钟测1次眼压，共4次，眼压升高达到或超过1.1 kPa(8 mmHg)或顶压达4.0 kPa(30 mmHg)时，即为阳性。此法在有高血压、心脏病、肝功能不良、消化道溃疡出血及穿孔史者禁用。

(3) 眼底：早期眼底正常。晚期出现典型眼底改变：①视乳头凹陷呈进行性扩大和加深；②视乳头上下方局限性盘沿变窄，形成切迹；③视乳头上或其周围浅表线状或火焰状出血；④两眼视乳头杯/盘的差值大于0.2；⑤视网膜神经纤维层缺损。

正常人视乳头杯/盘比值多在0.3以下，双侧对称。若杯/盘比值大于0.6或两眼杯/盘差值大于0.2，多为异常，应做进一步检查。

(4) 视功能：如长时期高眼压影响视盘的血液供应，以致视神经纤维发生萎缩和变性，出现相应的视野缺损。视野缺损是开角型青光眼诊断和病情评估的重要指标，可表现为旁中心暗点、弓形暗点、鼻侧阶梯暗影、环行暗点，晚期仅存颞侧视岛和管状视野，最终视力完全消失。如采用计算机自动视野计作光阈值定量检查，可发现较早期的青光眼视野改变。开角型青光眼还损害黄斑功能，出现获得性色觉障碍、视觉对比敏感度下降及某些视觉电生理异常等。

(5) 房角宽而开放，房水流畅系数降低。

3. 社会心理状况　病人早期多无症状，视力下降、视野缺损时方来就诊，病人常因视功能难以恢复而焦虑和悲观。

【护理诊断】

1. 自理缺陷：沐浴、穿着及如厕等日常生活自理缺陷　与视野缺损、视力下降有关。

2. 感知改变：视野缺损　与视神经萎缩有关。

3. 焦虑、悲观　与视野缺损、缺乏本病有关的防治知识、对预后担忧有关。

4. 有外伤的危险　与视力障碍有关。

5. 社交障碍、有孤独的危险　与视功能障碍，外部信息难以感受，导致性格改变有关。

【护理目标】

1. 病人视功能损害减轻。

2. 病人恢复生活自理能力，能适应正常生活工作的需要。

3. 病人消除焦虑自卑心理，恢复正常社交。

4. 病人熟悉周围环境，减少外伤机会。

5. 病人获得有关本病的防治知识。

【护理措施】

1. 注意休息，加强营养。控制饮水，一次饮水量应少于 300 ml。

2. 药物治疗　遵医嘱用药物将眼压控制在安全水平(即眼底和视野改变不再进展的眼压水平)，让病人配合跟踪复查，确定药物治疗的疗效。若无禁忌证，可首选局部滴用的房水生成抑制剂，常用的有 0.25%～0.5%噻马洛尔、0.25%贝特舒、1%派立明等，每日 1～2 次，不影响瞳孔大小和调节功能。前两种对支气管哮喘、心束支传导阻滞、窦房结功能不全者忌用。如果用其中一种药物不能控制眼压，可联合使用 1%～2%匹罗卡品滴眼液，每日 3～4次，以减少房水外流阻力，从而起到降低眼压的作用。但该药有眼部不适、视物发暗、近视加深等不良反应。联合用药效果不理想者，可试用激光小梁成形术或行滤过性手术如小梁切除术。

3. 健康指导　做好病人的心理护理，耐心向病人及家属介绍开角型青光眼的相关知识，说明早期诊断和积极坚持治疗的意义，使病人树立信心，克服自卑、焦虑的心理，正确面对现实。指导病人注意观察视力、视野、眼压的变化，按时到医院复诊。根据视力障碍的程度给予相应的帮助，满足病人生活需要，并帮助制订改变生活方式的计划，指导实施，提高其自理能力。

三、先天性青光眼

【疾病概要】

先天性青光眼是由于胚胎发育时期，前房角发育异常，一般认为是房角结构发育不全或未发育，或房角组织被一层中胚叶残膜覆盖，阻塞了房水排出通道，影响了小梁网及 Schlemm 管系统房水引流功能，而致眼压升高。按发病年龄的早晚分为婴幼儿型和青少年型青光眼。此病属遗传性疾病，男性多见，多为双眼发病。本病治疗主要是早期手术。

【护理评估】

1. 健康史　婴幼儿型青光眼约 60％在出生后 6 个月内，80％在 1 岁内出现症状，多双眼发病，可伴其他先天异常，如虹膜缺损、先天性白内障及心脏病等。青少年型青光眼在 6 岁以后、30 岁以前发病。

2. 身体状况

(1) 婴幼儿型青光眼：常伴畏光、流泪、眼睑痉挛。眼部检查可见大角膜和大眼球(因婴儿期眼球壁较软弱，易受压力的作用而扩张，致使整个眼球、角膜增大，角膜横径大于 12 mm)。角膜水肿，外观呈雾状混浊，后弹力层破裂，基质条状混浊，大瞳孔。全麻下测眼压可见眼压升高。眼底可见青光眼性视乳头凹陷。房角先天性异常。

(2) 青少年型青光眼：3 岁以后眼球发育基本停止，高眼压不会使眼球扩大，一般不出现畏光、流泪、角膜增大等。临床表现与原发性开角型青光眼相似，但眼压波动较大，有时出现眼压迅速升高，伴虹视。因高眼压使眼轴加长，故大多数病人表现出进行性加重的近视。青光眼性视乳头改变不典型，易被忽略。

3. 社会心理状况　因患儿不能表达眼部异常，往往不能及早发现。由于本病严重影响视功能，故患儿的身心及社交受到严重的影响。

【护理诊断】

1. 感知改变：视野缺损　与视神经受损害有关。

2. 自理缺陷：沐浴、穿着及如厕等日常生活自理缺陷　与视力下降有关。

3. 潜在并发症：前房积血、眼球破裂　与眼球扩大、角膜和巩膜组织变薄易受伤有关。

4. 家庭应对无效　与家庭成员对本病缺乏防治知识有关。

【护理目标】

1. 病人视功能损害不再继续发展。

2. 病人恢复生活自理能力。

3. 病人消除自卑心理，恢复正常社交。

4. 病人熟悉周围环境，减少外伤机会。

5. 病人家庭成员获得相关的防治本病的知识。

6. 病人无并发症发生。

【护理措施】

1. 手术是先天性青光眼的主要治疗措施，药物治疗多不敏感，故一旦确诊应及早遵医嘱行手术治疗。约 80％病人可通过房角切开术或小梁切开术控制眼压；晚期病人可行小梁切除术。手术病人按常规的内眼手术前后护理做好工作。

2. 根据视力障碍的程度给予相应的帮助，满足病人生活需要，并帮助制订改变生活方式的计划，指导实施，提高其自理能力。如遇眼球明显增大的患儿，应特别注意保护眼睛，避免受到意外的伤害而出现眼球破裂。对于年龄较大的患儿，应正确引导，做好心理护理工作，消除自卑情绪，恢复其与小朋友间的正常交往。

3. 向家庭主要成员讲解有关本病的防护知识，以使病人能得到正确的家庭护理。婴幼儿如出现畏光、流泪、不愿睁眼、大角膜和过快进展的青少年近视者,应尽早到医院检查,若确诊为先天性青光眼应该积极手术治疗。

第五节　葡萄膜和视网膜病人的护理

一、葡萄膜炎

【疾病概要】

葡萄膜炎是一类由多种原因引起的葡萄膜炎症。它包括了葡萄膜、视网膜、视网膜血管和玻璃体的炎症,为常见的致盲性眼病。多发生于青壮年,病情反复发作。葡萄膜炎按其发病部位可分为前葡萄膜炎、中葡萄膜炎、后葡萄膜炎和全葡萄膜炎。

该病病因复杂,分为感染性和非感染性两类。感染性是由细菌、病毒及寄生虫等病原体感染所致。非感染性又分为内源性和外源性两类。内源性是由于免疫反应以及坏死肿瘤组织、变性组织的反应所致;外源性主要是由外伤、手术等物理损伤,或酸、碱及药物等化学损伤所致。本病治疗关键是散瞳,根据病因给予抗感染、对症治疗。

【护理评估】

1. 健康史　常反复发作。多有全身相关性免疫性疾病如风湿性疾病、结核病、溃疡性结肠炎、梅毒等。

2. 身体状况

(1) 自诉眼痛、畏光、流泪、视力下降。

(2) 眼部检查

①睫状充血或混合充血。

②角膜后呈三角形分布的沉着物(简称 KP),是由于血-房水屏障功能被破坏,房水中进入大量炎性细胞和纤维素,随房水的温差对流循环逐渐沉积在角膜内皮上所致。按形状可分为尘状、中等大小和羊脂状三种类型。

③房水闪光:因血-房水屏障功能被破坏,蛋白进入房水中所造成。

④虹膜水肿、纹理不清。

⑤瞳孔改变:因睫状肌痉挛和瞳孔括约肌的持续性收缩,引起瞳孔缩小、瞳孔对光反射迟钝或消失。

⑥虹膜后粘连:晶状体前表面的纤维蛋白渗出和机化,使虹膜和晶状体粘在一起所致。

⑦玻璃体混浊:因大量炎性细胞和纤维素进入玻璃体所致。

(3) 可导致一系列严重并发症,如继发性青光眼、并发性白内障、低眼压及眼球萎缩等。

3. 社会心理状况　此病易反复发作,严重影响视力,影响病人的生活、工作和学习,病人常焦虑不安,心理负担沉重。

【护理诊断】

1. 疼痛　与睫状神经末梢受到毒素刺激,引起睫状肌痉挛有关。

2. 感知改变:视力下降　与房水混浊、角膜后 KP、继发性青光眼、并发性白内障有关。

3. 焦虑、悲观　与视力下降、疾病反复发作及对预后的担心有关。

4. 知识缺乏　缺乏该病的防治知识。

5. 潜在并发症：眼压升高、晶状体混浊、感染等　与疾病反复发作或糖皮质激素药物的副作用有关。

【护理目标】

1. 病人眼痛缓解。

2. 病人视力稳定或恢复。

3. 病人不出现并发症或及时发现并发症。

4. 病人情绪稳定。

5. 病人获得本病的相关防治知识。

【护理措施】

1. 保证充足睡眠，避免用眼过度，勿吃刺激性食物，忌烟酒。指导病人眼部热敷消炎。

2. 为防止虹膜后粘连，解除睫状肌、瞳孔括约肌痉挛，以减轻疼痛、促进炎症吸收，局部应使用散瞳剂。散瞳用阿托品滴眼液或眼膏，效果不佳时结膜下注射散瞳合剂。滴散瞳剂后要压迫泪囊 3～5 分钟，以防药液通过鼻腔黏膜吸收而发生中毒，特别是小儿更要注意用低浓度药液，如出现口干、心跳、面色潮红、头晕、烦躁不安等症状要立即停药，让病人平卧多饮水，并通知医师及时救治。老人、浅前房的病人要警惕散瞳后诱发闭角型青光眼，可先用 1% 去甲肾上腺素散瞳，无眼压升高再用阿托品。散瞳后戴有色眼镜避免强光刺激。

3. 遵医嘱使用糖皮质激素，抑制炎症反应。用时要注意药物的副作用，如向心性肥胖、胃出血等。

4. 健康指导　向病人介绍该病的防治知识，解除焦虑、悲观的心情，树立信心，配合治疗。指导病人正确使用药物及自我护理，积极寻找、治疗病因，增强体质，提高自身免疫力，防止疾病反复发作。定期门诊随访，如出现视力下降、眼球胀痛、眼红、畏光等症状，应及时就诊。根据视力障碍的程度给予相应的帮助，满足病人生活需要，并帮助制订改变生活方式的计划，指导实施，提高其自理能力。

二、交感性眼炎

【疾病概要】

交感性眼炎是指发生于一眼穿通伤或内眼手术后的双侧肉芽肿性全葡萄膜炎。伤眼称诱发眼，另一眼称交感眼。病因主要是外伤或手术造成眼内抗原暴露，并激发自身免疫反应所致，即对葡萄膜、葡萄膜的色素粒或视网膜抗原产生的自身免疫反应。治疗上应采取全身大剂量的糖皮质激素治疗。

【护理评估】

1. 健康史　交感性眼炎见于眼穿通伤或内眼手术后，多发生于伤后 2 周至 2 个月内，但也可长至数十年发生。可以潜伏、逐渐地发作，也可以很快发作。

2. 身体状况

(1) 诱发眼：眼前段的葡萄膜炎复发或加剧，眼底表现为视乳头充血，后极部视网膜水肿和浆液性视网膜脱离。

(2) 交感眼：有轻度疼痛、畏光、流泪、视力减退。眼部检查可见睫状充血或混合充血，眼底视乳头充血，视网膜有黄白色点状渗出。眼底荧光血管造影，早期可见视网膜有多数细小荧光素渗漏点，以后逐渐扩大。

(3) 并发症主要有继发性青光眼、并发性白内障、浆液性视网膜脱离及眼球萎缩。

3. 社会心理状况　本病可引起双眼视功能障碍，造成自理缺陷，因而病人焦虑悲观。

【护理诊断】

1. 感知改变：视功能障碍　与房水混浊、角膜后 KP、继发性青光眼、并发性白内障、玻璃体混浊和视网膜脱离等有关。

2. 焦虑　与双眼视功能障碍、对本病知识缺乏有关。

3. 自理缺陷：沐浴、穿着及如厕等日常生活自理缺陷　与视力下降有关。

4. 潜在并发症：眼压升高、晶状体混浊、视网膜脱离等　与病程迁延、反复发作、难以治愈有关。

【护理目标】

1. 病人眼痛缓解。

2. 病人视力稳定或恢复。

3. 病人不出现并发症。

4. 病人情绪稳定。

5. 病人获得本病的相关防治知识。

【护理措施】

1. 对非化脓性的葡萄膜炎症，应遵医嘱采取全身大剂量的糖皮质激素静脉给药，同时积极有效地散瞳。

2. 加强心理护理，消除紧张、焦虑的心理，使病人了解交感性眼炎如早期治疗一般预后较好。

3. 健康指导　提高病人对眼的保护意识，避免眼外伤的发生。一旦发生眼球穿通伤，应到有条件的医院进行正规处理。眼球穿通伤后应及时修复创口，避免葡萄膜嵌顿及预防感染，对此病有预防作用。有眼外伤、手术史的病人需注意伤眼情况，发现炎症持续不愈或健眼视力下降，应及时就诊以免延误早期诊治的时机。根据视力障碍的程度给予相应的帮助，满足病人生活需要，并帮助制订改变生活方式的计划，指导实施，提高其自理能力。

三、视网膜动脉阻塞

【疾病概要】

视网膜动脉阻塞是指视网膜中央动脉或其分支阻塞。视网膜中央动脉为终末血管，一旦动脉发生阻塞，该血管所供应的视网膜营养中断、血液淤滞，势必引起视网膜功能障碍，如处理不及时最终将失明。引起视网膜血管发生阻塞的原因主要是血管栓塞、血管痉挛、血管壁的改变和血栓形成等。本病一经确诊应立即进行降低眼内压、扩张血管等急救措施。

【护理评估】

1. 健康史　多见于高血压、糖尿病、心脏病及颈动脉粥样硬化的老年病人，青年病人比较少见。发病者常有偏头痛、炎症或感染性疾病、口服避孕药及外伤等诱因。发作迅速，视力突然减退，甚至无光感。

2. 身体状况

(1) 主干阻塞者表现为一眼无痛性完全失明;分支阻塞者表现为某一区域视野突然出现遮挡。

(2) 外眼检查正常,但主干阻塞者患眼瞳孔散大、直接对光反射消失而间接对光反射存在。视网膜灰白色混浊水肿,黄斑区呈"樱桃红斑",视网膜动脉纤细,并可见血液呈节段状流动。分支阻塞者,该动脉分布区的视网膜呈灰白色水肿,有时可见栓子阻塞的部位。

3. 社会心理状况　因起病急、视功能损害严重,病人担心预后而焦虑不安。

【护理诊断】

1. 感知改变:视功能障碍或视野缺损　与视网膜动脉阻塞有关。

2. 自理缺陷:沐浴、穿着及如厕等日常生活自理缺陷　与视功能障碍有关。

3. 焦虑　与突发性视力丧失及缺乏该病的相关防治知识有关。

【护理目标】

1. 病人视力恢复或稳定。

2. 病人恢复生活自理能力。

3. 病人情绪稳定,对治疗、生活充满信心。

4. 病人获得本病的防治知识。

【护理措施】

一经确诊就应争分夺秒抓紧时间治疗。

1. 立即指导病人自行按摩眼球降低眼压,或遵医嘱行前房穿刺使眼压下降、视网膜血管扩张;每小时吸入 10 分钟 95%氧及 5%二氧化碳混合气体;吸入亚硝酸异戊酯或舌下含硝酸甘油片;睫状神经节封闭或球后注射阿托品、妥拉苏林或罂粟碱等药物,促使视网膜血管扩张。

2. 做好心理护理,消除焦虑、紧张心情。指导病人作系统性检查,寻找病因、积极治疗原发病,同时定期行眼底检查,观察视网膜血管情况。根据视力障碍的程度给予相应的帮助,满足病人生活需要,并帮助制订改变生活方式的计划,指导实施,提高其自理能力。

四、视网膜静脉阻塞

【疾病概要】

视网膜静脉阻塞是比较常见的眼底血管病。临床上根据阻塞的部位不同,分为视网膜中央静脉阻塞及视网膜分支静脉阻塞两大类。本病的病因复杂,高血压、动脉硬化和血液黏稠度高以及血液动力学异常等均可导致本病发生。本病特征是视力明显下降,静脉扩张、迂曲,沿静脉分布区域的视网膜出血、水肿和渗出。

【护理评估】

1. 健康史　多发生于中年以上,有高血压、动脉硬化、颈动脉供血不足、糖尿病等疾病的病人,常单眼发病。

2. 身体状况

(1) 有不同程度的视力下降,如黄斑区受累,则视力损害较重。可有眼前黑影飘动。

(2) 视网膜静脉扩张、迂曲,该区的视网膜水肿、渗出及火焰状或放射状出血。病程久者可见一些黄白色硬性脂质渗出及黄斑囊样水肿。可见玻璃体混浊。

3. 社会心理状况　本病易反复发作,视力损害严重,又无特殊有效的药物进行治疗,病人因此焦虑、悲观。

【护理诊断】

1. 感知改变：视功能障碍　与视网膜出血有关。

2. 自理缺陷：沐浴、穿着及如厕等日常生活自理缺陷　与视力下降有关。

3. 焦虑、悲观　与视力下降、疾病反复发作及对预后的担心有关。

4. 潜在并发症：新生血管性青光眼、增生性玻璃体视网膜病变、视网膜脱离、玻璃体积血等　与新生血管的形成有关。

【护理目标】

1. 病人视力稳定。

2. 病人恢复生活自理能力。

3. 病人获得此病的防治知识，消除焦虑、悲观心理。

4. 病人无并发症发生。

【护理措施】

1. 寻找病因，积极治疗原发病。

2. 对广泛的毛细血管无灌注区或已产生新生血管者，可用激光进行广泛视网膜光凝。玻璃体积血和视网膜脱离者，可行玻璃体手术和眼内光凝，以挽救视力。

3. 可使用抗凝药、血管扩张药、维生素 C 等药物治疗。使用抗凝药时应按医嘱定期检查凝血酶原时间，以防发生全身性出血。

4. 做好病人的心理疏导，增强病人对疾病恢复的自信心。根据病人视力障碍的程度给予相应生活上的帮助。

五、中心性浆液性脉络膜视网膜病变

【疾病概要】

中心性浆液性脉络膜视网膜病变是局限于眼球后极部的一种自限性疾病，预后良好。本病是因某些因素如紧张、情绪激动、感染、损伤等，使黄斑部脉络膜血流循环异常，导致视网膜色素上皮层的屏障功能发生障碍，使视网膜感觉层浆液性脱离。目前尚无特别有效的药物进行治疗。

【护理评估】

1. 健康史　多发生于 20～45 岁男性，女性以妊娠期妇女多见。可单眼，也可双眼受累。常有反复发作史。

2. 身体状况

(1) 有轻、中度视力减退，常不低于 0.5 以下，且可用凸透镜片矫正。可有视物变形或变小，眼前固定暗影。

(2) 眼底检查见黄斑有一圆形反光轮，中心凹光反射消失，黄斑区可见细小黄白色沉着物。

(3) 眼底荧光造影可见黄斑部荧光渗漏点，并逐渐呈喷射状或墨迹样扩大的强荧光斑。

3. 社会心理状况　本病易反复发作，且病程较长，药物治疗效果不明显，因此病人焦虑不安。

【护理诊断】

1. 感知改变：视力下降及视物变形　与浆液性视网膜脱离有关。

2. 焦虑、悲观　与视力下降、疾病反复发作及对预后的担心有关。

3. 知识缺乏　缺乏本病的相关防治知识。

【护理目标】

1. 病人视力不继续下降或提高。

2. 病人获得此病的防治知识，消除焦虑、悲观心理。

【护理措施】

1. 可遵医嘱行激光光凝渗漏点，促进消肿和积液吸收。

2. 本病药物治疗无任何作用，一般数月内可自愈。该病禁用糖皮质激素。

3. 注意休息，避免精神紧张及过大的工作压力或疲劳。做好病人的心理护理，增强病人战胜疾病的信心。

六、糖尿病性视网膜病变

【疾病概要】

糖尿病性视网膜病变是常见的视网膜血管病变及主要的致盲眼病，是指糖尿病的病程中引起的视网膜微循环障碍，造成一些毛细血管无灌注区的局限性视网膜缺氧症。临床上分单纯型糖尿病性视网膜病变和增殖型糖尿病性视网膜病变。

【护理评估】

1. 健康史　多发生于中、晚期糖尿病病人。常双眼发病，先后因玻璃体积血而失明。

2. 身体状况

(1) 不同程度视力下降，甚至完全失明。多数同时有糖尿病的全身症状。

(2) 眼底检查可见微血管瘤、视网膜出血、新生血管、增殖型玻璃体视网膜病变等。

(3) 糖尿病引起的其他眼部并发症：球结膜毛细血管扩张、虹膜睫状体炎、白内障、新生血管性青光眼、眼球运动神经麻痹等。

3. 实验室检查　血糖升高、尿糖阳性。

4. 社会心理状况　病人因长期患糖尿病而情绪低落，加之严重的视功能障碍，易产生悲观失望的情绪。

【护理诊断】

1. 感知改变：视力下降　与视网膜及视神经损害有关。

2. 自理缺陷：沐浴、穿着及如厕等日常生活自理缺陷　与视力下降有关。

3. 知识缺乏　缺乏本病的相关防治知识。

4. 社交障碍　与焦虑、视功能下降导致性格改变有关。

5. 潜在并发症：新生血管性青光眼、牵引性视网膜脱离　与视网膜出血、渗出、增生有关。

【护理目标】

1. 病人视力不继续下降。

2. 病人生活能自理，恢复正常社交。

3. 病人获得此病的防治知识，消除焦虑、悲观心理。

4. 病人无并发症发生。

【护理措施】

1. 给予病人有关医护知识指导，向病人介绍糖尿病与糖尿病性视网膜病变及其相关并发症的密切关系，指导病人严格遵守糖尿病食谱进食，按医嘱正确使用降血糖药物，尽量控制好血糖水平及糖尿病的其他并发症。定期检查眼底，了解视网膜血管情况。对有广泛视网膜缺血、增殖前期病变，应积极进行眼科治疗。对增殖型糖尿病性视网膜病变采用广泛视网膜光凝术或玻璃体切割加眼内光凝术。对严重玻璃体积血者可行玻璃体切割术。

2. 通过与病人耐心细致的沟通，有针对性地做好心理护理，消除病人焦虑心理，树立战胜疾病的信心。根据视力障碍的程度给予相应的帮助，满足病人生活需要，并帮助制订改变生活方式的计划，指导实施，提高其自理能力。

七、视网膜脱离

【疾病概要】

视网膜脱离是指视网膜的神经上皮层与色素上皮层之间的分离，可分为裂孔性、非裂孔性及牵引性三大类。临床上以裂孔性视网膜脱离最多见。裂孔性视网膜脱离是由于视网膜变性或玻璃体的牵拉致使视网膜神经上皮层发生裂孔，液化的玻璃体经此裂孔进入视网膜的神经上皮层与色素上皮层之间积存，从而导致视网膜脱离；非裂孔性视网膜脱离是由于脉络膜渗出所致浆液性视网膜脱离；牵引性视网膜脱离是因增殖型玻璃体视网膜病变的增殖条带牵拉而引起的没有裂孔的视网膜脱离。视网膜脱离的治疗原则是手术封闭裂孔。可采用光凝、电凝或冷凝使裂孔周围产生炎症反应闭合裂孔，再根据视网膜脱离的情况，选择巩膜外垫压术、巩膜环扎术或玻璃体手术、气体或硅油玻璃体腔内充填等手术，使视网膜复位。

【护理评估】

1. 健康史　裂孔性视网膜脱离常见于高度近视眼、白内障摘除术后无晶状体眼、老年人和眼外伤病人。非裂孔性视网膜脱离见于中心性浆液性脉络膜视网膜病变、葡萄膜炎、后巩膜炎、妊娠高血压综合征、恶性高血压以及特发性葡萄膜渗漏综合征等疾病。牵引性视网膜脱离见于糖尿病性视网膜病变、视网膜静脉阻塞等视网膜缺血引起的新生血管膜的牵拉，或由眼球穿通伤引起的眼内纤维组织增生牵拉条带牵拉视网膜所致。

2. 身体状况

(1) 初发时有眼前闪光感和眼前黑影飘动。

(2) 相对应视网膜脱离区的视野缺损，如累及黄斑区时视力明显减退。

(3) 眼底检查见视网膜脱离区的视网膜呈青灰色隆起，并像波浪状起伏，其上有暗红色的视网膜血管，散瞳后可找到视网膜裂孔。黄斑裂孔多为圆形。眼压常偏低，这是因为眼内液体过多地通过色素上皮进入脉络膜而造成的。多数玻璃体有脱离和液化。

3. 社会心理状况　起病急，病人知识缺乏，常因恐惧失明而焦虑不安。

【护理诊断】

1. 感知改变：视力下降及视野缺损　与视网膜脱离有关。

2. 自理缺陷：沐浴、穿着及如厕等日常生活自理缺陷　与视力下降有关。

3. 焦虑、悲观　与视力下降及对预后的担心有关。

4. 知识缺乏　缺乏本病的相关防治知识。

5. 潜在并发症　并发性白内障、虹膜睫状体炎、继发性青光眼、眼球萎缩等。

【护理目标】

1. 病人视力恢复正常或不下降。

2. 病人获得此病的相关知识，消除焦虑、悲观心理。

3. 病人提高生活自理能力，恢复正常社交。

4. 病人无并发症发生。

【护理措施】

视网膜脱离的治疗方法主要是依靠手术封闭裂孔，使视网膜复位。术式有激光光凝、透巩膜光凝、巩膜外顶压术等。

1. 向病人耐心说明术前术眼充分散瞳、详细查明脱离区及裂孔是手术成败的关键，让病人理解配合。

2. 遵医嘱让病人安静卧床休息，适当限制眼球运动，并使裂孔处于最低位，减少视网膜脱离范围扩大的机会，增加手术成功率。

3. 手术病人除按内眼手术前后护理进行外，术后病人需安静卧床一周，双眼包扎，充分休息，患眼继续散瞳至少1个月。玻璃体注气病人为帮助视网膜恢复和防止晶状体混浊，应低头或给予俯卧位，等气体吸收后改正常卧位。半年内勿剧烈运动或从事重体力劳动，避免低头持重物和头部震动。

4. 认真做好病人的心理疏导工作，消除焦虑。根据视力障碍的程度给予相应的帮助，满足病人生活需要，并帮助制订改变生活方式的计划，指导实施，提高其自理能力。定期复查。

第六节　屈光不正病人及老视的护理

在眼的调节静止状态下，平行光线经过眼的屈光系统屈折后能聚焦在视网膜上清晰成像，称正视眼。如果不能聚焦在视网膜上，称非正视眼或屈光不正。屈光不正分近视、远视和散光三大类。

一、近视

【疾病概要】

近视是在眼的调节静止状态下，平行光线经过眼的屈光系统屈折后，聚焦在视网膜之前。近视分轻、中、重三种，≤3D为轻度近视，≤6D为中度近视，>6D为高度近视。近视产生的原因可以是眼轴较长(轴性近视)；也可是角膜、晶状体弯曲度增大或晶状体屈光指数增加及调节痉挛(屈光性近视)。高度近视眼为常染色体隐性遗传，中、低度近视属多因子遗传或与后天用眼卫生有关，如照明不足、阅读距离过近、阅读时间过久、字体不清或过小、阅读姿势不良等。

【护理评估】

1. 健康史　注意了解家族中有无高度近视眼遗传史，有无视疲劳及外斜视。

2. 身体状况

(1) 远视力下降，近视力正常。

(2) 视力疲劳和外斜视：为调节与集合平衡失调的结果。因为近视眼看近时不用或少用调节，所以集合功能减弱。

(3) 眼底改变：一般高度近视眼常发生程度不等的视网膜退行性改变，如视乳头颞侧弧形斑、豹纹状眼底、脉络膜萎缩、巩膜后葡萄肿、黄斑出血、周边部视网膜格子样变性、囊样变性、视网膜裂孔等，可发生视网膜脱离。

【护理诊断】

1. 感知改变和受伤的可能　与高度近视眼视力矫正不佳有关。

2. 潜在并发症　玻璃体液化、晶状体混浊、视网膜脱离等，以高度近视者多见。高度近视眼合并开角型青光眼的发病率比正常眼高 6～8 倍。

3. 知识缺乏　缺乏本病的相关防治知识。

【护理目标】

1. 病人矫正屈光不正，提高视力，缓解视疲劳；矫正外斜视。

2. 病人不出现并发症。

3. 病人获取相关的防治知识。

【护理措施】

1. 指导矫正性措施

(1) 镜片矫正：为最常用的方法。选择以获得最佳视力的最低度数凹透镜片。矫正不宜过度，防止诱发调节紧张，导致眼疲劳。

(2) 角膜接触镜矫正：具有视野较大、不影响外观等优点，但需经常取戴，且会发生各种并发症。

(3) 屈光性手术矫正：如角膜屈光手术、眼内屈光手术和巩膜屈光手术。

2. 健康指导　开展青少年近视眼的防治健康教育，养成良好的用眼卫生习惯，坐姿端正，眼与书本距离保持 25～30 cm，不在乘车、走路、卧床、阳光照射或暗光环境下看书。用眼 1 h 后应休息 10 min 左右，并远眺或做眼保健操，使眼部调节放松。学习环境光线要充足，照明应无眩光或闪烁，黑板无反光，桌椅高度适合。定期检查视力，如有异常及时矫治。指导家长注意营养膳食，加强锻炼，增强体质，促进眼和全身发育。必要时给予松弛睫状肌疗法，常用的滴眼液为 0.25%～0.5%托吡卡胺。

二、远视

【疾病概要】

远视是指在眼的调节静止状态下，平行光线经过眼的屈光系统屈折后，聚焦在视网膜之后。远视分轻、中、重三种，≤3D 为轻度远视，≤6D 为中度远视，＞6D 为高度远视。产生远视的原因可以是眼轴较短(轴性远视)，也可是眼的屈光力较弱(屈光性远视)所致，如扁平角膜、屈光间质的屈光指数降低、无晶状体眼或晶状体全脱位者。

【护理评估】

1. 健康史　有与用眼有关的视疲劳症状，儿童多有内斜视。

2. 身体状况

(1) 视疲劳是远视病人的重要症状，表现为视物模糊、头痛、眼胀痛、眉弓部胀痛、畏光、流泪等。

(2) 视力因远视屈光度高低不同，调节力强弱不等而有差异。远近视力均好见于青少年轻度远视病人；远视力好、近视力差见于中度远视或年龄较大调节力减弱的病人；远近视力均差见于高度远视病人。

(3) 儿童多有内斜视。

(4) 眼底检查：视乳头较正常小而色红，边界较模糊，但视力可矫正、视野正常，故称假性视乳头炎。

【护理诊断】

缺乏该病的防治知识及正确的配戴眼镜的知识。

【护理目标】

病人矫正屈光状态及内斜视，缓解视疲劳。

【护理措施】

1. 学龄前儿童生理性远视一般无需配镜，但伴有内斜视的儿童需检查后及早配戴适当的远视镜矫正。

2. 40 岁以下的病人需散瞳验光。轻度远视无症状则不需矫正，如有视疲劳和内斜视应戴镜；中度远视或中年以上病人应戴镜矫正以增进视力，消除视疲劳及防止内斜视的发生。

3. 对病人进行健康指导，让病人了解远视眼的治疗原则，注意用眼卫生。

三、散光

【疾病概要】

散光是由于眼球各经线的屈光力不同，平行光线经过眼内屈光系统屈折后不能在视网膜上形成焦点，而形成焦线的一种屈光状态。临床上分规则散光和不规则散光两类。规则散光是指屈光度最大和最小的两个子午线方向相互垂直，用圆柱镜可以矫正，为临床上最多见的散光类型，其病因是由于角膜和晶状体各经线的曲率半径大小不一致所致。不规则散光则为眼球的屈光状态不但在各经线的屈光力不相同，而且在同一经线上各部分的屈光力也不相同，没有规律可循，常因圆锥角膜及角膜瘢痕或晶状体疾病等所致。

【护理评估】

1. 健康史　询问病人有无视物模糊、重影、视疲劳等症状。

2. 身体状况

(1) 视力疲劳明显，表现为眼胀、头痛、恶心、流泪。

(2) 视力看远看近均不清楚，似有重影，习惯性眯眼，以达到针孔或裂隙作用。幼儿时期的高度散光易引起弱视。

(3) 高度不对称散光病人可有头位倾斜和斜颈。

(4) 眼底检查视盘呈垂直椭圆形，边缘模糊，用检眼镜不能很清晰地看清眼底。

【护理诊断】

缺乏本病的防治知识及正确的配镜知识。

【护理目标】

病人矫正屈光状态，缓解视疲劳，视力提高。

【护理措施】

1. 轻度散光而无明显症状者可不必矫正，如有视疲劳则应遵医嘱配戴圆柱镜片矫正。

2. 不规则散光可试用角膜接触镜、角膜塑形镜矫正。

3. 对病人进行合理用眼的健康指导，让病人了解散光眼的治疗原则。

四、老视

【疾病概要】

老视，又称老花，是指随着年龄增加，眼的调节功能日益减退，近距离阅读或工作感觉困难的现象。

老视大约从 40～45 岁开始，其原因是随着年龄的增长，晶状体逐渐硬化，失去原有的可塑性，睫状肌的功能也逐渐变弱，这一切均导致眼的调节能力逐渐下降，从而产生老视。这是一种由于年龄所致的生理性调节力减弱现象。

【护理评估】

1. 健康史　有视疲劳及将近距离读物移远的现象。

2. 身体状况　视近物困难，常将注视目标放得远些才能看清楚，随着年龄增长，虽然将注视目标尽量放远也无法看清。近距离工作和阅读易产生视疲劳。

【护理诊断】

有受伤的可能，与视力差有关。

【护理目标】

1. 缓解病人视疲劳。

2. 病人阅读或近距离工作方便与舒适。

【护理措施】

1. 一般正视眼在 40～45 岁配＋1.00DS～＋1.50DS，以后每增加 5 岁增加＋0.50D。矫正时应了解病人平时的工作情况，如进行近距离精细工作，则凸透镜度数需高些；如进行远距离工作，则度数可低些；如需看远看近均有良好视力，则可配双光镜或渐变镜。

2. 正确指导配戴适合度数的凸透镜，以适应阅读或近距离工作的需要。

第七节　斜视及弱视病人的护理

两眼不能同时注视目标，一眼注视时另一眼偏离，表现眼位不正，称斜视，多为眼外肌或支配眼外肌的神经功能异常所致。根据病因分为共同性斜视和非共同性斜视（麻痹性斜视）两大类。

一、共同性斜视

【疾病概要】

共同性斜视是斜视眼可随注视眼运动，不受限制，偏斜度均相等的一类斜视。眼外肌及其支配神经均无器质性病变，其病因可为遗传因素、屈光不正或屈光参差等。

【护理评估】

1. 健康史　询问斜视发生的时间，有无复视、歪头及家族史。

2. 身体状况

(1) 常伴有屈光不正和弱视。

(2) 遮盖健眼，眼球运动基本正常。

(3) 第一斜视角(健眼固视时斜视眼的偏斜角度)与第二斜视角(斜视眼固视时健眼偏斜的角度)相等，眼轴不平行，一眼偏斜，各方向注视斜视角相等。

(4) 斜视角测量与双眼视功能检查，部分病人有异常视网膜对应。

【护理诊断】

1. 焦虑、悲观　由于眼位偏斜影响面容及社交所致。

2. 潜在并发症　失用性弱视的可能。

3. 知识缺乏　病人或家长对斜视早期治疗的必要性缺乏了解。

【护理目标】

1. 病人消除焦虑、悲观的心情，恢复正常社交。

2. 病人无并发症发生。

3. 病人矫正眼位，建立双眼单视及完善的立体视觉，对恢复斜视眼视功能的知识有所了解。

【护理措施】

1. 对斜视角已稳定，或经非手术疗法后仍有偏斜，以及有交替性注视的病人应遵医嘱及早手术。

2. 正确指导对斜视的早期治疗，向病人讲解验光配镜或手术矫正的适应证，使病人及家属了解弱视的预防及训练。当弱视眼视力已提高到 0.6 以上或双眼视力相等，但无双眼单视者，可做正位眼训练，消除抑制，加强融合功能，扩大融合范围，建立立体视功能。

二、非共同性斜视

【疾病概要】

非共同性斜视是斜视眼不能随注视眼运动，其病因多为炎症、外伤、肿瘤、中毒等导致眼外肌或支配的神经麻痹所致。常有眼球运动受限，可出现复视、头痛、恶心等症状。治疗原则主要是针对病因处理。

【护理评估】

1. 健康史　询问有无复视、代偿头位及外伤、感染、肿瘤等全身疾病史。

2. 身体状况

(1) 视功能障碍：有复视，可伴头晕和恶心、呕吐等症状，遮盖一眼症状消失。

(2) 运动受限：一条或几条眼外肌运动受限，视轴向麻痹肌正常作用方向的对侧偏斜。第二斜视角大于第一斜视角。

(3) 代偿头位(眼性斜颈)：为避免或减轻复视的干扰，尽量不使用麻痹肌，头向麻痹肌作用方向偏斜，使之直视时在尽可能大的视野范围内不发生复视。遮盖一眼则代偿头位消失。

3. 社会心理状况　病人因疾病影响面容、社交，以及对预后的担心而悲观不安。

【护理诊断】

1. 感知改变：复视、眩晕　与眼外肌麻痹有关。

2. 焦虑、悲观　与眼位偏斜影响面容、社交及对预后的担心有关。

3. 知识缺乏　缺乏本病的相关防治知识。

【护理目标】

1. 病人复视症状缓解。

2. 病人恢复眼正位，控制、治疗全身疾病。

3. 病人获得麻痹性斜视的相关防治知识。

【护理措施】

1. 帮助病人寻找病因并进行治疗。

2. 按医嘱给予药物治疗，如维生素 B_1、维生素 B_{12}、ATP、糖皮质激素及抗生素等。如暂时不能消除复视，可说服病人遮盖一眼（最好是健眼），以消除因复视引起的全身不适。药物治疗半年以上，病因已被消除，而麻痹肌功能仍无可能恢复者，可考虑手术治疗。

3. 对病人进行健康指导，说明麻痹性斜视的治疗过程，帮助其消除紧张心理，积极配合治疗。

三、弱视

【疾病概要】

眼部无明显器质性病变，矫正视力低于 0.9 者，称为弱视。多为单侧，是儿童较为常见的眼病。其发病原因有先天性弱视、屈光参差性弱视、形觉剥夺性弱视、斜视性弱视、屈光不正性弱视等。治疗原则应以去除病因，早期进行弱视训练为主。

【护理评估】

1. 健康史　询问家长患儿出生时的情况及有无眼病与不当盖眼史。

2. 身体状况

（1）视力减退：屈光矫正后视力在 0.6～0.8 者为轻度弱视，0.2～0.5 者为中度弱视，0.1及以下者为重度弱视。在暗淡光线下，弱视眼视力改变不大。

（2）拥挤现象：对单个字体的分辨力，比对同样大小但排列成行字体的分辨力要高得多。

（3）光感正常：弱视眼的中心凹和周边部视阈正常，能觉察最暗淡的光亮。

【护理诊断】

1. 感知改变：视力减退　与弱视有关。

2. 知识缺乏　病人及家属缺乏对弱视的防治知识。

3. 焦虑、悲观　与双眼的视功能障碍和对预后缺乏信心有关。

【护理目标】

1. 病人提高视力，矫正弱视，建立正常的双眼视功能。

2. 病人获得弱视防治的相关知识。

【护理措施】

1. 帮助病人寻找病因并积极治疗。

2. 应将弱视的危害性、可逆性、治疗方法及注意事项等告之病人及家属，对有心埋压力的病人进行心理疏导，取得他们的信任和合作，树立起战胜疾病的信心。

3. 遵医嘱指导病人进行弱视纠正治疗。弱视治疗成败与治疗年龄密切相关，6 岁以下弱视儿童的治愈率高且疗效容易巩固，故应及早进行。其常用方法有常规遮盖疗法、后像疗法、压抑疗法、视觉刺激疗法(光栅疗法)、红色滤光胶片疗法等。其中最主要和最有效的方法是常规遮盖疗法：完全遮盖健眼，强迫患眼注视，鼓励患儿用弱视眼进行写字、穿珠子等精细目力的活动。每周查视力一次，若视力提高接近健眼时，可将全遮盖改为部分遮盖，3～6 个月后，逐渐打开半遮盖，延长开放时间，直到全日打开。治疗一直到视觉成熟期，时间以 3 年为宜。

4. 对病人及家属进行健康指导。弱视的危害性在于病人无完善的立体视，而在科技高速发展的今天，许多职业和工种都需要敏锐的立体视，所以应向病人及家属讲明弱视的危害性、可逆性、治疗方法及可能发生的情况、注意点等。

第八节　眼外伤病人的护理

机械性、物理性和化学性等因素直接作用于眼部，引起眼的结构和功能损害，称为眼外伤。眼外伤往往造成视力障碍甚至眼球丧失，是单眼失明的最主要原因。根据眼外伤的致伤因素，可分为机械性和非机械性眼外伤两大类。前者包括眼挫伤、眼球穿通伤、眼异物伤等；后者包括热烧伤、化学伤、辐射伤和毒气伤等。

一、眼挫伤

【疾病概要】

眼挫伤是由机械钝力造成眼附属器或眼球的损伤，可引起眼内多种结构和组织的病变。眼挫伤占眼外伤发病总数的 1/3 以上，严重危害视功能。其病因常为飞溅的石块、木棍、铁块、拳头、球类打击、跌撞、交通事故及爆炸的冲击波直接作用于眼球，钝力也可经眼内组织传导，产生间接损伤。

【护理评估】

1. 健康史　有明确的外伤史。应仔细询问致伤过程。

2. 身体状况　眼挫伤可有不同程度的视力障碍。

(1) 眼睑挫伤可出现眼睑水肿、皮下瘀血、皮肤裂伤、泪小管断裂、眶壁骨折及眼睑皮下气肿。

(2) 结膜挫伤可出现结膜水肿、球结膜下出血及结膜裂伤。

(3) 角膜挫伤可发生角膜上皮擦伤、角膜水肿及角膜裂伤等。

(4) 巩膜挫伤可发生角巩膜缘、眼球赤道部等处巩膜破裂。

(5) 虹膜睫状体挫伤可发生房水混浊、前房积血、外伤性瞳孔散大、虹膜根部断离等。

(6) 晶状体挫伤可发生晶状体半脱位或全脱位及外伤性白内障。

(7) 挫伤引起睫状体、脉络膜和视网膜血管破裂，可出现玻璃体积血。

(8) 脉络膜、视网膜及视神经挫伤可发生脉络膜破裂及出血、视网膜震荡和脱离，以及视神经损伤。

3. 社会心理状况　病人对突然而至的外伤感到恐惧，同时担心视功能难以恢复而焦虑和悲观。

【护理诊断】

1. 感知改变：视力下降　与眼内积血及眼内组织损伤有关。

2. 疼痛　与眼组织损伤、眼内积血、眼压升高有关。

3. 自理缺陷　与视力下降、术眼包扎有关。

4. 焦虑、悲观　与担心预后有关。

5. 潜在并发症：角膜溃疡、虹膜睫状体炎、继发性青光眼、化脓性眼内炎、外伤性白内障、眼睑畸形等　与眼部组织挫伤有关。

【护理目标】

1. 病人视力不再继续下降或得到提高。

2. 病人眼痛减轻或消失。

3. 病人生活能自理。

4. 病人消除焦虑、悲观的心情。

5. 病人无并发症发生。

【护理措施】

1. 稳定病人及家属的情绪，迅速安排急诊和抢救，耐心细致地解释病情、治疗方法及预后，使病人能够正确面对现实，积极配合治疗和护理。根据视力障碍的程度给予相应的帮助，满足病人生活需要，并帮助制订和指导实施改变生活方式的计划，提高其自理能力。

2. 依据眼附属器及眼球挫伤部位采取不同的护理措施。

(1) 眼睑挫伤：出现眼睑水肿、皮下瘀血者，早期可冷敷以促进吸收，泪小管断裂者应吻合，眼睑皮下气肿者禁止擤鼻。

(2) 结膜挫伤：应用抗生素眼药水，严重的结膜裂伤应缝合。

(3) 角膜上皮擦伤者涂抗生素眼膏并包扎，角膜基质层水肿者可用糖皮质激素，角巩膜裂伤者应在显微镜下仔细缝合。

(4) 外伤性虹膜睫状体炎：应用散瞳药、糖皮质激素滴眼或涂眼。虹膜根部离断伴复视者，可行虹膜根部缝合术。前房积血者应注意观察眼压的变化，若伴眼压升高，经药物治疗仍不能控制，可考虑行前房穿刺或切开术放出积血，同时全身使用止血药物。

(5) 晶状体混浊或脱位导致继发性青光眼，可行白内障或晶体摘除术。

(6) 玻璃体积血伤后 3 个月以上未吸收或伴有视网膜脱离者，应行手术治疗。

(7) 视网膜震荡可应用糖皮质激素、血管扩张药及高渗药等治疗。

3. 眼外伤可伴有多部位的损伤，甚至可危及病人的生命，故应严密观察病人的伤情变化。遵医嘱给予止痛、止血、降眼压、抗感染、维生素类、糖皮质激素、破伤风抗毒素等药物治疗。

4. 进行卫生宣传，讲授眼外伤的防治常识，工矿企业健全安全生产制度，改善劳动条件，正确指导急救常识。

二、眼球穿通伤和眼内异物

【疾病概要】

眼球穿通伤是由锐利器械刺破或异物碎片击穿眼球壁所致的机械性眼外伤。眼内异物是指异物碎片击穿眼球壁,异物存留在眼内,为眼球穿通伤的一种。

眼球穿通伤导致眼内组织损伤,眼内异物还可引起眼化学和毒性反应,如铁质、铜质异物。眼球穿通伤的预后和视功能的恢复主要与受伤的部位、范围、损伤程度、污染程度、有无眼内异物及异物性质、有无并发症、治疗是否及时适当等有关。发生穿通伤和眼内异物后应立即包扎,送眼科急诊处理。

【护理评估】

1. 健康史　有锐利器械刺伤或异物碎片击穿眼部的外伤史。

2. 身体状况　依据致伤物大小、形态、性质、刺伤速度、受伤部位、污染程度及眼球内有无异物存留,可出现不同程度的眼痛、流泪等刺激症状,以及不同程度的视力下降及眼组织损伤。

(1) 角膜穿通伤:小于 3 mm 的伤口可自行闭合,检查时仅见角膜有贯穿性混浊带;较大伤口多伴虹膜嵌顿、晶状体的损伤。

(2) 巩膜穿通伤:小伤口易忽略,穿孔处可能仅见结膜下出血;大的伤口常伴睫状体或脉络膜、玻璃体和视网膜损伤及玻璃体积血。损伤黄斑会造成永久性中心视力丧失。

(3) 异物碎片引起的眼球穿通伤:异物可存留于眼内各个部位。眼内异物可引起外伤性虹膜睫状体炎、化脓性眼内炎及交感性眼炎。铁质异物在眼内溶解氧化,对视网膜有明显的毒性作用,可产生铁质沉着症。

3. 实验室检查　采用 X 线摄片、超声波、CT 扫描等可帮助眼内异物的诊断。MRI 不能用于磁性异物检查。

4. 社会心理状况　病人对突然而至的外伤缺乏心理准备,同时对视功能的损害及面容的受损而焦虑悲观。

【护理诊断】

1. 感知改变　视力下降,与眼内组织损伤、眼内积血及异物存留有关。

2. 眼疼痛　与眼内组织损伤及眼压升高有关。

3. 焦虑、悲观　与外伤后病人一时难以接受事实,并担心预后有关。

4. 潜在并发症　外伤性虹膜睫状体炎、化脓性眼内炎、交感性眼炎,与眼内组织损伤有关;有眼内异物存留时,可有眼球铁质沉着症、铜质沉着症、白内障、青光眼、增殖型玻璃体视网膜病变、视网膜脱离等,与眼球内组织损伤及异物的毒性反应有关。

【护理目标】

1. 病人视力不再继续下降。

2. 病人眼痛缓解。

3. 病人无并发症发生。

4. 病人消除焦虑、悲观、恐惧心理,获得眼球穿通伤的急救知识。

【护理措施】

1. 眼球穿通伤是眼科急症,治疗原则是手术缝合伤口,恢复眼球的完整性,防止感染和并发症的发生。

2. 眼球穿通伤急救护理时，切忌冲洗、挤压。遵医嘱进行抗感染、止血、止痛处理。

3. 向病人介绍眼球穿通伤有导致交感性眼炎的可能，并向病人介绍交感性眼炎的临床表现及预后，使病人能自我观察，一旦出现早期症状，能及时就诊治疗。

4. 眼内铁质、铜质异物需及早取出，避免异物的进一步物理和化学性损伤。手术病人按内眼手术前后护理进行护理。

5. 对行眼球摘除术的病人，应详细向病人介绍手术的必要性及术式，术后安装义眼等事宜。

6. 做好病人的心理护理，消除其焦虑、悲观及紧张情绪，配合手术治疗。根据视力障碍的程度给予相应的帮助，满足病人生活需要，并帮助制订改变生活方式的计划，指导实施，提高其自理能力。

三、眼化学伤

【疾病概要】

眼化学伤是指化学物质引起的眼部组织损伤。常见的化学物质有无机酸(硫酸、盐酸、硝酸等)、碱(氢氧化钠、生石灰、氨水等)。酸使组织蛋白发生凝固性坏死，因而能阻止酸继续向深层渗透，组织损伤相对较轻。碱能溶解脂肪和蛋白质，与组织接触后发生皂化反应，因此碱能很快渗透到组织深层和眼内，使细胞分解并坏死，所以碱性烧伤的后果严重，预后较差。

【护理评估】

1. 健康史　详细询问外伤的时间，致伤物质的名称、浓度、量及与眼部接触时间。对不明致伤物质的性质可作结膜囊 pH 值测定，以确定是酸性还是碱性物质烧伤。

2. 身体状况　根据烧伤后组织反应情况可分为轻、中、重三种程度烧伤。

(1) 轻度：眼睑、结膜轻度充血、水肿；角膜上皮点状剥脱或水肿。数日后水肿消退、上皮修复，不留瘢痕，视力不受影响。

(2) 中度：眼睑皮肤可引起水泡或糜烂；结膜水肿，出现小片缺血坏死；角膜有明显混浊、水肿，上皮层完全剥脱。治愈后遗留角膜斑翳，影响视力。

(3) 重度：多为强碱引起。结膜出现广泛缺血坏死，呈灰白色；角膜全层混浊甚至呈瓷白色；角膜基质层溶解，造成角膜溃疡或穿孔。碱渗入前房常引起葡萄膜炎、继发性青光眼和白内障。晚期可致眼睑畸形、睑外翻、睑内翻、睑球粘连及结膜干燥症等。

3. 社会心理状况　病人对突然而至的外伤缺乏心理准备，同时又有眼部剧烈疼痛、视力下降，常产生焦虑不安心理。

【护理诊断】

1. 感知改变：视力下降　与化学物质引起的眼内损伤有关。

2. 自理缺陷：沐浴、穿着及如厕等日常生活自理缺陷　与双眼视力下降有关。

3. 疼痛：畏光、流泪、眼睑痉挛及眼部疼痛　与化学物质进入眼内有关。

4. 潜在并发症：角膜溃疡、虹膜睫状体炎、继发性青光眼、并发性白内障、眼睑畸形　与化学物质进入眼内有关。

5. 知识缺乏　缺乏眼化学伤的护理知识。

【护理目标】

1. 病人眼部疼痛减轻。

2. 病人视力稳定。

3. 病人恢复自理生活。

4. 病人无并发症发生。

5. 病人获得眼化学伤的急救和护理知识。

【护理措施】

1. 首先争分夺秒地在现场彻底冲洗眼部，使损伤降低到最小的程度。

2. 中和液洗眼及球结膜下注射：酸烧伤用3%碳酸氢钠溶液，碱烧伤用3%硼酸溶液。冲洗时应翻转眼睑，转动眼球，充分暴露穹隆部，将结膜囊内的化学物质彻底洗出，时间至少30分钟。送至医院后，遵医嘱再次冲洗并检查结膜囊内是否有固体物质存留，如有应立即取出。严重的碱烧伤者可行前房穿刺冲洗，但应在伤后8小时内进行。同时，酸烧伤可球结膜下注射5%磺胺嘧啶钠溶液，碱烧伤者注射维生素C溶液。

3. 防止睑球粘连，每日换药时用玻璃棒分离结膜囊或安放隔膜，并涂大量抗生素眼膏。

4. 1%阿托品液滴眼扩瞳，每日3次。

5. 局部可滴用醋酸可的松及口服皮质类固醇激素，以抑制炎症反应。

6. 做好心理护理，使病人能够正确面对现实，积极配合治疗和护理。根据视力障碍的程度给予相应的帮助，满足病人生活需要，并帮助制订改变生活方式的计划，指导实施，提高其自理能力。

7. 开展酸、碱化学伤的急救常识的宣传，增强自我救治能力。

第九节　眼科手术病人的护理

一、外眼手术前后的护理

外眼手术包括眼睑、眼肌、泪囊、结膜、眼眶等手术，一般可在门诊手术室进行。

(一)术前护理

1. 协助病人完成术前的各项必要的检查。

2. 术前三天开始滴抗生素眼药水，每2小时1次，以清洁结膜囊，避免术后感染。

3. 向病人及家属说明手术的目的、手术过程及注意事项。外眼手术虽为小手术，但病人仍可紧张和焦虑，应安抚病人，消除病人的紧张焦虑心理，使之密切配合手术。

4. 检查病人患眼局部有无炎症，如无禁忌证，按外眼手术常规洗眼。

(二)术后护理

1. 观察有无出血或其他不适，如无异常半小时后即可离院。

2. 给予普食或半流食。

3. 术后嘱其按医嘱全身应用抗生素和其他药物，按时换药和复查。

二、内眼手术前后的护理

内眼手术包括角膜、虹膜、巩膜、晶状体、玻璃体及视网膜手术等。内眼手术造成眼内与眼外相通，增加了手术后感染的机会，因此术前护理是关系到手术能否顺利完成的一个重要环节。

（一）术前护理

1. 根据病情及拟行的手术向病人及家属说明手术的目的、手术过程及前后应注意的问题，积极做好病人的心理护理，使病人消除恐惧，密切合作。

2. 了解病人全身情况，协助病人完成术前的各种检查。心脏病、高血压、糖尿病等病人应采取必要的治疗及护理措施。如有发热、咳嗽、月经来潮、颜面疖肿及全身感染等情况要及时通知医师，以便进行必要的治疗和考虑延期手术。

3. 协助病人做好个人清洁卫生，洗头、洗澡、换好干净内衣、内裤；长发要梳成辫子。

4. 训练病人仰卧，必要时练习在床上大小便及床上用餐，以及能按要求向各个方向转动眼球，以利于术中或术后观察和治疗。

5. 术前三天开始点抗生素眼药水，每 2 小时1 次，以清洁结膜囊。术前日晚（急症手术例外）剪去眼睫毛，并用 1∶10 000 L 汞溶液或生理盐水冲洗结膜囊。术前眼部消毒，再次用洗眼液冲洗结膜囊。戴帽包裹头发。

6. 术晨测量生命体征，记录，并在交班时报告。

7. 手术当日进易消化食物，不可过饱，以免术中发生呕吐。全麻病人术前 6 小时禁食。去手术室前嘱病人排空大小便。

8. 病人去手术室后，护士应整理床铺，准备好术后护理用品，等待病人回病房。

（二）术后护理

1. 术毕眼垫遮盖双眼，用平车将病人推回病房，托起病人头部和腰部，协助病人轻轻移至床上。嘱病人安静卧床休息，头部放松，不得用力挤眼、咳嗽、大声说话，防止碰撞眼部。全麻病人未醒期间去枕平卧，头偏向一侧，防止呕吐物误吸入气管引起窒息。

2. 术后数小时内病人如感到疼痛，可按医嘱给予镇痛药，24 小时后仍持续性剧痛应通知医师。

3. 术后感染通常发生于 48 小时内，如能及早发现、紧急处理常可挽救视功能。因此应按时巡视病人，注意询问和观察眼部及全身情况。注意眼垫有无松脱、移位、渗血或渗液，嘱病人不要弄湿、污染和自行拆开眼垫。术后换药时所用的抗生素药水、散瞳剂应为新开封的。敷料每日更新，浸泡器械的溶液应及时按期更换，以免发生感染。

4. 术后给予易消化饮食，多进食蔬菜和水果，保持大便通畅，如三天无大便，应给予缓泻剂通便，避免过度用腹压，否则对创口不利。

5. 对膀胱充盈不能自行排尿的卧床病人，应先解除其紧张情绪，局部热敷按摩，以助排尿，无效者可考虑导尿。

6. 更改护理等级后，嘱病人逐步适应，不要剧烈运动，勿过度弯腰低头取物，以避免腹压增加。

复习思考题

1. 说出急性细菌性结膜炎、沙眼、细菌性角膜炎、真菌性角膜炎、单纯疱疹病毒性角膜炎病人的护理评估和护理要点。

2. 简述白内障和青光眼的分类。试述老年性白内障、原发性青光眼病人的护理评估和护理措施要点。

3. 简述虹膜睫状体炎病人的护理评估和护理措施要点。

4. 说出眼球穿通伤、眼化学伤病人的护理措施。

5. 说出眼科外、内眼手术前后的护理要点。

（冯　晴）

第四章 耳鼻咽喉的应用解剖生理

第一节　鼻的应用解剖生理

一、鼻的应用解剖

鼻包括外鼻、鼻腔和鼻窦三部分。

(一)外鼻

外鼻突出于面部中央,形似基底向下的三棱锥体(图 4-1),由骨和软骨构成支架,外覆皮肤及皮下组织。上方骨部的皮肤薄而松弛,下方软骨部的皮肤厚而富有皮脂腺和汗腺,是痤疮和疖肿的好发部位。

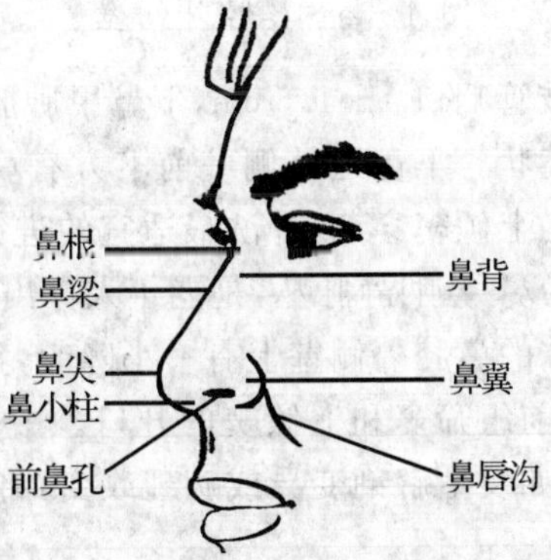

图 4-1　外鼻

外鼻的静脉主要经内眦静脉和面静脉汇入颈内静脉,内眦静脉又可经眼上、下静脉与颅内海绵窦相通。因面部静脉无瓣膜,血液可双向流动,所以当外鼻或上唇皮肤感染时,如处理不当或误加挤压,病原体可随静脉血流进入海绵窦,引起严重的海绵窦血栓性静脉炎。

(二)鼻腔

鼻腔为顶窄底宽的狭长腔隙,由鼻中隔分隔为左右两侧鼻腔。每侧鼻腔分为鼻前庭和固有鼻腔两部分,两者之间以鼻阈(即鼻翼内侧弧形的隆起,也称鼻内孔)为界。

1. 鼻前庭　前起前鼻孔,止于鼻内孔。由皮肤覆盖,长有鼻毛,富含皮脂腺和汗腺,为疖肿的好发部位。

2. 固有鼻腔　简称鼻腔。起自鼻内孔，止于后鼻孔，由黏膜覆盖。每侧鼻腔有内、外、顶、底四壁。

(1) 内壁：内壁即鼻中隔，由鼻中隔软骨、筛骨正中板和犁骨构成支架，骨膜和软骨膜外覆黏膜。其最前下部的黏膜下有密集的动脉血管汇聚成丛，称为利特尔区，是鼻出血的好发部位，故又称"易出血区"。

(2) 外壁：其表面自下而上有三个呈阶梯状排列的、大小依次递减的长条突起，分别称为下、中、上鼻甲；各鼻甲的下方与鼻腔外侧壁形成一潜在的间隙，自下而上分别称为下、中、上鼻道(图 4-2)。

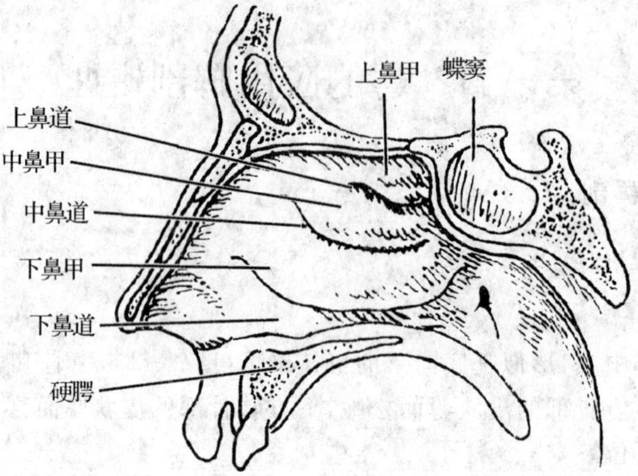

图 4-2　鼻腔外侧壁

下鼻甲最大，其后端距咽鼓管咽口 1～1.5 cm，下鼻甲肿胀或肥大时可影响咽鼓管功能而出现耳鸣、听力下降等耳部症状。下鼻道外侧壁前上方有鼻泪管开口。下鼻道外侧壁前段近下鼻甲附着处骨壁较薄，是上颌窦穿刺、冲洗最适宜的进针部位。下鼻道外侧壁后部与鼻咽部交界处有一静脉丛，称为鼻-鼻咽静脉丛，是老年人鼻出血的好发部位。

中鼻甲稍大，其前端前上方的鼻腔外侧壁上有一小隆起，称为鼻丘。中鼻道有前组鼻窦的开口，从前向后依次为额窦、前组筛窦和上颌窦的开口。中鼻甲、中鼻道及其附近的区域称为鼻道窦口复合体。该区域如发生解剖变异或病理改变，将直接影响鼻窦的通气引流，导致鼻窦炎的发生。

上鼻甲最小。其后端的后上方有一凹陷，称蝶筛隐窝，蝶窦开口于此。上鼻道内有后组筛窦开口。

以中鼻甲前部下方游离缘水平为界，其上方鼻甲与鼻中隔之间的间隙称为嗅沟或嗅裂；在该水平以下的鼻甲与鼻中隔之间的腔隙则称总鼻道。

(3) 顶壁：呈穹隆状。前段由额骨鼻突与鼻骨组成；后段由蝶窦前壁构成；中段为筛骨水平板，嗅丝(嗅神经)穿过筛骨水平板的筛孔进入颅前窝。

(4) 底壁：即硬腭，与口腔相隔。

3. 鼻腔黏膜　包括嗅区和呼吸区黏膜。嗅区黏膜分布在鼻腔顶中部，具有嗅觉功能。嗅区外的鼻腔黏膜区域为呼吸区黏膜，该区域能够分泌大量的分泌物，分泌物在黏膜表面形成随纤毛运动而向后移动的黏液毯；该区域尤其下鼻甲有丰富的静脉丛和血管窦构成的海绵状组织，对外界理化因素的刺激能够作出舒缩反应。

（三）鼻窦

鼻窦是鼻腔周围颅骨内的含气空腔，内衬黏膜，有窦口与鼻腔相通。鼻窦共有四对，依其所在颅骨命名，分别称为上颌窦、筛窦、额窦和蝶窦。按照鼻窦的解剖位置和窦口所在的部位，分为前、后两组。前组鼻窦包括上颌窦、前组筛窦和额窦；后组鼻窦包括后组筛窦和蝶窦。

1. 上颌窦　为鼻窦中容积最大者，有五个壁：前壁中央薄而凹陷，称尖牙窝，上颌窦手术多由此进入；顶壁即眶底，故眶内和上颌窦疾病可相互影响；内壁为鼻腔外侧壁的下部，上颌窦开口于此壁的后上方；后外壁与翼腭窝和颞下窝毗邻；底壁为上颌骨的牙槽突，与上颌第二前磨牙和第一、二磨牙的根部关系密切，故上述牙齿的牙根感染可波及上颌窦，引起牙源性上颌窦炎。

2. 筛窦　又称筛迷路，位于鼻腔外上方的筛骨内，由大小不等的气房构成，形似蜂窝。以中鼻甲附着处为界，筛窦分为前、后两组。筛窦顶壁借一薄骨板与颅前窝为邻；筛窦外侧壁即眶内侧壁，薄如纸，称为纸样板。

3. 额窦　位于额骨的内、外板之间。额窦前壁较厚，含有骨髓；额窦后壁为颅前窝的一部分，较薄，有导静脉和骨裂隙；底壁为眼眶和前组筛窦的顶壁，相当于眶顶的内上角，骨壁薄，炎症时压痛明显，底壁内下方有额窦开口。

4. 蝶窦　位于蝶骨体内。外侧壁以薄骨板与颅中窝毗邻；顶壁上方呈鞍形，称为蝶鞍，为承托脑垂体的结构；蝶窦前壁上方有蝶窦开口；下壁即鼻咽顶部。

二、鼻的生理

1. 呼吸功能　对吸入的空气具有清洁、加温和加湿等作用。

2. 嗅觉功能　由含气味微粒刺激嗅区黏膜的嗅细胞而产生。嗅觉具有识别、增进食欲、影响情绪等作用。

3. 共鸣功能　鼻腔对喉发出的声音起共鸣作用，使声音听起来悦耳。如共鸣功能受到影响，则可出现闭塞性或开放性鼻音。

第二节　咽的应用解剖生理

一、咽的应用解剖

咽是呼吸道与消化道的共同通道。咽上起颅底，下达环状软骨下缘平面，与食管相接，后为颈椎。咽前方自上而下分别与鼻腔、咽腔和喉腔相通，依次分为鼻咽、口咽和喉咽三部分（图 4－3）。

（一）咽的组成

1. 鼻咽部　位于颅底至硬腭水平向后延长线之间。前经后鼻孔与鼻腔相通，下与口咽相通。顶后壁有呈橘瓣状的淋巴组织，称为腺样体。鼻咽两侧壁有咽鼓管咽口，咽口周围有散在的淋巴组织,称咽鼓管扁桃体。咽口的后上方有一隆起,称咽鼓管圆枕。圆枕后上方有一凹陷,称咽隐窝,为鼻咽癌的好发部位。

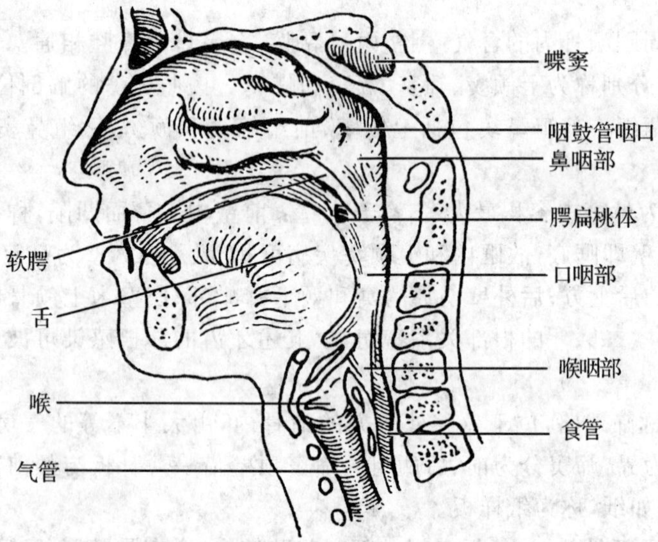

图 4-3　咽矢状剖面示意图

2. 口咽部　位于口腔后方,上接鼻咽部,下至会厌游离缘(图 4-4)。前经咽峡与口腔相通。咽峡为悬雍垂、软腭的游离缘、腭舌弓、腭咽弓及舌背构成的环形狭窄部分。腭舌弓与腭咽弓间的深窝称扁桃体窝,腭扁桃体位于其中。在腭咽弓的后方,有纵行条束状淋巴组织,称咽侧索。咽后壁黏膜下有散在的淋巴滤泡。舌根部的淋巴组织团块称为舌扁桃体。

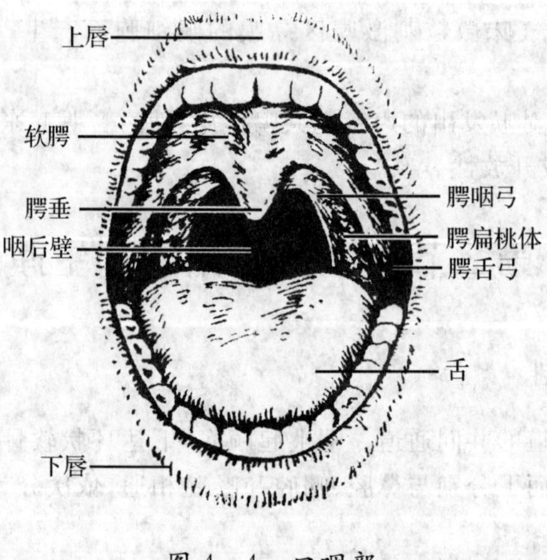

图 4-4　口咽部

3. 喉咽部　位于会厌软骨上缘与环状软骨下缘平面之间,前通喉腔,下连食管。在舌根与会厌之间有舌会厌正中襞相连,其两侧的凹陷称为会厌谷。在喉入口的两侧各有一个较深的隐窝称为梨状窝。会厌谷和梨状窝是异物容易存留的部位。两侧梨状窝之间、环状软骨板的后方为环后隙，其下方为食管入口。

(二)咽的筋膜间隙

咽筋膜与邻近的筋膜之间的疏松组织间隙称为筋膜间隙。咽筋膜间隙的存在，有利于吞咽和头颈部的自如活动。它既可将病变局限于一定的范围之内，又为病变的扩散提供了途径。较为重要的筋膜间隙有咽后隙和咽旁隙。

1. 咽后隙　位于椎前筋膜与颊咽筋膜之间，上起颅底，下至上纵隔。位于正中的咽缝将咽后隙分为左、右两部分。在婴幼儿期，咽后隙有较多淋巴结，儿童期逐渐萎缩，至成人仅有极少数淋巴结。

2. 咽旁隙　位于咽后隙两侧，左右各一，形如锥体。茎突及其附着肌肉将此间隙分为前、后两部分。前隙较小，内侧与扁桃体毗连；后隙较大，内有颈内静脉、颈内动脉、舌咽神经、迷走神经、舌下神经、副神经及交感神经干等穿过，颈深淋巴结上群也位于此。

(三)咽的淋巴组织

咽部有丰富的淋巴组织。咽部的淋巴组织呈环状分布，称为咽淋巴环(图 4－5)。腺样体、咽鼓管扁桃体、咽侧索、咽后壁淋巴滤泡、腭扁桃体及舌扁桃体构成了咽淋巴环的内环。咽淋巴环的外环包括咽后淋巴结、下颌角淋巴结、下颌下淋巴结和颏下淋巴结等。内环输出淋巴管与外环淋巴结相联系，故咽部的感染或肿瘤若不能为内环淋巴组织所局限，可扩散或转移至相应的外环淋巴结。

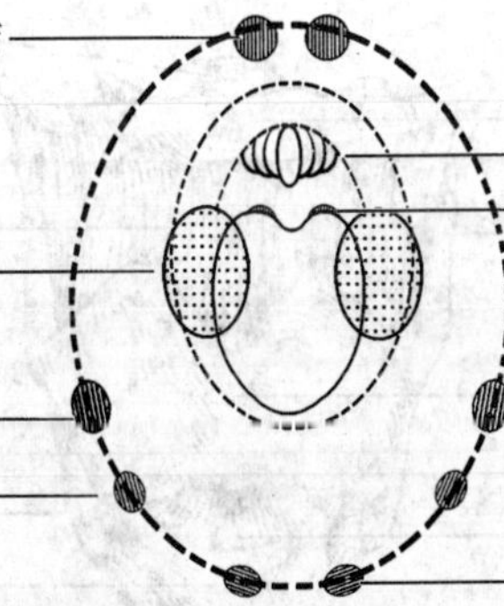

图 4－5　咽淋巴环

1. 腺样体　又称咽扁桃体，位于鼻咽顶与后壁交界处，形似半个剥了皮的橘子，表面有 5～6 条纵行沟隙。腺样体出生后即存在，一般在 10 岁以后逐渐萎缩。

2. 腭扁桃体　习称扁桃体，左右各一，位于扁桃体窝内，是咽部最大的淋巴组织。其外侧面有结缔组织形成的被膜，与咽上缩肌相邻，二者间形成的间隙称为扁桃体周围隙。扁桃体内侧面朝向咽腔，其表面有 6～20 个扁桃体隐窝开口，扁桃体隐窝为深入扁桃体实质里的盲管，易为细菌、病毒存留繁殖，形成感染“病灶”。

二、咽的生理

1. 呼吸功能　对吸入的空气有加温、加湿及清洁作用。

2. 吞咽功能　吞咽是由许多肌肉参与的反射性运动。吞咽时，软腭上举，会厌后倾，声门紧闭,咽缩肌收缩促使食物和唾液下行。

3. 言语形成 发声时,咽通过改变其形状起到共鸣作用,并与口、舌、唇、齿等协同,形成各种语言。

4. 防御保护功能 主要通过咽反射来完成,吞咽时阻止食物进入鼻腔和喉腔,或通过恶心、呕吐排除异物和有害物质。

5. 扁桃体的免疫功能 扁桃体既参与体液免疫,又在细胞免疫中起着非常重要的作用。出生后,随着年龄增长,扁桃体免疫功能逐渐活跃,特别是3~5岁时,其体积显著增大。青春期后,其免疫功能逐渐减弱,体积逐渐缩小。

第三节 喉的应用解剖生理

一、喉的应用解剖

喉位于颈前正中,上接喉咽,下连气管,是由软骨、肌肉、韧带、纤维结缔组织及黏膜等构成的一个锥形管状器官。

(一)喉软骨

软骨构成喉的支架,主要的软骨有甲状软骨、环状软骨、会厌软骨和杓状软骨(图4-6)。

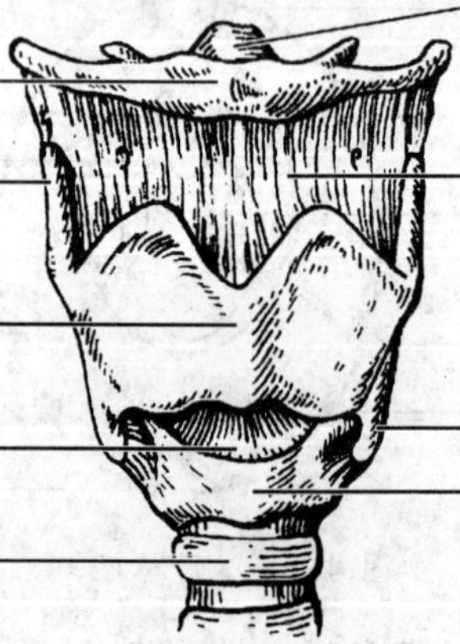

图4-6 喉前面观

1. 甲状软骨 为喉部最大软骨,由左右对称的甲状软骨板在中线融合所形成。其上缘正中有一"V"形凹陷,称甲状软骨切迹。上缘前端向前突出形成喉结,成年男性喉结明显突出,女性喉结则不明显。甲状软骨板两侧后缘上、下各有个突起,分别称为甲状软骨上、下角。

2. 会厌软骨 呈扁平叶片状。上端游离,下端借韧带附着于甲状软骨切迹后下方。会厌分舌面和喉面。舌面组织疏松,感染时常明显肿胀。小儿会厌质软,呈卷曲状。

3. 环状软骨 呈环形。位于甲状软骨之下,下接气管,其前部较窄,为环状软骨弓;后部较宽阔，为环状软骨板。环状软骨是喉部唯一完整的环形软骨，对保持呼吸道的通畅甚为重要。

4. 杓状软骨　左右各一，似三角锥体形。其底部和环状软骨板上缘形成环杓关节。杓状软骨底部前端为声带突，声带后端附着于此；底部外侧为肌突，为环杓侧肌和环杓后肌附着之处。

（二）喉肌

喉肌分为内外两组。喉外肌将喉与周围结构相连，与喉体上升、下降及喉的固定有关。喉内肌依其作用分成四组：①声带外展肌：即环杓后肌，收缩时使声带外展，声门开大；②声带内收肌：包括环杓侧肌和杓肌，环杓侧肌和杓肌收缩时使声带内收，声门闭合；③使声带紧张和松弛肌组：有环甲肌和甲杓肌，环甲肌收缩时增加声带张力，甲杓肌收缩时使声带松弛；④会厌活动肌：有杓会厌肌和甲状会厌肌，杓会厌肌收缩时可使会厌关闭喉入口，甲状会厌肌收缩时可将喉入口开放。

（三）喉腔

喉腔以声带为界分为声门上区、声门区和声门下区三部分（图 4－7）。

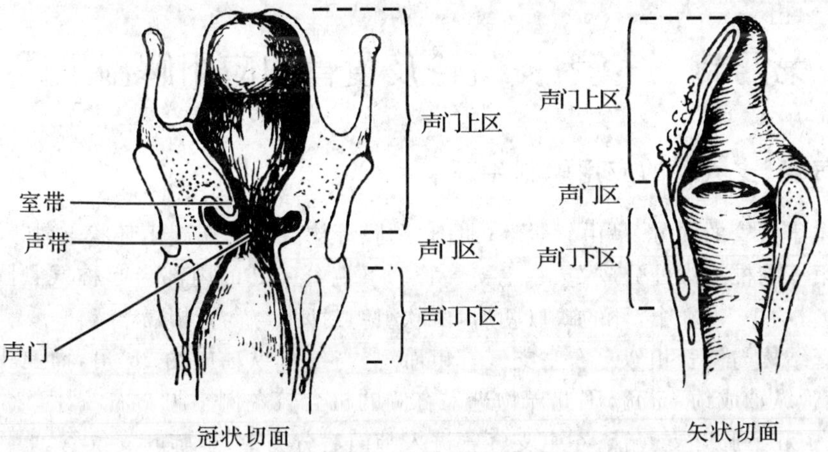

图 4－7　喉的分区

1. 声门上区　为声带以上与喉入口之间的部分。在声带上方有一与之平行的皱襞，左右各一，称为室带。位于室带与声带之间的腔隙为喉室，喉室前端富有黏液腺，分泌黏液，润滑声带。

2. 声门区　为两侧声带之间的区域。声带为左右成对的白色带状组织，由声韧带、甲杓肌和黏膜等组成。双侧声带外展时出现一等腰三角形的裂隙，称为声门裂，简称声门。

3. 声门下区　是声带以下的喉腔部分。小儿该处黏膜下组织非常疏松，炎症时易发生肿胀而引起喉阻塞。

（四）喉的淋巴

声门上区淋巴管丰富，主要汇入颈深淋巴结上群；声门区淋巴管极少；声门下区淋巴管较少，主要引流至颈深淋巴结下群。喉的淋巴通常按区各自分开引流。

(五)喉的神经

为迷走神经发出的喉上神经和喉返神经所支配。喉上神经分为内、外两支,其外支支配环甲肌的运动,内支司声门上区黏膜的感觉。喉返神经是喉的主要运动神经,支配除环甲肌以外的各喉内肌。由于左侧喉返神经是在主动脉弓的高度由迷走神经发出,径路较长,而右侧是在右锁骨下动脉的高度发出,径路较短,因此左侧声带麻痹较右侧常见。

二、喉的生理

1. 呼吸功能　声门为呼吸道最狭窄处,正常情况下中枢神经系统可以通过控制声门的大小来调节进入肺里的气流量。

2. 发声功能　喉是发音器官,肺部呼出的气流冲击关闭的声门,使声带振动发出声音,再经鼻、咽、口等器官的共鸣,并在唇、舌、软腭、牙等的协调下,形成不同的声音和语言。

3. 保护功能　吞咽时,会厌覆盖喉入口,声门关闭,防止食物或分泌物进入喉腔;如有食物、异物或分泌物进入喉腔,则可通过反射性咳嗽将其咳出。

4. 屏气功能　屏气时声门紧闭,胸腔压和腹腔压增高,主要利于咳嗽、排便、分娩和举重等生理活动的完成。

第四节　气管、支气管及食管的应用解剖生理

一、气管、支气管的应用解剖生理

气管位于食管的前方,是由软骨环、肌肉、黏膜等构成。上端起于环状软骨下缘,其下端在相当于第 5 胸椎上缘处分成左、右主支气管。下端分叉处的内部隆起称气管隆凸。软骨环呈马蹄形,约 16～20 个,环的缺口朝后,由软组织封闭,与食管相隔。

支气管结构与气管相似。右主支气管粗而短,与气管纵轴成约 25°角,而左主支气管细而长,与气管纵轴成约 45°角,因此异物进入右侧的机会较左侧多见。右主支气管进入肺门后分为上、中和下肺叶支气管;左主支气管进入肺门后分为上、下肺叶支气管。

二、食管的应用解剖生理

食管由肌肉和黏膜构成,位于纵隔内,起自环咽肌下缘,止于贲门。食管自上而下有四处生理性狭窄,是异物容易存留的部位。第一狭窄是食管入口,由环咽肌收缩所致,为食管最狭窄处,成人距上切牙约 16 cm;第二狭窄为主动脉弓横过食管处,距第一狭窄约 7 cm;第三狭窄为左支气管压迫食管壁所致,距第二狭窄约 4 cm;第四狭窄相当于第 10 胸椎平面,系食管穿过横膈裂孔所致。

第五节　耳的应用解剖生理

一、耳的应用解剖

耳包括外耳、中耳和内耳三部分。

(一)外耳

1. 耳郭　耳郭(图4-8)除耳垂由脂肪和结缔组织构成而无软骨外,其余均为弹性软骨,外覆软骨膜和皮肤。耳郭分前、后两面,后面较平、微凸,前面凹凸不平。

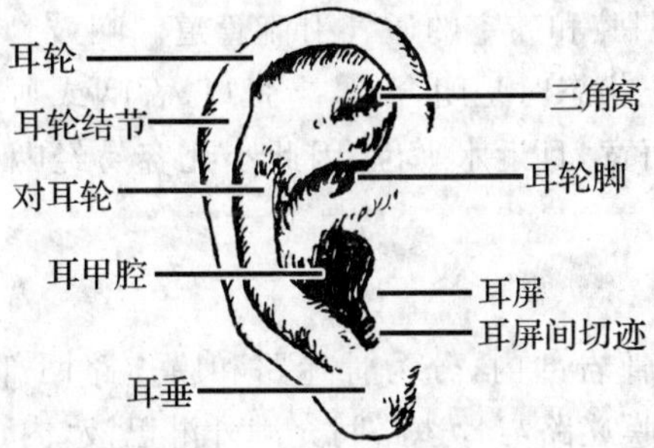

图4-8　耳郭

2. 外耳道　起自耳甲腔底,向内止于鼓膜。由软骨部和骨部组成,软骨部约占其外1/3,骨部约占其内2/3。婴儿的外耳道因骨部和软骨部尚未发育完全,故较狭窄。外耳道的皮肤与软骨膜和骨膜附着较紧,故炎症时疼痛剧烈。软骨部的皮肤富有毛囊、皮脂腺及耵聍腺。

(二)中耳

中耳包括鼓室、鼓窦、乳突和咽鼓管四部分。

1. 鼓室　为颞骨内不规则的含气空腔,位于鼓膜和内耳外壁之间。鼓室有6个壁。

(1) 外壁:大部分为鼓膜。鼓膜为一椭圆形、呈灰白色的半透明薄膜,呈浅漏斗状,凹面向外。鼓膜上部较小的部分称松弛部,其余大部分鼓膜为紧张部(图4-9)。

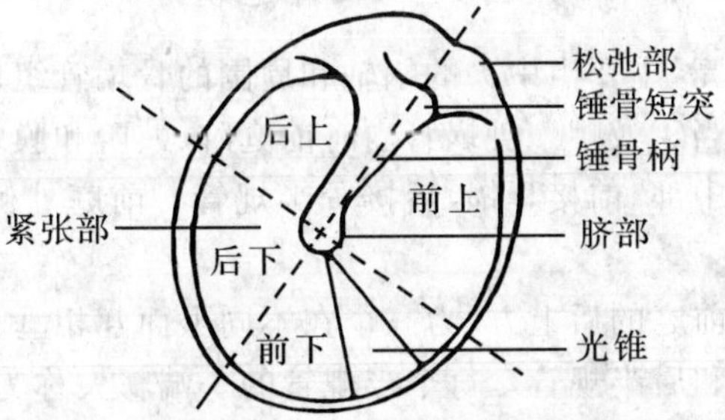

图4-9　鼓膜的解剖标志

(2) 内壁:即内耳的外壁。中央鼓起的部分为鼓岬,鼓岬的后上方有前庭窗(卵圆窗),后下方有蜗窗(圆窗)。

(3) 前壁:上有鼓膜张肌半管的开口,下为咽鼓管的鼓室口。

(4) 后壁:上部有鼓窦入口与鼓窦相通。面神经垂直段通过此壁的内侧。

(5) 上壁:亦称鼓室盖,为一薄骨板,将鼓室与颅中窝分隔。

(6) 下壁:为一薄骨板,将鼓室和颈静脉球分隔。

鼓室腔内有听骨链、镫骨肌和鼓膜张肌、韧带等结构。听骨链是由锤骨、砧骨和镫骨借韧带相互衔接构成。

2. 鼓窦　为鼓室后上方的一个含气腔，向前经鼓窦入口与鼓室相通，向后下与乳突气房相通。上方以鼓窦盖与颅中窝相隔。

3. 乳突　由许多大小不等、形态各异、互相通连的气房所组成。根据气房的发育程度可将乳突分为气化型、硬化型、板障型和混合型。

4. 咽鼓管　是沟通鼻咽腔和鼓室的通气引流管道。咽鼓管外 1/3 为骨部，内 2/3 为软骨部。咽鼓管的咽口在静止状态时是闭合的，当张口、吞咽或呵欠时开放，以保持鼓室内外气压平衡。小儿咽鼓管短而宽，且近水平位，因此小儿容易经咽鼓管的途径感染，发生化脓性中耳炎。

（三）内耳

内耳又称迷路，位于颞骨岩部内，分为骨迷路和膜迷路两部分。膜迷路位于骨迷路之内。膜迷路内含内淋巴液，膜迷路与骨迷路间充满外淋巴液，内、外淋巴液互不相通。

1. 骨迷路　由前庭、骨半规管和耳蜗所组成（图 4－10）。

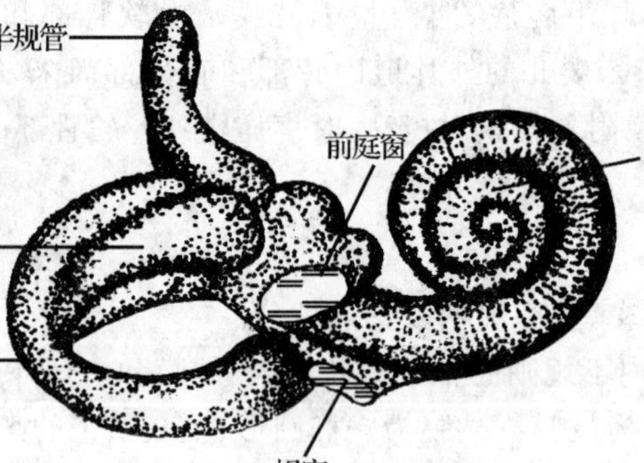

图 4－10　骨迷路

（1）耳蜗：形似蜗牛壳，主要由中央的蜗轴和周围的骨蜗管组成。螺旋样骨蜗管旋绕蜗轴 2.5～2.75 周，底周相当于鼓岬。骨蜗管内有前庭阶、鼓阶和膜蜗管三个管腔。

（2）前庭：居骨迷路中部，前接耳蜗，后接骨半规管。前庭外侧壁有前庭窗和蜗窗与中耳相联系。

（3）骨半规管：位于前庭的后上方，为三个在不同平面互相垂直的半环形骨管。按其所在的位置分别称为外、上和后半规管。每个半规管的一端膨大称为壶腹。由于上、后半规管的单脚合成一个总脚连接前庭，所以三个半规管有 5 个开口通入前庭。

2. 膜迷路　形似骨迷路，借纤维束悬浮于外淋巴液中。由椭圆囊、球囊、膜半规管和膜蜗管组成，各部相互连通。椭圆囊、球囊和膜半规管内有位觉感受器，即椭圆囊斑、球囊斑和壶腹嵴。膜蜗管的基底膜上有听觉感受器，即 Corti 器。

二、耳的生理

1. 听觉生理　耳是听觉器官的末梢装置，外耳、中耳为传音部分，内耳为感音部分。声音传入内耳的途径有空气传导和骨传导两种，正常情况下，以空气传导为主。

2. 平衡生理　正常人体平衡是依靠前庭、视觉和本体感觉三个系统互相协调作用的结果，其中以前庭功能最为重要。膜半规管的壶腹嵴感受角加速或减速的刺激；椭圆囊和球囊的囊斑主要感受直线加速或减速的刺激。

复习思考题

1. 外鼻静脉的特点及其临床意义是什么?
2. 鼻腔最易出血的位置在哪里?
3. 咽淋巴环的内环由哪些结构组成?
4. 简述喉腔的分区。
5. 简述中耳鼓室的结构及内容物。

（葛程旺）

第五章 耳鼻咽喉科病人的护理概述

第一节 耳鼻咽喉科病人的护理评估

一、耳鼻咽喉科病人的常见症状

1. 鼻阻塞　多由于鼻腔鼻窦炎症、外伤、异物及新生物等原因引起。鼻阻塞可表现为持续性、间歇性、交替性等。萎缩性鼻炎可引起假性鼻阻塞。鼻阻塞常伴有头昏头痛、嗅觉障碍、张口呼吸、打鼾及闭塞性鼻音等症状。

2. 鼻漏　鼻漏指鼻腔内分泌物外溢。由于病因不同，鼻漏可呈水样、黏液性、黏脓性、脓性及血性鼻漏等。鼻漏可带有臭味。头颅外伤可引起脑脊液鼻漏。

3. 鼻出血　见第六章第一节“鼻出血”。

4. 嗅觉障碍　可表现为嗅觉减退、嗅觉失嗅、嗅觉过敏及嗅觉倒错。嗅觉障碍按病因不同可分为呼吸性嗅觉减退和失嗅、感觉性嗅觉减退和失嗅、嗅觉官能症三种。

5. 咽痛　多由咽部炎症、创伤、异物、肿瘤等引起。咽痛有时可放射至耳部，严重的咽痛常影响吞咽。

6. 咽异常感觉　咽异常感觉指咽部有异物、瘙痒、干燥、堵塞等异常感觉。主要由咽部及其周围组织的器质性病变和功能性因素所引起。

7. 吞咽困难　吞咽困难是指难以吞咽或不能吞咽饮食，轻者感吞咽不畅，重者滴水难进。其病因可分为阻梗性、麻痹性和功能障碍性三类。

8. 打鼾　打鼾是指睡眠时，软腭、舌根等处软组织随呼吸气流颤动所产生的有节律性声音。上呼吸道狭窄及某些全身性疾病如肥胖、内分泌紊乱等均可引起打鼾。鼾症可导致白天嗜睡，注意力不集中，记忆力减退，工作效率低，学习成绩下降，易出差错事故等。

9. 声音嘶哑　为声带受到病变累及的特有症状。由于病因和病变程度不同，声嘶轻重不一，轻者声音变粗，重者明显声音嘶哑，甚至完全失声。

10. 呼吸困难　喉源性呼吸困难为吸气性呼吸困难，系由于喉部炎症、水肿、肿瘤、外伤、异物、畸形或神经性疾病等所引起。

11. 耳漏　耳漏指经外耳道流出或在外耳道内聚集的异常分泌物，可表现为黏液性、黏脓性、脓性和血性等。颅底骨折可出现水样脑脊液耳漏。

12. 耳聋　听力下降称为耳聋。根据病变部位不同，耳聋分为传导性聋、感音神经性聋和混合性聋三种。外耳和中耳病变导致传导性聋，耳蜗和耳蜗以后诸部位的病变导致感音神经性聋，兼有传导性聋和感音神经性聋称为混合性聋。婴幼儿因为耳聋可导致哑。

13. 耳鸣　主观性耳鸣为病人自觉耳内有鸣声，而周围环境并无相应的声源。传导性聋多表现为低音调，如机器轰鸣声；感音神经性聋多表现为高音调，如蝉鸣声。耳鸣常使病人感到烦恼、失眠、头昏、情绪激动、焦虑、忧郁等。

14. 耳痛　多为耳部急性炎性病变所致。疼痛性质不一，可表现为持续或间歇性疼痛，或为钝痛、锐痛、胀痛、搏动性跳痛等。小儿可有烦躁、哭闹等表现。

15. 眩晕　眩晕是自身与周围物体位置关系改变的主观上的错觉，多为外周前庭病变所致。耳源性眩晕一般表现为睁眼时周围物体旋转，闭目时感到自身旋转，伴耳鸣、耳聋，并常有恶心、呕吐、面色苍白、出冷汗等自主神经功能紊乱现象。

二、耳鼻咽喉科病人的检查

（一）鼻部检查法

1. 外鼻检查法　观察外鼻有无畸形，皮肤有无红肿、溃疡、新生物等。触诊有无压痛、皮肤有无增厚及变硬、鼻骨有无移位及骨擦感等。

2. 鼻腔检查法

(1) 鼻前庭检查法：受检者头稍后仰，检查者以拇指将鼻尖抬起，观察鼻前庭皮肤有无红肿、皲裂、溃疡、疖肿、结痂，有无鼻毛脱落等。

(2) 前鼻镜检查法：检查者一手持前鼻镜，镜叶与鼻腔底平行伸入鼻前庭，勿超过鼻阈，缓缓张开镜叶，依次检查鼻腔各部(图 5－1)。另一手扶持受检者头部，随检查需要变动头位。退出鼻镜时勿将镜叶闭拢，以免夹住鼻毛引起疼痛。观察鼻甲有无充血、水肿、肥大、干燥及萎缩等，中鼻甲有无息肉样病变，鼻中隔有无偏曲，鼻腔内有无分泌物、出血、息肉、肿瘤、异物等。如下鼻甲肥大，可用1%麻黄碱生理盐水收缩鼻腔黏膜后再进行检查。

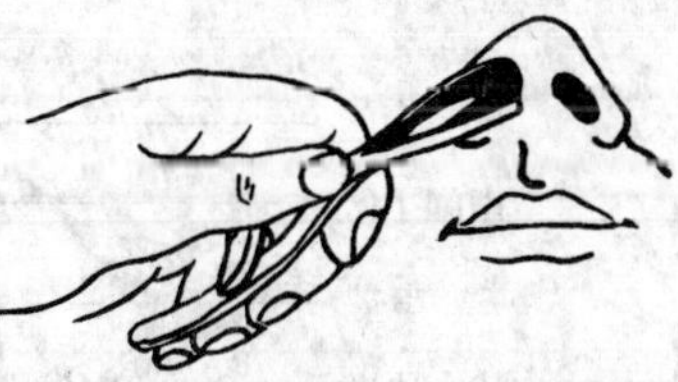

图 5－1　前鼻镜的使用

3. 鼻窦检查法　检查内眦及眉根附近皮肤有无红肿、压痛，额窦前壁有无叩痛等。观察鼻腔有无脓性分泌物，有无息肉样病变或息肉等。X 线摄片检查是鼻窦最常用的辅助检查方法，常采用鼻颏位和鼻额位，前者主要用以观察上颌窦，后者用以检查额窦与筛窦。必要时可行 CT 扫描或 MRI 检查。另外，也可行体位引流及上颌窦穿刺冲洗法。

4. 鼻内镜检查法　鼻内镜分硬管镜和软管镜。鼻内镜可清晰地观察鼻腔、鼻窦及鼻咽各部，可发现微小的病变，还可以在直视下取活组织检查，行电凝止血等。

（二）咽部检查法

1. 口咽检查法　用压舌板轻压病人舌前 2/3 处，自前向后依次观察口咽各部，注意咽黏膜有无充血、溃疡、干燥、肿胀，有无新生物、异物，腭扁桃体的大小、隐窝口处有无分泌物等。嘱病人发“啊”音，观察软腭运动情况。

2. 鼻咽检查法　常用间接鼻咽镜检查法(图 5－2)。检查时，检查者左手持压舌板压舌，右手持加温并试温后的鼻咽镜，将镜面置入软腭与咽后壁之间，转动镜面分别观察鼻咽和鼻腔后部(图 5－3)，注意有无新生物、溃疡、出血、肿瘤等。对于咽部过于敏感者，可用 1%丁卡因表面麻醉后进行检查。

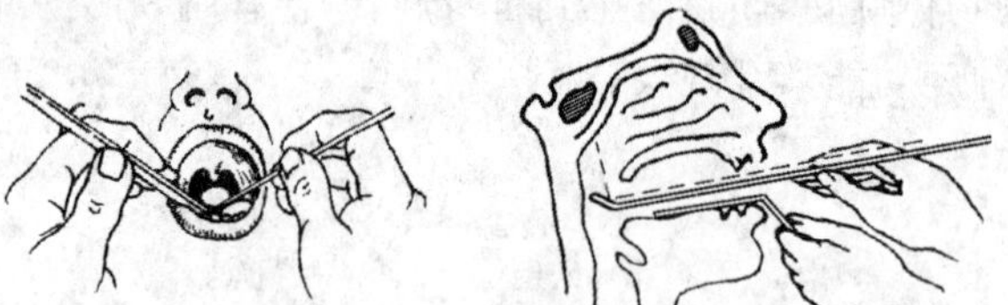

图 5－2　间接鼻咽镜检查法

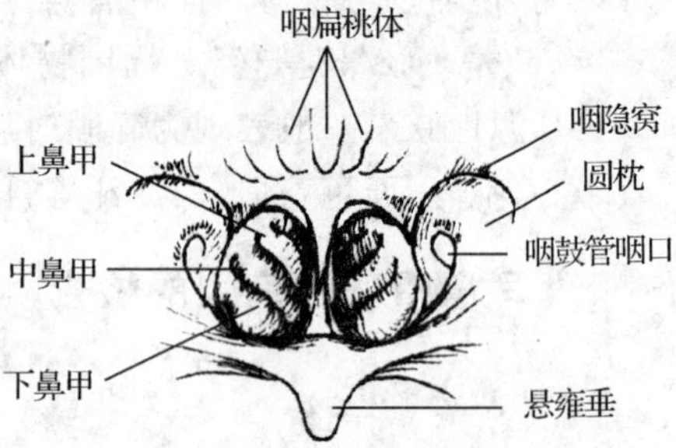

图 5－3　间接鼻咽镜检查所见

鼻咽检查也可选择鼻咽内镜、X 线摄片或 CT 扫描检查。

(三)喉部及喉咽部检查法

1. 喉外部检查　观察喉部外形，喉体大小、位置、是否对称，触诊有无肿胀、疼痛、畸形，喉体移动的情况，颈部有无淋巴结肿大、皮下气肿等。

2. 间接喉镜检查法　是检查喉腔及喉咽部最常用的方法(图 5－4)。检查者用纱布裹舌前1/3，用左手拇指和中指捏舌，并向前下拉舌，另手持加温并试温后的喉镜，将镜置入口咽部，转动镜面分别进行观察(图 5－5)。可嘱病人发“衣”音，使会厌抬起暴露声门。观察喉腔黏膜有无充血、增厚、溃疡，有无新生物、异物以及声带活动情况等。

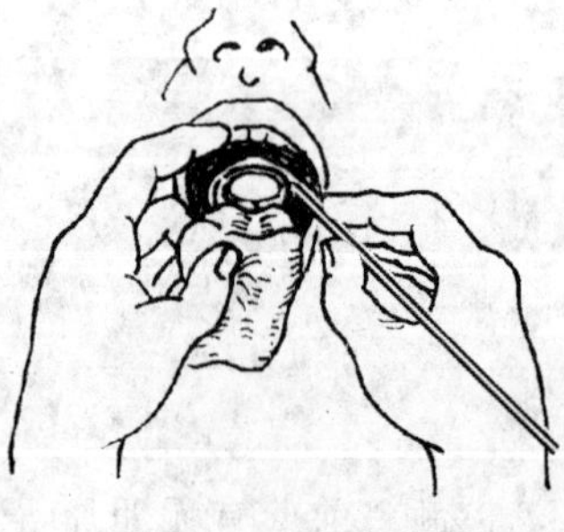

图 5－4　间接喉镜检查法

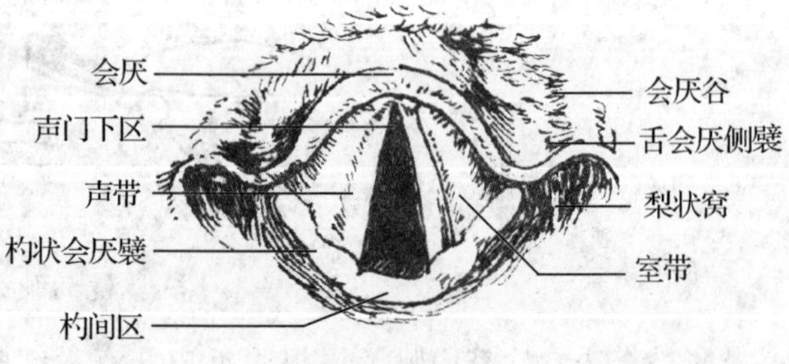

图 5－5　间接喉镜检查所见之正常喉象

3. 直接喉镜检查　多用于间接喉镜检查不合作，间接喉镜检查不能查清的喉部病变或需要喉部活检者。

4. 纤维喉镜检查　由于纤维喉镜具有视野广、物像清晰、对病人痛苦少、适应证多等优点，故得到广泛应用。

5. 影像学检查　主要包括 X 线摄片、CT 及 MRI 等，可了解喉肿瘤的部位和范围、颈部淋巴结有无转移等。

(四)耳部检查法

1. 耳郭及耳周检查法　主要观察耳郭有无畸形、隆起、增厚、红肿、溃疡等，耳周有无红肿、瘘口、瘢痕，以及耳郭有无牵拉痛等。

2. 外耳道及鼓膜检查法　牵拉耳郭，使外耳道变直，也可以使用耳镜检查。观察外耳道有无耵聍、异物，皮肤是否红肿，外耳道内有无分泌物及其性质。观察鼓膜的正常解剖标志是否存在，有无穿孔及其部位、大小，以及穿孔处有无肉芽、息肉或胆脂瘤等。

3. 咽鼓管检查法　主要是了解咽鼓管的通气功能。常用的方法有：

(1) 吞咽法：将听诊器两端的橄榄头分别置于受检者和检查者的外耳道口，然后嘱病人做捏鼻吞咽动作，咽鼓管功能正常时，检查者可听到轻柔的“嘘嘘”声。

(2) 捏鼻鼓气法：受检者捏鼻闭口，用力向鼻腔鼓气，若咽鼓管功能正常，检查者用听诊器可听到鼓膜振动声，或用耳镜可看到鼓膜向外运动。

(3) 波利策法：受检者含一口水，检查者将波氏球的橄榄头塞于受检者一侧前鼻孔，捏紧另一侧前鼻孔，让受检者将水快速咽下，同时迅速挤压波氏球，若咽鼓管通畅，经听诊器可听到鼓膜振动声。

(4) 导管吹张法：最常用。先用1%麻黄碱和1%丁卡因收缩和麻醉鼻腔黏膜，然后将导管前端沿鼻底伸入鼻咽部。当导管前端抵达鼻咽后壁时，将导管向受检侧旋转90°并向外缓缓退出少许，滑入咽鼓管咽口(图5-6)。然后固定导管，用橡皮球鼓气数次，同时经听诊器听诊判断咽鼓管是否通畅。操作时应注意动作要轻柔，以免损伤鼻腔和咽鼓管咽口的黏膜，鼓气时不可用力过猛，以免鼓膜穿孔。上呼吸道急性感染、鼻腔或鼻咽部肿瘤者忌用。

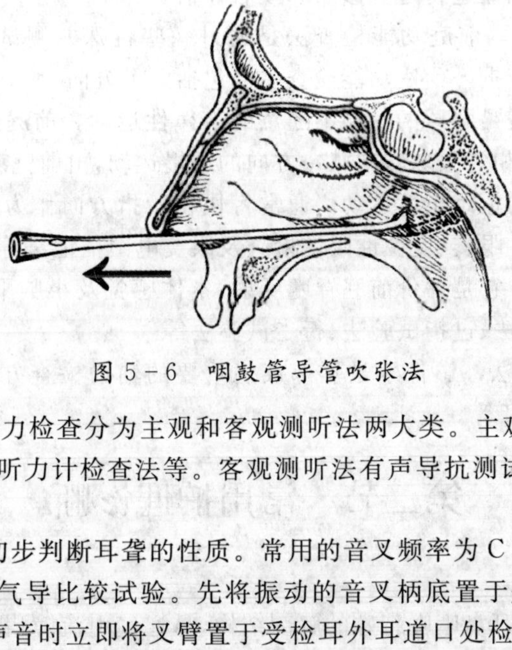

图5-6　咽鼓管导管吹张法

4. 听力检查法　听力检查分为主观和客观测听法两大类。主观测听法包括语音试验、表试验、音叉试验、纯音听力计检查法等。客观测听法有声导抗测试，电反应测听以及耳声发射测试等。

(1) 音叉试验：可初步判断耳聋的性质。常用的音叉频率为C 256 Hz及C 512 Hz。

1) 林纳试验：即骨气导比较试验。先将振动的音叉柄底置于受检耳后鼓窦区检查骨导，等到受检耳听不到声音时立即将叉臂置于受检耳外耳道口处检查气导，此时若能听及，说明气导大于骨导，记作(+)；若不能听及，则先测气导，再测骨导，若骨导大于气导，记作(−)，气导与骨导相等记作(±)。正常听力为气导比骨导听力时间长约一倍。

2) 韦伯试验：即两耳骨导听力比较试验。将振动的音叉柄底紧压颅面中线任何一点，请受检者辨别音叉声音偏向何侧。记录时以“→”示所偏向的侧别，“=”示两侧相等。

3) 施瓦巴赫试验：用于比较受检者与正常人的骨导听力。如受试耳骨导听力延长，记作(+)，缩短记作(−)，两者相似为(±)。

表 5-1　音叉试验结果比较

试验方法	正常	传导性聋	感音神经性聋
林纳试验	(+)	(-),(±)	(+)
韦伯试验	=	→患耳	→健耳
施瓦巴赫试验	(±)	(+)	(-)

(2) 纯音听力计测试：通过纯音听力计发出强度可以调节的不同频率的纯音，来测试受检者的听敏度。用于初步判断耳聋的类型、程度以及病变的部位。

纯音测听包括气导测听和骨导测听。一般先测试气导，后测试骨导。检查从1 000 Hz开始，以后按 2 000 Hz、3 000 Hz、4 000 Hz、6 000 Hz、8 000 Hz、250 Hz、500 Hz 顺序进行，每个频率一般以 5 dB 为一档上下调节，以每个频率能听到的最小声音为听阈，将各频率的听阈结果记录在测听表上，并绘成听力曲线。

(3) 声导抗测试：声导抗测试是通过改变密封的外耳道腔内的压力，测量鼓膜被压入或外突时声导抗的动态变化，同时用记录仪以压力声顺函数曲线形式将其记录下来。它可较客观地反映鼓室内各种病变，如耳硬化、听骨链中断、咽鼓管异常开放、鼓室积液、中耳粘连等。另外，当人耳受到足够强度与时程的声音刺激时，则可引起镫骨肌收缩，导致中耳声导抗的变化。根据这一原理可进行镫骨肌声反射测试，借以估计听敏度，判断耳聋的病变部位和性质，还能对周围性面瘫进行定位诊断和预后评估。

5. 前庭功能检查法　前庭功能检查法是通过一些特殊的测试方法，了解前庭功能状况，并为定位诊断提供依据。前庭功能检查主要包括两个方面：

(1) 眼震检查：眼震是眼球的一种不随意的节律性运动。前庭性眼震由交替出现的慢相和快相运动组成。慢相为眼球转向某一方向的缓慢运动，由前庭刺激所引起；快相则为眼球的快速回位运动，为中枢矫正性运动。通常将快相所指方向作为眼震方向。常见的方法包括自发性眼震、位置性眼震、变位性眼震检查及眼震电图描记法等。

(2) 平衡功能检查：它是评价前庭脊髓反射、本体感觉及小脑平衡和协调功能的检查。其方法有闭目直立检查法、过指试验法、行走试验法等。

6. 耳部影像学检查法　影像学是耳部疾病重要的辅助检查方法，包括乳突部 X 线摄片、颞骨 CT 扫描及 MRI 等。

第二节　常用护理诊断

常用护理诊断有：

1. 有感染的危险　耳鼻咽喉特殊的解剖结构，鼻通气引流障碍，咽鼓管功能不良，耳鼻咽喉的慢性炎症病灶、异物或外伤等因素均增加了病原体侵犯的危险。

2. 体温过高　主要与耳鼻咽喉科各种急性炎症有关。

3. 疼痛　主要由耳鼻咽喉的炎症、肿瘤、外伤、异物等所引起。

4. 体液不足或有体液不足的危险　体液丢失过多，如鼻出血、手术出血、呕吐等；水分蒸发过多，如发热、气管切开、长期张口呼吸等；各种原因引起的咽痛、吞咽困难导致摄入量不足等。

5. 清理呼吸道无效　主要由鼻、咽、喉、气管的炎症或异物引起分泌物增多，咳嗽咳痰困难等因素引起。

6. 有窒息的危险　与咽喉的急性炎症、外伤、异物及肿瘤等有关。

7. 语言沟通障碍　与闭塞性或开放性鼻音，听觉障碍，喉部病变，气管切开或喉手术术后发声功能障碍等有关。

8. 吞咽障碍　与各种原因所引起的咽喉疼痛，咽喉机械性梗阻，如扁桃体肥大、肿瘤、异物等因素有关。

9. 自我形象紊乱　主要与耳鼻各器官先天畸形、鼻漏、手术后遗留缺陷等有关。

10. 感知改变　主要是由于各种因素，如全身的或局部的、先天或后天性因素所引起的嗅觉改变、听觉改变及前庭功能障碍所致。

11. 有受伤的危险　与耳鼻咽喉科某些疾病导致听力下降、平衡功能障碍等有关。

12. 知识缺乏　对有关耳鼻咽喉科疾病预防、保健、治疗等方面的知识和技能知之甚少。

13. 焦虑　主要与耳鼻咽喉科疾病的有关知识缺乏有关，如病情的严重程度、疾病的预后、手术情况，以及其他社会因素如影响工作、学习，经济负担等有关。

第三节　耳鼻咽喉科护理管理及常用护理技术操作

一、护理管理

（一）门诊常规护理工作

1. 开诊前准备好各种检查器械、药品、敷料和办公用品。

2. 填好病历首页各项内容。对老弱、幼小病人安排优先就诊。

3. 遇鼻出血、呼吸困难、耳源性颅内并发症、外伤等急重症病人，应予以立即就诊，并配合医师准备急救药品和器材，共同救治病人。陪送危重病人转科就诊或入院。

4. 进行各种门诊治疗操作或协助医师进行门诊手术。

5. 对于婴幼儿病人，应固定其体位，协助医师进行检查。

6. 开展卫生宣教及健康指导，使病人及家属了解所患疾病及相关疾病的发病原因、预后及预防保健方法，积极配合治疗和护理。

7. 做好诊室内各种用品的登记工作，定期检查急救、麻醉及剧毒药品，以及抢救器械、各种仪器是否齐全和性能是否完好。

（二）隔音室护理工作

1. 隔音室应由专职护士与技术人员共同管理，隔音室室内环境噪声的声压级应符合国家 GB7583—1987 的要求。仪器应按规定定期校准。

2. 保持室内整洁，空气清新，注意防潮。

3. 耳塞应用肥皂水清洗，并用 75％乙醇擦拭。

4. 测试前应去除受试者的头饰、眼镜、耳环及助听器等，并清洁外耳道。

5. 向受试者解释测试的目的、过程及配合方法。对婴幼儿受检者，应选择合适的测试方法或遵医嘱给予镇静药。

6. 测试时请受试者尽量坐得舒适，不要移动，避免说话、吞咽及擤鼻等动作，保持安静。

7. 记录、整理检查结果并及时送交医师。

二、常用护理技术操作

（一）剪鼻毛

1. 目的　为鼻腔术前准备，便于消毒及使术野清楚。

2. 用具及药品　小剪刀、凡士林、棉签等。

3. 方法　病人坐位，头稍后仰，剪刀刃上涂少许凡士林，操作者用一手拇指将病人鼻尖向上推，另一手持剪刀齐鼻毛根部剪去鼻毛，然后用凡士林棉签沾净鼻毛。

4. 注意事项　防止损伤鼻前庭皮肤和鼻腔黏膜。

（二）鼻腔冲洗法

1. 目的　用以软化和清除鼻腔、鼻咽部脓痂或分泌物，减少臭味，主要用于治疗萎缩性鼻炎、鼻及鼻窦手术后及鼻咽癌放疗后。

2. 用具及药品　灌洗桶、橡皮管、橄榄头、温生理盐水等。

3. 方法　病人取坐位，头稍前倾，张口呼吸。将装有温生理盐水的灌洗桶悬挂于距病人头顶约 1 m 的高度，将橄榄头塞入一侧前鼻孔，打开活塞，让生理盐水缓缓注入鼻腔并经对侧鼻孔或口排出。一侧鼻腔冲洗后可按此法冲洗对侧鼻腔。

4. 注意事项　鼻腔急性炎症时禁止冲洗，以免炎症扩散。灌洗桶不宜悬挂过高，防止因压力过大将分泌物冲入咽鼓管。若冲洗时病人咳嗽、呕吐、打喷嚏，应稍停片刻再冲洗。应教会病人自行冲洗。

（三）鼻腔滴药法

1. 目的　用于检查或治疗鼻腔、鼻窦和中耳的疾病。

2. 用具及药品　滴鼻药物、滴管或喷雾器。

3. 方法　病人多取仰卧头低位。一侧鼻腔滴入药液 3～5 滴，轻轻捏鼻翼，使药液与鼻腔黏膜广泛接触，5～10 分钟后恢复正常体位。另外，也可使用喷雾器将药液喷入鼻腔。

4. 注意事项　不能取仰卧头低位者，可取侧卧患侧向下位。滴管口、喷雾器头不得碰及鼻翼和鼻毛，以防污染。应教会病人自行滴药。

（四）上颌窦穿刺冲洗法

1. 目的　用于诊断和治疗上颌窦疾病。

2. 用具及药品　前鼻镜、上颌窦穿刺针、橡皮管及接头、30～50 ml 注射器、弯盘及温生理盐水等。

3. 方法　病人取坐位。用 1% 麻黄碱收缩鼻腔黏膜，1% 丁卡因下鼻道表面麻醉 5～10 分钟。操作者一手固定病人的头部，另一手持穿刺针，针头斜面朝向鼻中隔一侧，经前鼻孔伸入下鼻道，于距下鼻甲前端 1～1.5 cm 的下鼻甲附着处，向同侧耳郭上缘方向用力刺入上颌窦内侧壁，针进入窦腔时有落空感（图 5－7）。然后拔出针芯，回抽注射器，若有空气或脓液吸出，证明针已进入窦腔内。确定针进入窦腔后，用温生理盐水连续冲洗，直至将脓液洗净为止。冲洗结束可注入抗感染药物。拔出穿刺针，棉片压迫下鼻道止血。

记录冲洗结果。

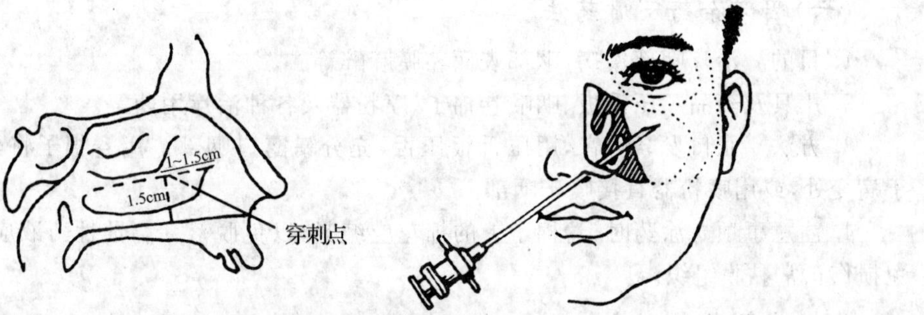

图 5－7　上颌窦穿刺冲洗法

4. 注意事项　原发性高血压、血液病及急性炎症期病人禁忌穿刺。穿刺部位、方向要准确，以免刺入邻近器官组织。确定针在窦腔内才能进行冲洗。不要注入空气，以免发生气栓。若发生气栓，应急置病人头低位和左侧卧位，并给氧及采取相应的急救措施。若发生昏厥，应中止操作，去枕平卧，密切观察并给予必要的处理。穿刺后嘱病人在治疗室休息片刻，无不适方可离开。告知病人 3～5 天内流少量涕血为正常现象。

（五）鼻窦负压置换疗法

1. 目的　通过对鼻腔和鼻窦的负压吸引，使药液进入窦腔，用以治疗慢性化脓性全组鼻窦炎。

2. 用具及药品　吸引器、橡皮管、橄榄头、弯盘、1%麻黄碱等。

3. 方法　病人擤净鼻涕，取仰卧头低位，使颏部与外耳道呈一垂直线。两侧鼻孔各滴入 1%麻黄碱 3～5 滴，约 5 分钟后将需要治疗的药液 2～3 ml 注入治疗侧鼻腔，将与吸引器相连的橄榄头塞入治疗侧前鼻孔，用手指压紧另一侧鼻孔，开动吸引器，并令病人连续发“开、开、开”音，每次持续 1～2 秒，如此重复 6～8 次（图 5－8）。

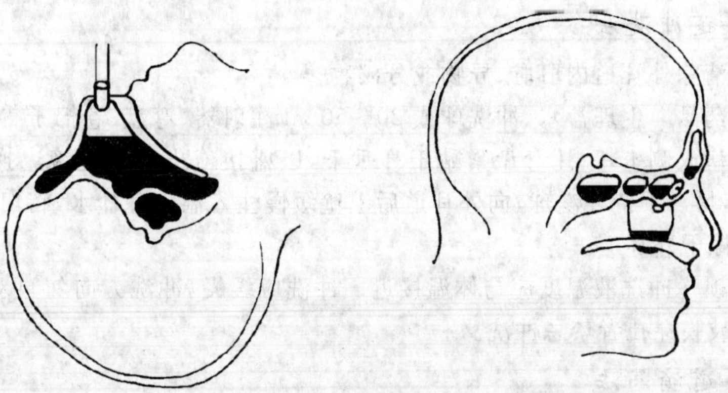

图 5－8　鼻窦置换法

4. 注意事项　负压不宜过大，一般不超过 24.0 kPa(180 mmHg)。负压吸引时间不宜过长，以免引起头痛。急性鼻炎、急性鼻窦炎、鼻出血、鼻部手术后伤口未愈，原发性高血压等病人不宜使用本法。

(六)咽部涂药及喷药法

1. 目的　治疗咽部疾病,咽部表面黏膜麻醉等。

2. 用具及药品　压舌板、咽喉卷棉子、喷粉器及各种治疗用药等。

3. 方法　张口发“啊”音,用压舌板压舌,充分暴露口咽部。用卷棉子将药液直接涂布于病变处,或用喷粉器直接喷于咽部。

4. 注意事项　涂药时,卷棉子上的棉花应缠紧,以免脱落。腐蚀性药液应注意适量,以免损伤正常黏膜组织。

(七)蒸气或雾化吸入法

1. 目的　主要治疗咽、喉、气管支气管炎症。

2. 用具及药品　热水杯、蒸气吸入器或超声雾化器,以及各种治疗用药如薄荷、复方安息香酊、抗生素及糖皮质激素等。

3. 方法　病人取坐位,将药液加于杯内热水中或蒸气吸入器、超声雾化器的雾化杯内,张口对准蒸气或将雾化吸入器的口含嘴含入口中做深呼吸。每次治疗时间20～30分钟,每日一次,5～6次为一个疗程。

4. 注意事项　蒸气的温度不可太高,以免烫伤。气管切开的病人,应在气管套管口处进行蒸气或雾化气吸入。吸入时的呼吸频率不宜太快。治疗后应稍事休息后再离开。

(八)外耳道清洁法

1. 目的　清洁外耳道里的脓液、耵聍或痂皮。

2. 用具及药品　卷棉子、耳镜、耳镊及3%双氧水等。

3. 方法　用蘸有3%双氧水的小棉签清洗外耳道内的脓性分泌物,然后用干棉签拭净。外耳道里大块耵聍或痂皮可用耳镊或耵聍钩将其轻轻取出,然后用卷棉子清除碎屑。

4. 注意事项　操作动作应轻柔,不可损伤外耳道皮肤和鼓膜。

(九)外耳道冲洗法

1. 目的　清除外耳道内耵聍、异物或分泌物。

2. 用具及药品　生理盐水、冲洗球或20～50 ml注射器、弯盘、卷棉子等。

3. 方法　病人侧坐,手托弯盘紧贴于耳垂下,以盛接流出的冲洗液。操作者一手向后上方轻拉耳郭,另一手持冲洗球,向外耳道后上壁缓慢注入温生理盐水,将耵聍或异物冲出,然后用卷棉子擦干外耳道。

4. 注意事项　冲洗液温度应与体温接近。冲洗应缓慢,冲洗方向勿直对鼓膜。急性化脓性中耳炎及鼓膜穿孔者禁忌冲洗。

(十)外耳道滴药法

1. 目的　软化耵聍,治疗外耳道、中耳炎等。

2. 用具及药品　滴管及滴耳药。

3. 方法　先清洁外耳道。病人取坐位或侧卧位,患耳向上,向后上方牵拉耳郭,向外耳道滴入药液3～5滴,轻压耳屏数次,保持原头位5～10分钟。

4. 注意事项　药液温度应与体温相近,以免滴入后刺激内耳出现眩晕。应教会病人或病人家属掌握滴药的方法，以便自行滴药。

（十一）咽鼓管吹张法

见本章第一节。

（十二）鼓膜穿刺法

1. 目的　用于诊断和治疗分泌性中耳炎，清除中耳积液，改善咽鼓管通气引流功能或向鼓室内注入药物。

2. 用具及药品　耳镜、鼓膜穿刺针、2%丁卡因或 Bonain 液等。

3. 方法　清洁、消毒耳周及外耳道皮肤，用 2%丁卡因或 Bonain 液行鼓膜表面麻醉，左手置入并固定耳镜，右手持穿刺针于鼓膜前下方刺入鼓室。固定好穿刺针，抽除中耳积液，或注入治疗药物(图 5-9)。

4. 注意事项　严格无菌操作，以防中耳继发感染。穿刺部位要准确，穿刺针刺入不要过深，以免损伤内耳。针入鼓室后，要固定好针头，以防抽液时针头脱出。

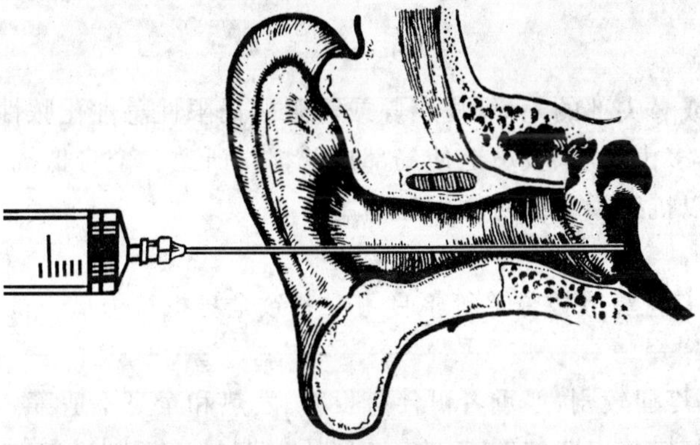

图 5-9　鼓膜穿刺

复习思考题

1. 耳鼻咽喉科疾病的常见症状有哪些？

2. 耳鼻咽喉科疾病的常用护理诊断有哪些？

3. 简述鼻腔冲洗法、鼓膜穿刺法、外耳道冲洗法、鼻窦负压置换疗法、上颌窦穿刺冲洗法的操作方法和注意事项。

（王　东）

第六章 耳鼻咽喉科常见疾病病人的护理

第一节 鼻科病人的护理

一、鼻疖

【疾病概要】

鼻疖是鼻前庭或鼻尖部的毛囊、皮脂腺或汗腺的局限性急性化脓性炎症，金黄色葡萄球菌是其主要致病菌，多由挖鼻、拔鼻毛使局部皮肤损伤所致。全身抵抗力低下者如糖尿病患者易患本病。治疗以抗感染和预防并发症为主。

【护理评估】

1. 健康史　常有挖鼻或拔鼻毛等不良习惯和致全身抵抗力低下的慢性疾病。

2. 身体状况

(1)症状：局部疼痛较剧，严重者可伴有畏寒、发热和全身不适等。

(2)体征：初期，局部皮肤肿硬、充血，局部压痛明显。疖肿成熟时，疖肿隆起顶部可见黄色脓点。约一周左右疖肿自行破溃而愈。疖肿单发多见，亦可多发。

(3)并发症：如抵抗力低下或处理不当如误加挤压，可引起上唇及面颊部蜂窝织炎，甚至海绵窦血栓性静脉炎。

3. 社会心理状况　病人多缺乏鼻疖的相关知识，认为是小问题，以致不能及时就医或自行挤压排脓，造成严重后果。

【护理诊断】

1. 体温过高　与感染有关。

2. 疼痛　与局部炎症刺激有关。

3. 知识缺乏：拔鼻毛、挖鼻、延缓就医及挤压鼻疖　与缺乏相关的知识有关。

4. 潜在并发症：上唇及面颊部蜂窝织炎、海绵窦血栓性静脉炎　由感染扩散所引起。

【护理目标】

1. 病人体温恢复正常。

2. 病人疼痛减轻或消失。

3. 病人戒除不良卫生习惯，了解鼻疖的有关知识。

4. 病人无并发症发生或发生时能被及时发现。

【护理措施】

1. 按医嘱给予足量的抗生素。

2. 疖肿未成熟时可予局部理疗或10%鱼石脂软膏外敷，促其炎症消退或早日成熟。

3. 疖肿已成熟者，可用探针蘸少许15%硝酸银腐蚀脓头，促其破溃，也可用尖刀挑破脓头，用小镊子钳出脓栓，或用吸引器吸出脓液。注意不要切开未成熟部分，切忌挤压。

4. 疖肿破溃后，局部清洁消毒，促进引流。

5. 注意观察生命体征，有高热者给予物理降温，并及时报告医师。

6. 密切观察病情，如有并发症的表现应及时报告医师，请眼科及神经科医师会诊协助处理。

7. 教育病人戒除拔鼻毛、挖鼻等不良习惯。向病人和家属告之鼻疖相关知识，不要随便挤压疖肿，及时就诊，防止发生并发症。

二、慢性鼻炎

【疾病概要】

慢性鼻炎是鼻腔黏膜和黏膜下层的慢性非特异性炎症。多因急性鼻炎反复发作或治疗不彻底迁延而来，也与鼻腔用药不当、全身慢性疾病、嗜烟酒、长期吸入粉尘或有害气体等因素有关。临床上将其分为慢性单纯性鼻炎和慢性肥厚性鼻炎两种。其治疗为消除病因，增强体质，改善鼻腔通气功能。肥厚性鼻炎者可采用硬化剂注射、激光、微波及手术等治疗。

【护理评估】

1. 健康史　病人多有诱发本病的局部或全身性疾病。

2. 身体状况　慢性单纯性鼻炎和慢性肥厚性鼻炎病理上无明确的界限，后者多由前者发展、转化而来。两者的鉴别要点见表6-1。

表6-1　慢性单纯性鼻炎和慢性肥厚性鼻炎鉴别要点

	慢性单纯性鼻炎	慢性肥厚性鼻炎
鼻塞	间歇性或交替性	持续性
鼻涕	黏液性，略多	黏液或黏脓性，多，不易擤出
前鼻镜检查	黏膜充血肿胀， 暗红色，表面光滑	黏膜肥厚，暗红色，表面不平， 呈结节状或桑椹样，鼻甲骨大
下鼻甲触诊	柔软，有弹性	硬实，无弹性
对麻黄碱反应	黏膜明显收缩	黏膜收缩不明显或无收缩

3. 社会心理状况　环境因素是慢性鼻炎常见的发病原因。病人多因长期治疗或疗效不佳，或对手术的担心等产生焦虑心情。

【护理诊断】

1. 清理呼吸道无效　与鼻黏膜充血、肿胀、肥厚及分泌物增多有关。

2. 自我形象紊乱　为鼻分泌物过多所致。

3. 感知改变：嗅觉减退或消失　与鼻塞或嗅神经末梢变性有关。

4. 有感染的危险：鼻窦炎、中耳炎　与鼻黏膜肿胀妨碍鼻窦引流和中耳通气有关。

【护理目标】

1. 病人鼻腔通气功能恢复正常，鼻塞减轻或消失，鼻涕减少或消失。

2. 病人嗅觉恢复正常或有所改善。

3. 病人不出现中耳炎、鼻窦炎等并发症。

【护理措施】

1. 对于慢性单纯性鼻炎病人，遵医嘱给予血管收缩剂，如0.5%～1%麻黄碱生理盐水滴鼻。向病人介绍正确的滴鼻方法，并告知不要长期使用血管收缩剂，以免引起药物性鼻炎。

2. 对于慢性肥厚性鼻炎和药物治疗效果不佳的慢性单纯性鼻炎病人，可选用下鼻甲硬化剂注射、微波、激光、冷冻、射频等治疗方法。对于需下鼻甲部分切除手术治疗的病人，应配合医师做好围手术期护理。

3. 加强与病人的沟通，耐心地解释病情，消除病人的焦虑心情，使其积极地配合治疗，并帮助病人配合医师找出发病原因，进行正确和及时的治疗。

4. 健康指导　向病人介绍本病的预防措施。锻炼身体，提高机体抵抗力；戒烟；改善环境，注意在不利环境中的保护，如在粉尘环境中工作时要佩戴口罩，在有剧烈气温变化的环境中工作时应注意降温或保暖。

三、化脓性鼻窦炎

【疾病概要】

化脓性鼻窦炎是鼻窦黏膜的化脓性炎症，临床上分为急性化脓性鼻窦炎和慢性化脓性鼻窦炎，以后者为多见。

急性化脓性鼻窦炎多是由于急性鼻炎和邻近感染性病灶的波及所致，全身因素如营养不良、贫血、肺结核等也会诱发本病。致病菌以肺炎双球菌、溶血性链球菌及葡萄球菌较为多见。治疗原则主要是根除病因，恢复鼻腔鼻窦通气引流，控制感染和预防并发症。

慢性化脓性鼻窦炎多为急性鼻窦炎的迁延或反复发作所致，常为多个鼻窦同时受累。其治疗主要是根除病因和通过手术的方法恢复鼻腔鼻窦的通气引流功能。

【护理评估】

1. 健康史　急性鼻窦炎多继发于急性鼻炎，慢性鼻窦炎病人多有急性鼻窦炎反复发作史、全身慢性疾病、环境理化因素刺激等。

2. 身体状况

(1) 全身症状：急性化脓性鼻窦炎常有畏寒、发热、周身不适等症状，小儿尤甚。慢性鼻窦炎主要为慢性中毒症状，可表现为精神不振、头昏易倦、记忆力减退、注意力不集中等。

(2) 局部症状

1) 脓涕：为主要症状，常有大量黏脓性或脓性涕。牙源性上颌窦炎的鼻涕常有腐臭味。

2) 鼻塞：系由于鼻黏膜充血肿胀及分泌物蓄积所致，慢性者还可由息肉样病变和息肉所引起。鼻塞或嗅器变性可致嗅觉减退或消失。

3) 头痛或局部疼痛：急性鼻窦炎病人有明显的头痛或局部疼痛，且各鼻窦引起的头痛或局部疼痛各有特点，如急性上颌窦炎疼痛多位于眶上额部及同侧颌面部，晨起轻，午后重；而急性额窦炎多为前额部痛，晨起重，午后渐减轻。慢性鼻窦炎多没有明显的头痛，可有钝痛或闷痛。

(3) 体征

1) 急性化脓性鼻窦炎多有相应局部压痛：如上颌窦炎压痛多位于颌面部，额窦炎多位于额部及内眦部，急性筛窦炎多在鼻根部和内眦部。

2) 鼻腔检查：急性鼻窦炎可见鼻黏膜急性充血、肿胀，鼻腔有大量黏脓或脓性分泌物。慢性鼻窦炎鼻黏膜呈慢性充血、肿胀或肥厚，中鼻甲肥大或息肉样变，可有息肉形成。前组鼻窦炎可见中鼻道有脓性分泌物，后组鼻窦炎可在嗅裂或后鼻孔处有脓性分泌物。

3. 辅助检查

(1) 上颌窦穿刺冲洗：既可用于急、慢化脓性鼻窦炎的诊断，也可用于其治疗。

(2) 鼻内镜检查：可观察窦口-鼻道复合体区的各种改变。

(3) 鼻窦 X 线摄片、CT 等影像学检查：可显示各个鼻窦的病变情况。

4. 社会心理状况　慢性鼻窦炎病人因注意力不集中，记忆力下降，可造成学习成绩下降、工作效率低下等，同时又因长时间治疗不愈，导致心理压抑，产生悲观情绪。

【护理诊断】

1. 清理呼吸道无效　与鼻黏膜充血肿胀、肥厚，脓涕多，息肉形成等有关。

2. 自我形象紊乱　与鼻涕过多有关。

3. 感知改变：嗅觉减退或消失　与鼻黏膜肿胀、肥厚或嗅器变性有关。

4. 疼痛　与黏膜肿胀、脓性分泌物潴留刺激、毒素吸收、窦腔内负压等有关。

5. 焦虑　与鼻塞、担心手术治疗等有关。

6. 有感染的危险：化脓性鼻窦炎可引起咽炎、扁桃体炎、喉炎、气管炎、中耳炎及眶内或颅内感染　与机体抵抗力下降及鼻窦炎症扩散有关。

【护理目标】

1. 病人鼻涕减少及头痛减轻或消失。

2. 病人鼻塞减轻或消失。

3. 病人嗅觉功能好转或恢复正常。

4. 病人在工作和学习中能保持最佳的状态，工作效率或学习成绩提高。

5. 病人情绪稳定，无焦虑的表现。

6. 病人无并发症或并发症发生时能被及早发现。

【护理措施】

1. 急性化脓性鼻窦炎

(1) 症状较重者，应嘱其多饮水，注意休息，进食富有营养、易消化的食物，保持大便通畅。

(2) 高热时给予物理降温，或遵医嘱给予退热药。

(3) 遵医嘱及时全身使用有效抗生素，并观察治疗效果。

(4) 鼻腔滴用血管收缩剂。

(5) 局部热敷、短波透热或红外线照射，以促进炎症消退。

2. 慢性化脓性鼻窦炎

(1) 遵医嘱给予血管收缩剂，如 0.5%～1%麻黄碱生理盐水滴鼻。

(2) 上颌窦穿刺冲洗：适用于慢性上颌窦炎。

(3) 鼻窦置换疗法：适用于多个或全组慢性鼻窦炎的治疗。

(4) 对拟行手术治疗的病人，应做好手术前、后的护理工作，减轻病人的焦虑，减少手术引起的不适。

3. 健康指导　锻炼身体，增强体质。改善生活和工作环境，注意在不利环境中的保护。指导病人正确擤鼻的方法。积极防治鼻邻近组织和全身的各种急慢性疾病。

四、鼻息肉

【疾病概要】

鼻息肉是一种常见病，好发于筛窦，可单侧或双侧发病。来源于上颌窦的息肉多经自然开口垂至后鼻孔，称为上颌窦-后鼻孔息肉。鼻息肉为一高度水肿的疏松结缔组织。鼻息肉的形成是多种因素共同作用的结果，多数学者认为与变态反应、鼻黏膜的慢性炎症等有关。鼻息肉的治疗多采取以手术和糖皮质激素治疗为主的综合治疗。鼻息肉易复发。

【护理评估】

1. 健康史　病人可有变态反应性疾病史和支气管哮喘发作史。

2. 身体状况

(1) 症状

①鼻塞：常表现为渐进性持续性鼻塞，随着息肉的增大则引起鼻腔的完全阻塞。由于鼻塞可出现嗅觉减退或消失、闭塞性鼻音、张口呼吸、打鼾等症状。

②鼻息肉阻塞鼻腔，鼻窦引流受阻可出现黏脓性或脓性鼻涕，常伴有头痛。

③若鼻息肉阻塞咽鼓管咽口，可引起耳部症状如耳闷、耳鸣及听力下降等。

④息肉较大时，可压迫鼻-上颌窦结构，使鼻根增宽，双眼分离过远，鼻侧向两旁扩展，形成"蛙鼻"。

⑤由于鼻息肉阻塞，影响鼻窦、中耳的引流，可出现鼻窦炎、分泌性中耳炎的症状。

(2) 体征：鼻腔内可见一个或多个表面光滑，呈灰白色、淡黄或淡红色荔枝状半透明新生物，触之柔软无痛，可移动，不易出血。

3. 辅助检查　X线摄片或CT检查有助于明确诊断和了解病变的范围。

4. 社会心理状况　病人因鼻息肉反复发作产生焦虑心情。

【护理诊断】

1. 舒适状态改变　与鼻息肉引起鼻塞、流涕有关。

2. 感知改变：嗅觉减退　由鼻息肉阻塞鼻腔引起；听力下降，由鼻息肉影响咽鼓管通气引流所致。

3. 自我形象紊乱：蛙鼻　与鼻息肉体积过大有关。

4. 头痛　与鼻息肉阻塞鼻窦口引流及继发鼻窦炎有关。

【护理目标】

1. 病人鼻塞、头痛减轻或消失。

2. 病人嗅觉改善或恢复正常，听力正常。

3. 病人无蛙鼻形成。

【护理措施】

1. 术前准备

(1) 因鼻息肉术后容易复发，故应向病人及其家属耐心解释清楚病情和治疗措施，消除病人精神负担,使其能够积极配合治疗和护理。

(2) 遵医嘱给予糖皮质激素和抗生素治疗。

2. 术后护理

(1) 观察病人的鼻腔出血情况。

(2) 术后1～2天抽出鼻腔填塞物,清理术腔分泌物或凝血块,此后每周在鼻内镜下清理一次,直至痊愈。

(3) 遵医嘱给予抗生素和糖皮质激素治疗。

3. 健康指导　向病人说明鼻息肉的治疗是个长期的过程,须定期随访和综合治疗。教会病人鼻腔滴药或喷药的方法。

五、鼻出血

【疾病概要】

鼻出血是鼻部常见症状之一,可由局部和全身性因素引起。局部的因素有鼻外伤,鼻中隔偏曲,鼻腔、鼻窦或鼻咽部的炎症及肿瘤,鼻腔异物等;全身因素如心血管疾病、血液病、急性传染病等。可单侧或双侧出血。局部原因引起出血者多为单侧出血,全身性疾病多引起双侧或交替性出血。轻者仅涕中带有血丝,重者可致失血性休克。鼻出血是耳鼻咽喉科的急症,应及时给予治疗。治疗原则主要是止血,寻找病因并针对病因进行治疗。

【护理评估】

1. 健康史　了解有无与鼻出血有关的局部、全身疾病或家族史,询问其生活和工作环境等。

2. 身体状况

(1) 由于病因和病人年龄的不同,鼻出血的部位、量及出血次数也不相同,症状及体征变化较大。儿童及青少年出血多在鼻腔前部,中老年病人出血多在鼻腔后部。

(2) 少量出血可不出现任何症状。失血量达500 ml时,可出现头昏、口渴、乏力、面色苍白等症状;失血量在500～1 000 ml时,可出现出汗、血压下降、脉速无力等。长期反复出血可导致贫血。

3. 社会心理状况　病人及家属多因出血而精神紧张,甚至产生恐惧。

【护理诊断】

1. 体液不足的危险　与鼻出血较多有关。

2. 恐惧　与出血及担心疾病的预后有关。

3. 疼痛　由鼻腔填塞所致。

4. 潜在并发症　长期鼻腔填塞可引起口腔黏膜干燥、鼻窦及中耳感染等。

【护理目标】

1. 病人出血停止或减少。

2. 病人恐惧或焦虑感减轻或消失。

3. 病人疼痛减轻或消失。

4. 不发生并发症或并发症发生时及早被发现。

【护理措施】

1. 热情接待、安慰病人及家属,沉着冷静地协助医师进行体检及止血。对过度紧张者,遵医嘱给予镇静剂。

2. 病人一般取坐位或半卧位，疑有休克者应取平卧头低位。嘱病人勿将血液咽下。

3. 密切监测病人脉搏、血压等生命体征变化，并及时向医师报告病人的病情变化。

4. 少量出血的止血方法：冷敷前额和后颈部，或用手指紧捏两侧鼻翼 10～15 分钟，或用浸以 1%麻黄碱棉片塞入鼻腔止血。如出血部位明确者，可用化学药物烧灼法或电灼法止血，使血管封闭或凝固而达到止血目的。

5. 对出血较剧、渗血面较广或出血部位不明确者，应准备好填塞物及止血器械，协助医师做好鼻腔填塞止血。鼻腔填塞纱条一般在 24～48 小时后抽除。

6. 严密观察病人鼻腔填塞后或取出填塞物后的出血情况。

7. 若鼻腔填塞无效，可根据出血部位行相应的血管栓塞术或结扎术，向病人解释手术的必要性，配合医师做好术前准备。

8. 遵医嘱给予止血药、补液及抗生素药物。

9. 保持口腔清洁卫生，加强口腔护理。

六、鼻-鼻窦恶性肿瘤

【疾病概要】

鼻-鼻窦恶性肿瘤较为常见。男性多于女性。癌肿与肉瘤的发病率之比约为 8.5：1，前者绝大多数发生于 40～60 岁之间，后者多见于年轻人，亦可见于儿童。在鼻-鼻窦恶性肿瘤中，上颌窦恶性肿瘤最为多见。在鼻-鼻窦癌中，鳞状细胞癌最多见，占 70%～80%，而鼻-鼻窦肉瘤中，最多见的是恶性淋巴瘤。鼻-鼻窦恶性肿瘤的治疗多以手术为主，辅以放疗、化疗和中医中药的综合治疗。

【护理评估】

1. 健康史　了解病人患病前的健康状况，居住环境及家族健康状况。

2. 身体状况

(1) 症状

1) 鼻腔恶性肿瘤：患侧鼻塞，初为间歇性，后为持续性。多为黏脓带血鼻涕或经常鼻出血，可有头胀、头痛和嗅觉减退或丧失。晚期，由于肿瘤侵入鼻窦、眼眶，可出现鼻窦恶性肿瘤的临床表现。

2) 上颌窦恶性肿瘤：症状随肿瘤原发部位和累及范围而异。早期多无明显的自觉症状。随着病情的发展，肿瘤破坏窦壁，侵入邻近器官和组织，可引起下列症状：累及内壁可出现鼻塞和鼻出血；侵犯前壁可致面颊部隆起；破坏上壁可出现眼部症状如流泪，眼球突出，复视等；侵及下壁会引起硬腭下塌甚至溃烂，牙槽变形，牙齿松动或脱落等；后外壁受到破坏，可出现顽固性神经痛和张口困难等症状。肿瘤晚期则出现淋巴结转移和远处转移。

(2) 体征：前、后鼻镜检查时，中鼻道可有血迹，可有鼻腔外侧襞内移，鼻腔中甚至可见到肿瘤组织。

3. 辅助检查

(1) 鼻内镜检查：可观察肿瘤的原发部位、大小、外形、鼻窦开口情况等。

(2) 影像学检查：鼻窦 X 线摄片，CT 或 MRI 检查，可以显示肿瘤的大小和侵犯的范围。

(3) 活检及细胞涂片等检查：鼻窦穿刺细胞学检查及肿瘤组织活检是确诊的依据，必要时可行上颌窦探查术。

4. 社会心理状况　由于鼻-鼻窦恶性肿瘤早期症状不明显，易被病人所忽视而不能及时就诊。一旦确诊，常至晚期，病人多有不同程度的恐惧心理和悲观情绪。

【护理诊断】

1. 疼痛：头痛　与癌肿侵及邻近组织、器官有关。

2. 感知改变：嗅觉障碍　与鼻塞有关。

3. 恐惧　对疾病的预后、手术的后果担心有关。

4. 出血倾向　由肿瘤破溃或侵犯大血管所致。

5. 自我形象紊乱　与肿瘤侵及面部或上颌骨截除手术导致面部外观变化等有关。

【护理目标】

1. 病人头痛、鼻塞等症状缓解或消失。

2. 病人情绪稳定，勇敢面对疾病，积极配合治疗。

3. 病人出血减轻或停止。

【护理措施】

1. 加强心理护理，做好病人的思想工作，解除顾虑，积极配合治疗和护理。

2. 头痛严重者遵医嘱给予镇静剂或止痛剂；出血多时遵医嘱给予止血剂，或协助医师进行止血处理，对出血严重者，做好输血准备。

3. 做好术前和术后的护理，说明手术的必要性和手术的过程，对其术后面容改变等情况应向病人及家属说明，使其有思想准备。

4. 术后 3～5 天开始分次取出术腔内填塞物，以后用生理盐水或抗生素盐水每天冲洗术腔。

5. 恢复期帮助病人练习张口，以防翼腭窝瘢痕挛缩致张口困难。

6. 给予出院后的健康指导，使病人了解相关的知识，保持定期随访。

第二节　咽科病人的护理

一、扁桃体炎

【疾病概要】

扁桃体炎是腭扁桃体的非特异性炎症，临床上分为急性扁桃体炎和慢性扁桃体炎。

急性扁桃体炎的主要致病菌为溶血性链球菌、肺炎链球菌、葡萄球菌等，也可是细菌和病毒混合感染。受凉、潮湿、过度劳累、烟酒刺激、上呼吸道慢性病灶的存在等因素常诱发此病。急性扁桃体炎的治疗以控制感染为主。

慢性扁桃体炎多由急性扁桃体炎反复发作或因扁桃体隐窝引流不畅，窝内细菌、病毒孳生感染演变而成。链球菌和葡萄球菌是其主要致病菌。慢性扁桃体炎的发生机制尚不清楚，近年认为与自身变态反应有关。慢性扁桃体炎以手术治疗为主。

【护理评估】

1. 健康史　病人常有受凉、劳累等诱因。询问病人的工作和生活环境，了解病人的饮食习惯、有无理化因素的长期刺激、有无上呼吸道慢性炎症病史等。

2. 身体状况

(1) 急性扁桃体炎：临床上一般将急性扁桃体炎分为急性卡他性扁桃体炎和急性化脓性扁桃体炎。

①症状：急性卡他性扁桃体炎和急性化脓性扁桃体炎的症状相似。急性卡他性扁桃体炎的全身和局部症状均较轻，全身症状有畏寒、发热、乏力、食欲不振等，咽痛为其主要的局部症状，可引起放射性耳痛和吞咽困难。

②体征：急性卡他性扁桃体炎：扁桃体及腭舌弓黏膜急性充血肿胀，扁桃体表面无渗出物。急性化脓性扁桃体炎：咽黏膜呈弥漫性急性充血，以两腭弓及扁桃体最严重；扁桃体显著肿大；扁桃体隐窝口有黄白色或灰白色点状豆渣样物渗出；下颌淋巴结常肿大。

(2) 慢性扁桃体炎

①症状：平时自觉症状较少，可有咽干、咽痛、咽痒、异物感、刺激性咳嗽、口臭等较轻微症状，但病人常有急性扁桃体炎发作史。若扁桃体过度肥大，可出现呼吸不畅、打鼾、吞咽及言语共鸣障碍等。隐窝脓栓若被咽下或隐窝内细菌毒素被吸收，可出现消化不良、头痛、乏力、低热等。

②体征：扁桃体黏膜呈暗红色，表面不平。用压舌板挤压腭舌弓，可见黄白色干酪样物自隐窝口溢出。常有下颌角淋巴结肿大。

(3) 并发症

①急性扁桃体炎：局部并发症有扁桃体周围脓肿、急性中耳炎、急性淋巴结炎、咽旁脓肿等，全身并发症有风湿热、急性肾炎、急性关节炎、急性心肌炎等。

②慢性扁桃体炎：常被视为全身感染"病灶"之一。由于形成病灶，发生变态反应，可引起风湿性关节炎、风湿热、风湿性心脏病、肾炎等。

3. 辅助检查

(1) 急性扁桃体炎：白细胞总数和中性粒细胞数常明显增多。咽拭子细菌培养和药敏试验有助于查出病原微生物并指导选用抗感染药物。

(2) 慢性扁桃体炎：如考虑扁桃体成为引起全身其他疾病的病灶，可通过血沉、抗链球菌溶血素"O"、血清黏蛋白、心电图等检查来协助诊断。

4. 社会心理状况　扁桃体炎可以引起各种并发症，使病人的身体健康受到明显的影响，可不同程度地影响病人的生活、工作和学习。病人对可能发生的并发症或将要进行的扁桃体手术治疗产生恐惧心理。

【护理诊断】

1. 疼痛和吞咽障碍　由扁桃体的急性炎症所引起。

2. 体温过高　与急性化脓性扁桃体炎有关。

3. 恐惧　与慢性扁桃体炎引起的并发症和扁桃体切除术有关。

4. 潜在并发症　与扁桃体炎引起的变态反应和炎症向周围波及有关。

【护理目标】

1. 病人咽痛减轻或消失。

2. 病人体温恢复正常。

3. 病人能有效地消除或减轻恐惧心理。

4. 病人了解并发症的发生原因以及预防措施。

【护理措施】

1. 急性扁桃体炎

(1) 本病具有传染性,要适当隔离。注意休息,多饮水。加强营养,进易消化、富有营养的流质或半流质饮食。保持大便通畅。

(2) 遵医嘱给予抗菌素治疗。

(3) 遵医嘱给予解热镇痛药,对高热病人可用冰袋冷敷、乙醇擦浴等物理降温。

(4) 不能进食或进食少者,遵医嘱给予补液。

(5) 用复方硼砂溶液或 1∶5 000 呋喃西林溶液漱口,或用含片口含。

(6) 如频繁发作急性扁桃体炎,或有并发症病史的病人,应在急性炎症消退 2～3 周以后施行扁桃体切除手术。

2. 慢性扁桃体炎

(1) 非手术疗法

1) 应用免疫增强剂如转移因子、胎盘球蛋白,或使用细菌制剂(如链球菌变应原和疫苗)进行脱敏。

2) 给予局部注涂药、隐窝冲洗等治疗。

3) 嘱病人加强锻炼,增强体质。戒烟酒,避免受凉和劳累过度。

(2) 手术疗法:施行扁桃体切除术。除给予常规的手术护理外,应注意以下几点:

1) 术前准备:①术前 6 小时开始禁食。②手术前夜可给予适量镇静药,以使病人安睡。③术前 30 分钟肌注适量阿托品和苯巴比妥。④病灶性扁桃体炎者,术前数日给予抗生素治疗。

2) 术后护理:①局麻病人术后取半卧位或平卧位,全麻病人在清醒前应取右侧俯卧位,头部稍低。②颈部可用冰袋冷敷以利止血。嘱病人尽量将口内分泌物吐出,不要咽下。唾液中混有少量血丝是正常现象,若持续口吐鲜血或全麻病人频繁吞咽,提示创面有活动性出血,应立即检查伤口,进行止血处理。③术后第二天开始应用复方硼砂液漱口,以保持局部清洁。④术后 24 小时扁桃体窝伤口被白膜覆盖,此为正常现象,对创面有保护作用,一般术后 10 天内逐渐脱落。⑤术后 4 小时若无出血可进冷流质饮食,术后第 2 天可改用半流质饮食。⑥对病灶性扁桃体炎病人,遵医嘱使用抗生素。

二、腺样体肥大

【疾病概要】

腺样体过度增生肥大并且引起相应症状者,称为腺样体肥大。多发生于 3～5 岁儿童。本病多由于鼻咽部及其毗邻部位或腺样体自身的炎症反复刺激,使其发生病理性增生所致。本病常与慢性扁桃体炎合并存在。治疗以手术治疗为主。

【护理评估】

1. 健康史　病人多有鼻部炎症或扁桃体炎反复发作史。

2. 身体状况

(1) 局部症状

①耳部症状：肥大的腺样体阻塞咽鼓管咽口，可引起分泌性中耳炎，出现听力减退和耳鸣，也可引起化脓性中耳炎。

②鼻部症状：常并发鼻炎、鼻窦炎，出现鼻塞、流涕、闭塞性鼻音、打鼾等症状。

③咽、喉及下呼吸道症状：分泌物刺激呼吸道黏膜，常引起阵发性咳嗽、咳痰，容易并发气管炎。

(2) 全身症状：主要为慢性中毒和反射性神经症状，如营养发育不良、反应迟钝、注意力不集中、夜惊、磨牙及遗尿等。

(3) 体征

①部分病人呈"腺样体面容"。"腺样体面容"是由于长期张口呼吸，影响面骨发育所致，表现为上颌骨变长，腭骨高拱，牙列不齐，上切牙突出，唇厚，缺乏表情等。

②咽部充血，咽后壁附有脓性分泌物，扁桃体常肥大。

③前鼻镜或间接鼻镜检查可见鼻咽部红色块状隆起，鼻咽顶后壁触诊为柔软的组织团块，不易出血。

3. 辅助检查　鼻咽部X线摄片及CT扫描有助诊断。

【护理诊断】

1. 感知改变：听力下降　与腺样体阻塞咽鼓管有关。

2. 清理呼吸道无效　与鼻阻塞、鼻腔分泌物增多有关。

3. 自我形象紊乱：腺样体面容　与长期张口呼吸，影响面骨发育有关。

4. 睡眠形态紊乱　与夜间打鼾有关。

【护理目标】

1. 病人耳鸣、听力下降减轻或消失。

2. 病人鼻塞减轻或消失，鼻腔分泌物减少或消失。

3. 病人及家属了解疾病的原因和预防措施，能积极配合治疗和护理。

【护理措施】

1. 非手术治疗　加强营养，提高机体免疫力。可用1%麻黄碱滴鼻以减轻鼻塞症状。

2. 手术治疗　施行腺样体刮除术。除给予常规的手术护理外，其术后护理应注意以下几点：

(1) 全麻术后取去枕右侧俯卧位，头部稍低。

(2) 嘱病人尽量将口内分泌物吐出，不要咽下。密切观察有无活动性出血。全麻后如有频繁的吞咽动作，应立即通知医师，进行检查和止血。

(3) 手术当日可进冷流质饮食，次日可进温热半流质食物。如病人进食少，则给予支持治疗。

(4) 术后第二天开始应用复方硼砂液漱口，以保持口腔清洁。

三、咽后脓肿

【疾病概要】

咽后脓肿为咽后间隙的化脓性炎症，按发病机制分为急性型和慢性型两种。

急性型最多见，常见于3岁以下的婴幼儿。多是口、咽、鼻等处的感染引起咽后淋巴结炎，进而化脓形成脓肿所致，咽部异物和外伤也可导致咽后脓肿的发生。急性型一经确诊，应及早在咽部切开排脓，同时给予抗菌消炎，控制感染。

慢性型多是咽后淋巴结结核或颈椎结核形成的寒性脓肿所致。其治疗包括抗痨治疗、穿刺抽脓或颈外切开排脓等。

【护理评估】

1. 健康史　了解病人近期有无口、咽、鼻的化脓性感染，有无咽后壁外伤史及有无结核病史。

2. 身体状况

(1) 急性咽后脓肿：起病较急，有畏寒、发热、咽痛、拒食、吮奶时啼哭和呛逆等症状，病儿多烦躁不安，说话含糊不清，似口中含物。常有呼吸困难，其程度视脓肿大小而定。若脓肿压迫喉入口或并发喉部炎症，则吸气性呼吸困难更为明显。病人颈部僵硬，患侧或双侧颈淋巴结肿大、压痛。咽后壁一侧隆起，黏膜充血，较大的脓肿可将病侧的腭咽弓和软腭向前推移。

(2) 慢性咽后脓肿：病程较长，多伴有结核病的全身症状，无咽痛。随着脓肿的增大，病人逐渐出现咽部阻塞感。咽后壁正中隆起，黏膜色泽较淡。

3. 辅助检查

(1) 影像学检查：颈侧位X光片、CT检查，可显示咽后壁软组织明显增厚，有时可出现脓液平面，慢性咽后脓肿常显示颈椎骨质破坏。

(2) 实验室检查：急性咽后脓肿时血白细胞增多，慢性咽后脓肿血沉常加快。脓液细菌培养和药敏试验可鉴定细菌类型及选择有效的抗生素治疗。

4. 社会心理状况　急性咽后脓肿多为婴幼儿发病，且病情较为凶险，其亲属非常担忧和焦虑不安，多急诊就医。慢性咽后脓肿病人则由于病程较长，治疗效果缓慢，无法正常生活，常常产生焦虑情绪。

【护理诊断】

1. 体温过高　与咽后间隙化脓性感染有关。

2. 吞咽障碍　与咽痛和咽后脓肿增大，阻塞咽腔有关。

3. 疼痛：咽痛　因咽后间隙感染引起。

4. 有窒息的危险　与脓肿过大压迫喉腔、并发喉水肿及脓肿破裂误吸有关。

【护理目标】

1. 病人体温恢复正常。

2. 病人咽部疼痛减轻或消失。

3. 病人保持正常的呼吸形态，无窒息危险。

【护理措施】

1. 急性咽后脓肿

(1) 患儿取仰卧头侧位，保持安静。

(2) 体温过高者，应给予物理或药物降温。遵医嘱给予补液及全身支持疗法。

(3) 密切观察患儿的呼吸情况，必要时给予吸氧。床边备直接喉镜、吸引器和气管切开包等，做好急救准备。

(4) 协助医师做好脓肿切开引流术和扩张引流术。

(5) 当咽后脓肿破裂时，应立即将患儿倒置，以防发生窒息。

(6) 按医嘱及时给予抗生素药物治疗。

2. 慢性咽后脓肿

(1) 卧床休息，减少颈椎活动。

(2) 改善营养状况，增强体质。

(3) 协助医师施行穿刺抽脓及冲洗。

(4) 按医嘱给予抗痨药物治疗。

四、鼻咽癌

【疾病概要】

鼻咽癌是我国高发肿瘤之一，发病率位居我国头颈部恶性肿瘤首位。广东、广西、福建等华南沿海省份为鼻咽癌高发区。本病多发于40～50岁之间，男性发病率是女性的2～3倍。鼻咽癌的病因尚未明确，目前认为与遗传、EB病毒感染及环境等因素有关。鼻咽癌的治疗以放射治疗为主。

【护理评估】

1. 健康史　了解病人患病前身体健康状况、生活习惯、居住环境和家族健康状况，以及有无慢性鼻、咽部疾病史。

2. 身体状况

(1) 鼻部症状：早期可出现回吸涕中带血或擤出涕中带血，时有时无，病程晚期可引起大出血。瘤体增大可阻塞后鼻孔，引起鼻塞，始为单侧，继而双侧。

(2) 耳部症状：肿瘤发生于咽隐窝者，早期即可压迫或阻塞咽鼓管咽口，引起该侧耳鸣、耳闭塞感及听力下降等。

(3) 颈部淋巴结肿大：鼻咽癌早期即可向颈淋巴结转移。转移肿大的淋巴结为颈深淋巴结上群，即同侧乳突尖前下方。转移肿大的淋巴结质硬，无压痛，表面不平，界限不清，活动度差或固定。

(4) 头痛及脑神经症状：早期头痛不明显，且部位不固定，晚期因肿瘤组织侵犯颅底和神经而出现剧烈的头痛，且部位固定。肿瘤经咽隐窝由破裂孔进入颅内，侵犯颅底脑神经时，可出现面部麻木、复视、上睑下垂、软腭麻痹、反呛、声嘶、吞咽困难、伸舌偏斜等症状。

(5) 远处转移：晚期可发生肺、肝、骨骼等远处转移。

(6) 鼻咽癌好发于鼻咽顶部及咽隐窝。间接鼻咽镜、纤维鼻咽镜或鼻内镜检查早期常表现为小结节状或肉芽肿样隆起，表面粗糙不平，易出血。

3. 辅助检查

(1) 影像学检查：颅底X线摄片、CT或MRI检查，可了解肿瘤的大小、范围，颅底破坏及颈淋巴结转移等情况。

(2) EB病毒血清学检查：鼻咽癌病人血清 EB 病毒壳抗原-免疫球蛋白 A(EB VCA-IgA)、核抗原-免疫球蛋白 A(EB NA-IgA)抗体等测定，可用于鼻咽癌的诊断、普查和随访监测。

(3) 活检：鼻咽部活检是确诊鼻咽癌的依据。少数病例可能需要多次活检才能明确诊断，必要时可施行颈部淋巴结的活检以协助诊断。

4. 社会心理状况　由于鼻咽癌早期症状不明显，容易被病人忽视，加上部位隐蔽，也容易造成误诊。反复多次的检查会给病人带来肉体上的痛苦和精神上巨大的压力。一旦确诊，常至晚期，病人多有不同程度的恐惧心理。

【护理诊断】

1. 出血倾向　与肿瘤破溃或侵及血管有关。

2. 疼痛：头痛　与肿瘤侵及神经、颅底或颅内有关。

3. 恐惧　由于剧烈头痛所致。

4. 焦虑　对鼻咽癌治疗的预后担心。

5. 自我形象紊乱：复视、上睑下垂、颈部包块等　与肿瘤侵及颅底、颈部淋巴结转移等有关。

6. 感知改变　听力下降，与肿瘤破坏或阻塞咽鼓管有关。

【护理目标】

1. 病人鼻出血减少或消失。

2. 病人鼻塞、头痛、耳鸣及耳聋等症状减轻或消失。

3. 病人情绪稳定，自信心及应对能力增强，积极配合治疗和护理。

【护理措施】

1. 加强心理护理，关心和鼓励病人，帮助病人树立战胜疾病的信心。

2. 改善营养状态，增强全身免疫功能和抵抗力。

3. 少量鼻出血不需特殊处理。出血多者应遵医嘱给予止血剂，或行鼻腔填塞、血管结扎等治疗，严重者应同时做好输血准备。

4. 遵医嘱给予镇静剂或止痛剂。

5. 放疗或化疗的病人会出现恶心、脱发、浑身无力、食欲不振等不良反应，应给予富有营养、易消化的半流质饮食。口腔糜烂、咽干者做好口腔护理。若放疗后鼻腔内有痂皮阻塞，可行鼻腔冲洗。

6. 对病人及家属做好科普教育，使其了解鼻咽癌的有关知识，保持良好的心态，增强战胜疾病的信心，定期随访。

五、阻塞性睡眠呼吸暂停综合征

【疾病概要】

阻塞性睡眠呼吸暂停综合征(OSAS)是一种睡眠障碍性疾病。一般是指成人在夜间7小时的睡眠中，至少有30次呼吸暂停，每次发作时，鼻、口的气流停止流通至少10秒以上；或呼吸暂停指数(即每小时呼吸暂停的平均次数)大于5。OSAS的发生与各种原因引起的上呼吸道狭窄或阻塞，肥胖，内分泌紊乱，老年期组织松弛、肌张力减弱等因素有关。

OSAS 的治疗主要是针对病因进行治疗。

【护理评估】

1. 健康史　了解病人的身体状况，饮食、生活习惯，运动情况以及家庭中有无肥胖和鼾症病人。

2. 身体状况

(1) 夜间睡眠时有打鼾和频繁发作的呼吸暂停。病人常因高调鼾声，严重影响同室他人睡眠。病人屡因呼吸暂停被憋醒，醒后常感心慌、胸闷或心前区不适。另外，可有夜间不能安静入睡、躁动、多梦、张口呼吸、遗尿、阳痿等症状。

(2) 白天常有晨起头痛、倦怠、过度嗜睡（与人交谈时不自觉入睡）、注意力不集中、记忆力减退、工作效率低、性格乖戾、行为怪异等症状。

(3) 病程较长的病人可并发高血压、心律失常、心肺功能衰竭等。

3. 辅助检查

(1) 多导睡眠描记仪（PSG）可对 OSAS 病人进行整夜连续的睡眠观察和监测，该设备还可进行心电监护和肺功能测试，以及自动记录眼动电图、脑电图、肌电图、血氧饱和度等。通过 PSG 的测试分析，可以了解病人睡眠期机体的变化，确定 OSAS 的性质和程度等。

(2) 通过详细询问病史和常规的耳鼻咽喉科检查，给予相应的鼻内镜、鼻咽镜、纤维喉镜以及头颅影像学等检查，可以进一步明确上呼吸道阻塞的病因、病变部位、性质及阻塞程度等。

4. 社会心理状况

(1) 由于夜间鼾声如雷，干扰他人同室睡眠，常常一人独居。病人夜间频发呼吸暂停，常使家人为其担忧，甚至家人不得不整夜守护，反复将其唤醒。

(2) 严重病人常有性格改变和行为怪异，如多疑、嫉妒、性情暴躁、沮丧等，因此常常影响人际关系。

(3) 由于白天嗜睡，精神萎靡，工作效率低，若从事驾驶、高空作业等有潜在危险的工作，容易发生意外。

(4) 由于人们尚未充分认识 OSAS，甚至不认为它是一种疾病，不知道它可以引起诸如高血压、心律失常、心肺功能衰竭等并发症，因此常不能及时和积极的诊治。

【护理诊断】

1. 睡眠形态紊乱：打鼾、呼吸暂停　与上呼吸道阻塞性病变有关。

2. 社交孤立　由于鼾声影响他人休息及性格改变所致。

3. 潜在并发症：高血压、心律失常、心肺功能衰竭、缺血性脑中风、猝死、心肌梗死等　与呼吸暂停频繁发作导致呼吸性酸中毒、全身动脉压升高、低氧血症、高碳酸血症等有关。

4. 知识缺乏　缺乏对 OSAS 的认识，对其后果不了解。

【护理目标】

1. 病人恢复正常的睡眠形态。打鼾减轻或消失，无呼吸暂停或呼吸暂停次数减少，睡眠质量得到提高。

2. 病人了解 OSAS 对性格和行为的影响，恢复正常的人际关系。

3. 病人无并发症发生或及时发现并发症。

4. 病人了解 OSAS 的严重后果和防治知识。

【护理措施】

1. 非手术病人的护理

(1) 尽量安排病人住单人病房，以免鼾声影响他人。调整睡眠姿势，建议病人尽量取侧卧位，可减少舌根后坠，减轻睡眠呼吸暂停及鼾声。

(2) 建议病人减肥，帮助制订减肥计划。控制饮食，适当增加体力活动，可一定程度减轻症状。同时戒除烟酒。

(3) 对于重症病人可使用舌保护器，睡前置于口中，使舌保持在轻度前置位，增加咽腔前后径距离，从而减轻上呼吸道阻塞症状。

(4) 睡眠时可给予鼻腔持续正压通气，空气流速应调至 100 L/min，压力维持在 490.3～1 471.0 Pa 之间。

(5) 密切观察呼吸暂停情况，尤其是凌晨时更要加强巡视，若病人憋气时间过长，要将其推醒。

(6) 由于病人多有白天嗜睡，注意力难以集中，因此应告诉病人不宜从事驾驶、高空作业等有潜在危险的工作，以免发生意外。

2. 手术病人的护理　针对 OSAS 病因手术的护理，如鼻息肉摘除术、扁桃体切除术等，其护理同上述疾病手术的护理。对于施行悬雍垂腭咽成形术或腭咽成形术者，其手术的护理需注意以下几个方面：

(1) 术前应保持口腔清洁，用 0.02%呋喃西林溶液漱口。

(2) 术后咽痛明显、吞咽困难者应在术后 3 天内给予流质或半流质饮食。少数病人术后数日内因暂时软腭功能障碍，进食时易发生鼻腔反流，此时应嘱病人取坐位或半坐位进食，并消除进食时的紧张情绪。

(3) 术后注意呼吸道是否通畅和密切观察出血情况。嘱病人及时将口内分泌物或血液吐至口边吸除。一旦发现呼吸困难和出血，应及时通知医师并采取相应的措施。

(4) 术后遵医嘱给予抗生素和类固醇激素药物治疗。

(5) 术后仍应保持口腔卫生，经常用生理盐水或朵贝尔氏液漱口。

第三节　喉科病人的护理

一、急性会厌炎

【疾病概要】

急性会厌炎又称急性声门上喉炎，是以会厌为主的声门上区的喉部急性炎症。发病以冬春季节多见。感染是最主要的病因，常见致病菌有乙型流感杆菌、葡萄球菌、链球菌、肺炎链球菌等，也可与病毒混合感染。变态反应、外伤及异物等也可引起本病。急性会厌炎具有起病急、进展快、易致喉梗阻等特点。其治疗主要是使用足量的抗生素和类固醇激素，预防或解除喉阻塞，保持呼吸道通畅。

【护理评估】

1. 健康史　了解病人有无急性上呼吸道感染史，有无外伤、异物史等。

2. 身体状况

(1)症状

①起病急骤,有畏寒、发热,体温多在38～39℃。儿童及老年人症状更为严重,可表现为精神萎靡、四肢发冷、面色苍白、血压下降,甚至可出现昏厥或休克。

②多数病人有剧烈的咽喉痛,吞咽时加重。病人因咽喉痛、会厌肿大常出现吞咽困难,严重时连唾液也难以咽下。可出现饮水呛咳,张口流涎,说话含糊不清。由于声带多未受累,一般无声音嘶哑。会厌高度肿胀时压迫喉入口可引起不同程度的吸气性呼吸困难,甚至窒息。

(2)体征:重症病人伴有吸气性呼吸困难。间接喉镜检查可见会厌明显充血肿胀,尤以舌面为甚,严重时会厌可呈球形。若会厌脓肿形成,会厌表面可见黄白色脓点。

3. 辅助检查

(1)喉部侧位X片:可显示肿胀的会厌。

(2)咽拭子细菌培养及药敏试验:可明确致病菌及选择敏感的抗生素。

4. 社会心理状况　本病发病急骤,病人常以剧烈咽喉痛、吞咽困难、呼吸困难而急诊就医,多数病人及家属也由此表现出紧张焦虑的情绪。而一部分病人由于缺乏对本病的认识,不能意识到其严重性,没有及时就诊,甚至不愿住院治疗观察,从而造成非常严重的后果。

【护理诊断】

1. 体温过高　与会厌急性感染有关。

2. 疼痛:剧烈咽痛　与会厌充血肿胀有关。

3. 吞咽障碍　与会厌高度充血肿胀及剧烈咽痛有关。

4. 有窒息的危险　与急性喉阻塞有关。

【护理目标】

1. 病人的体温恢复正常。

2. 病人咽痛缓解。

3. 病人吞咽障碍减轻或消失。

4. 病人能保持正常的呼吸形态,无窒息的危险。

【护理措施】

1. 嘱病人安静休息,多饮水,进易消化的食物。

2. 让病人保持口腔清洁,用生理盐水或朵贝尔氏液漱口。

3. 观察病人体温变化,对体温过高者应及时采用物理降温。

4. 遵医嘱给予大剂量广谱抗生素和糖皮质激素。

5. 严密观察呼吸变化,必要时可给予吸氧。对于较严重的病人,应做好气管切开术的准备。如出现喉阻塞,应立即通知医师,进行相应的急救处理。

6. 对已经行气管切开术的病人,应按气管切开术后护理。

7. 应用超声雾化吸入治疗,以减轻局部症状。

8. 开展卫生宣教,提高病人对本病的认识,了解本病有窒息的危险,一旦发病应及时到医院就诊。

二、急性喉炎

【疾病概要】

急性喉炎是喉黏膜的急性卡他性炎症,好发于冬春季节,常为上呼吸道感染的一部分。

其病因主要是上呼吸道感染、吸入有害气体或粉尘、发声不当或用声过度、烟酒过度、喉外伤等。一般先为病毒感染，然后继发细菌感染。常见致病菌为乙型流感杆菌、金黄色葡萄球菌、肺炎双球菌等。小儿急性喉炎也可继发于某些传染病，如流感、百日咳、麻疹、猩红热等。

由于小儿喉软骨较柔软、声门下区黏膜下组织较疏松、喉腔较狭窄、咳嗽反射功能较差等原因，故小儿一旦发生急性喉炎，极易引起喉阻塞。

本病的治疗主要是抗菌消炎，对于小儿急性喉炎的治疗则主要是防止喉阻塞的发生和及时解除病儿的呼吸困难。

【护理评估】

1. 健康史　了解病人既往身体状况，近期有无上呼吸道感染病史，有无过度用声、受凉、过劳、烟酒过度、机体抵抗力下降等诱因。

2. 身体状况

(1) 症状：起病较急，可有畏寒、发热、乏力等全身症状，小儿全身症状较成人重。局部症状有：

①声嘶：是急性喉炎的主要症状。开始时声音粗糙，渐变为沙哑，严重者可完全失声。

②咳嗽、咳痰：一般较轻，如伴有气管、支气管炎时，咳嗽咳痰则会加重。小儿急性喉炎若发展至声门下区时，可出现"空""空"样咳嗽声。

③喉痛：喉部不适或疼痛，一般不严重，也不影响吞咽。

④吸气性呼吸困难：主要出现在小儿，常有不同程度的吸气性呼吸困难，也可出现吸气性喉喘鸣、软组织吸气期凹陷等症状。若治疗不及时，甚至会引起患儿死亡。

(2) 体征：间接喉镜检查可见喉黏膜充血、肿胀，声带为粉红色或红色，有时可见黏脓性分泌物附着，但声带运动正常。小儿声门下黏膜因肿胀而向中间隆起，形成一狭窄裂隙。

由于小儿检查不合作，主要是根据病史和体征确诊，必要时可行直接喉镜检查。

3. 社会心理状况　本病起病较急，尤其是小儿常因呼吸困难被家长送医院急诊。对于教师、歌唱演员、播音员等职业用声者，由于出现声嘶，影响其工作而出现焦急心情。

【护理诊断】

1. 语言沟通障碍　声音嘶哑或失音，由喉部炎症引起。

2. 体温过高　与喉部感染有关。

3. 有窒息的危险　与急性炎症引起的喉阻塞有关。

【护理目标】

1. 病人声嘶减轻或消失。病人学会其他与人交流的方法。

2. 病人体温恢复正常。

3. 病人呼吸困难缓解或消失。

【护理措施】

1. 适当休息，尽可能减少发声。禁烟、酒，避免进食刺激性食物。

2. 密切观察患儿的呼吸情况及变化，并及时向医师汇报。

3. 遵医嘱及时给予抗生素和类固醇激素治疗。

4. 遵医嘱给予超声雾化吸入治疗。

5. 如有喉阻塞症状，应做好气管切开术的准备。尽量减少患儿哭闹和活动，以免加重呼吸困难。

三、喉阻塞

【疾病概要】

喉阻塞又称喉梗阻，是因喉部或其邻近器官的病变使喉腔变窄或发生阻塞，出现以吸气呼吸困难为主的症状群。引起喉阻塞的常见病因有喉部急性炎症、外伤、水肿、异物、肿瘤、畸形、声带麻痹等。喉阻塞是耳鼻咽喉科的急症之一，若不及时处理，可引起病人迅速窒息死亡。

【护理评估】

1. 健康史　了解病人近期有无上呼吸道感染、外伤、过敏史等。小儿有无异物接触史。

2. 身体状况

(1) 吸气期呼吸困难：为喉阻塞的主要症状，表现为吸气时间延长，吸气费力，但呼气无明显困难。若无显著缺氧，则呼吸频率不变。

(2) 吸气期喉喘鸣：由于吸气时吸入的气流通过狭窄的声门时，形成气流漩涡反击声带，使声带颤动发出喉喘鸣声。一般来说，喉阻塞越重，喘鸣声越响。

(3) 吸气期软组织凹陷：因吸气时呼吸困难，胸、腹辅助呼吸肌均代偿性加强运动，使胸腔内负压加大，故胸壁及其周围软组织如胸骨上窝、锁骨上窝、肋间隙、剑突下或上腹部向内凹陷，此称为"四凹征"。其程度视呼吸困难的程度而异，儿童的肌张力较弱，凹陷更为明显。

(4) 声嘶：若病变位于声带，则有声音嘶哑，甚至失声。

(5) 发绀：因缺氧病人可表现为烦躁不安、出冷汗、面色青紫等。若不及时治疗，可出现脉搏细速或不规则，心律不齐，血压下降等，很快因心力衰竭或窒息而死亡。

3. 吸气性呼吸困难的分度　根据呼吸困难的轻重将其分为4度。

一度：安静时无呼吸困难，活动或哭闹时有轻度吸气性呼吸困难，吸气时稍有喉喘鸣及软组织凹陷。

二度：安静时有轻度吸气性呼吸困难，吸气性喉喘鸣及吸气性软组织凹陷，活动时加重，但不影响睡眠和进食，无烦躁不安等缺氧症状，脉搏尚正常。

三度：吸气性呼吸困难明显，喉喘鸣声较响，吸气性软组织凹陷显著，并出现缺氧症状，如烦躁不安、不易入睡、不愿进食、脉搏加快等症状。

四度：呼吸极度困难。病人坐卧不安、手足乱动、出冷汗、面色苍白或发绀、定向力丧失、心律不齐、脉搏细弱、血压下降、昏迷、大小便失禁等。若不及时抢救，可很快因窒息、心力衰竭而死亡。

4. 社会心理状况　由于一部分病人及家属缺乏相关的知识，在出现轻度喉阻塞症状时，对病情认识不足，不能及时就诊，直到病情危重时才就医，贻误了治疗的时机。在病情较重时，病人及家属则因担心呼吸困难危及生命而表现出十分紧张和恐惧。

【护理诊断】

1. 有窒息的危险　由喉阻塞引起。

2. 语言沟通障碍：声音嘶哑　与喉部疾病有关。

3. 低效性呼吸形态　因吸气性呼吸困难所致。

【护理目标】

1. 保持病人呼吸道通畅，无呼吸困难及发绀等表现，恢复正常呼吸形态。

2. 病人声音嘶哑减轻或消失，能正常进行语言交流。

【护理措施】

根据其病因及呼吸困难程度的不同，应采取不同的护理措施。对喉阻塞特别严重者，必须争分夺秒，因地制宜，迅速解除其呼吸困难。

1. 保持病人安静，卧床休息。小儿要尽量不让其哭闹，以减少耗氧量。保持周围环境安静，限制探视人数。

2. 密切观察病人的脉搏、血压、神志、呼吸、缺氧等情况及其变化，并及时报告医师。

3. 病室内应保持一定的温度(18～20℃)和湿度(相对湿度在70%以上)。

4. 有语言沟通障碍者，嘱其用手势或文字进行交流。

5. 遵医嘱给予吸氧和超声雾化吸入。

6. 对于小儿急性喉炎、急性会厌炎、喉水肿、气管插管或支气管镜检查引起的喉阻塞，应遵医嘱及时给予抗生素及糖皮质激素治疗。

7. 若病人因缺氧而躁动不安，应保护其安全，防止坠地或碰伤。

8. 对于重症喉阻塞病人应做好急救准备，床边备气管切开包。对有手术指征的病人要积极做好各种术前准备，尽快施行手术，并做好病人及家属的思想工作，使其积极配合治疗。

9. 对于四度喉阻塞病人，应迅速、准确执行各项医嘱，并熟悉气管切开术、环甲膜切开术的配合，协助医师完成急救手术。

10. 气管切开术的护理　气管切开术是切开颈部气管前壁，通过气管套管建立新的呼吸通道，主要用以解除喉阻塞，现也多用于解除各种原因引起的下呼吸道分泌物阻塞。气管切开术的术前护理除急症手术外，同本章中耳鼻咽喉科手术病人手术前的护理。其术后主要的护理如下：

(1) 气管切开后，病人暂时或永久失去讲话能力，故应有专人护理以了解病人的病情变化及要求，协助病人完成日常生活和治疗。

(2) 密切观察病人呼吸情况，如术后呼吸困难不见好转或加重，要警惕是否有并发症的发生，如纵隔气肿、气胸等，应及时报告医师。

(3) 保持套管和呼吸道通畅

①及时吸除套管和呼吸道内的分泌物，如分泌物为血性，且较多，要及时向医师汇报。吸引时应注意：ⅰ选用合适的吸引管，吸引管大小的选择应根据气管套管的大小来确定。吸引管的直径一般不应超过气管套管内径的1/2，吸引管吸引端应有侧孔。ⅱ严格掌握无菌操作，吸引管用过后要消毒后再用。吸引气管和吸引口、鼻腔的导管要分开。ⅲ分泌物黏稠者，可经套管先滴入生理盐水或α-糜蛋白酶稀释液后再吸引。每次滴入的生理盐水量：婴儿至2岁为0.5 ml，2～6岁为2～3 ml，大于6岁为3～5 ml。ⅳ记录每次吸引分泌物的数量、颜色及黏稠度等，如有异常应及时报告医师。

②气管套管的内套管易被分泌物形成的干痂或血痂所阻塞，故应及时清洗内套管。一般每4～6小时清洗内管一次，消毒后重新插入。取内管时要固定好外管，防止将外管一齐拔出。外管在术后一周内，切口窦道未形成前勿要更换，以防插入困难，其更换应根据医嘱来执行。

(4) 气管切开术后，由于是经气管套管呼吸，吸入的未经鼻腔加温加湿的气体，势必损害下呼吸道黏膜纤毛功能，影响肺的呼吸功能。因此应采取必要的湿化措施：

①室内保持适当的温度(18～20℃)和湿度(80%以上)。

②气管内滴入湿化液,常用生理盐水,也可加入抗生素和 α-糜蛋白酶或透明质酸酶等,滴入气管内,每次滴入气管内 2～3 ml,一日数次。湿化液最好当日配制,以防湿化液受到污染。

③蒸气或超声雾化吸入,吸入液主要为生理盐水和适量的抗生素和 α-糜蛋白酶,其湿化作用的优点为效果好、面积广、作用均匀等。每次 15～20 分钟,每天 2～3 次。蒸气吸入时应防止发生烫伤。

④气管套管口覆盖 1～2 层湿纱布。

(5)应注意检查套管是否系牢,松紧是否适度。套管系带更换时,最好两个人操作,一人固定套管,另一人更换系带。床边备好同样型号的气管套管及气管切开包,以防万一。如果是幼儿和精神失常者应防止病人自行将套管拔出。

(6)如病人为带气囊套管,应注意气囊内压力是否适度,其压力应保持在 1.47～2.45 kPa(11～29 mmHg)。气囊应每隔 4 小时放气 5 分钟,以防长时间压迫引起气管黏膜坏死。放气前应将口咽部的分泌物吸除,防止发生误吸。

(7)病人术后可引起暂时性的失语,因此要做好心理护理,解除思想顾虑,耐心领会病人用文字或手势所表达的情感和要求。单纯行气管切开术者,若病情缓解可嘱其堵住气管套管外口再讲话。

(8)术后一周内给予流质或半流质饮食。进食时如易发生误吸者,可采取坐位或半坐位,吞咽前作深吸气,屏住呼吸后将食物咽入。若气管套管带有气囊,进食前可充气以防误吸。昏迷、全喉切除术、气管切开术后并发气管食管瘘、吞咽肌麻痹等病人则应给予鼻饲。

(9)若病因消除,呼吸道恢复通畅,咳嗽功能恢复正常,可试堵管 24～48 小时后拔管,拔管后用蝶形胶布将切口拉紧,数日后即可愈合。堵管期间及拔管后应密切观察呼吸情况,如出现呼吸困难,应及时报告医师,并采取相应的急救措施。

(10)遵医嘱给予抗生素,以预防感染。

(11)对于带管出院者,应教会病人及家属使用和消毒内套管的方法,以及脱管的紧急处理方法。长期带管者应遵医嘱定期到医院更换气管套管。如有出血,应及时到医院检查。

四、喉癌

【疾病概要】

喉癌是耳鼻咽喉科较常见的恶性肿瘤,其发病率有明显增加的趋势。我国喉癌发病率地区差别很大,东北地区发病率最高。高发年龄为 50～70 岁,男性多于女性。喉癌发生的病因至今尚未明确,可能与烟酒过度、空气污染、病毒感染、某些癌前期病变如白斑病等有关。喉癌中,鳞状细胞癌最多见。根据肿瘤的发生部位,喉癌一般可分为声门上型、声门型和声门下型三种类型,其中以声门型最为多见。喉癌的治疗包括手术、放疗、化疗及免疫治疗等,手术为主要的治疗手段。

【护理评估】

1. 健康史　询问病人患病前的健康状况,了解病人有无不良的生活习惯如长期吸烟、饮酒等,病人的环境状况,是否在生活、工作中长期接触有毒有害的气体、粉尘等,病人有无长期声音嘶哑史。

2. 身体状况

(1) 声音嘶哑：为声门型喉癌的早期主要症状，常进行性加重，重者可失声。声门上型和声门下型喉癌，声音嘶哑多为较晚期症状。

(2) 疼痛：声门上型喉癌常有喉痛，并可放射至耳部，吞咽时加重。

(3) 吞咽困难：声门上型喉癌早期常表现为咽喉部不适、异物感，侵犯舌根、梨状窝时则引起吞咽困难；声门下型喉癌向后侵犯食管时，可出现进行性加重的吞咽困难。

(4) 咳嗽和咳血：多为喉癌的较晚期表现。

(5) 呼吸困难：随着肿瘤体积增大，喉腔逐渐狭窄，可出现吸气性呼吸困难，并呈进行性加重。若喉癌继发出血、水肿、感染等，则可能导致急性喉阻塞。

(6) 颈部淋巴结转移：多发生于声门上型和声门下型喉癌，声门型喉癌晚期也可发生。多转移至沿颈内静脉走向的颈深、气管旁、颈后、颌下、锁骨上淋巴结等处。

(7) 检查：可通过间接喉镜、直接喉镜或纤维喉镜等检查，确定肿瘤的部位、形态、范围以及声带的运动情况。喉动态镜检查有助于声带癌的早期发现。喉癌的形态可为菜花型、溃疡型、结节型及包块型。

3. 辅助检查

(1) 影像学检查：喉断层摄片、CT 扫描或 MRI 检查，可了解肿瘤的部位和范围等。

(2) 活组织检查：多在间接喉镜、直接喉镜或纤维喉镜下钳取活组织标本送检，极少数病人需经喉裂开活检。如有呼吸困难，可经气管切开手术后再活检。

4. 社会心理状况　本病由于早期症状不明显，多不能引起病人及家属的注意与重视，因此容易误诊。随着病情的发展，出现严重声音嘶哑、咳血、呼吸和吞咽困难时，病人及家人则非常紧张并能尽快地就诊。一旦明确诊断，病人会产生不同程度的恐惧心理，思想负担极重。对于需要行全喉切除术的病人，则担心自己在术后无法与他人沟通、个人形象受到破坏、严重影响生活质量等，甚至拒绝手术治疗。

【护理诊断】

1. 语言沟通障碍　声音嘶哑或发声功能丧失，与癌肿侵犯声带及喉癌手术有关。

2. 自我形象紊乱　与术后佩戴气管套管及失声有关。

3. 有窒息的危险　与癌肿逐渐增大、继发感染、出血引起喉阻塞有关。

4. 进食自理缺陷　由喉切除术后鼻饲所致。

5. 焦虑、恐惧　与患喉癌及对喉癌预后的担心有关。

【护理目标】

1. 病人学会其他的交流方式。

2. 病人焦虑、恐惧减轻或消失。

3. 病人保持正常的呼吸形态，呼吸道通畅，无窒息的危险。

4. 病人术后一周左右能在床边、室内活动，生活能部分自理，出院前基本恢复生活自理能力。

5. 病人能正确看待佩戴气管套管。

【护理措施】

1. 未作特殊治疗前的护理

(1) 加强心理护理，安慰病人，做好病人的思想工作，解除其思想上的顾虑，减轻或消除病人的恐惧心理，使病人接受和配合手术治疗和护理。向病人及家属说明喉癌治疗的各种方法、治疗的必要性、治疗过程及注意事项。若行全喉切除术，还需说明手术对发声的影响及术后语言交流的替代方法，消除病人对术后社交和表达能力的疑虑。

(2) 对喉癌晚期、喉镜检查后或喉部活检后的病人，应注意观察病人的呼吸情况。如有呼吸困难，应嘱其卧床休息，采取舒适、安全并有利于呼吸的体位。根据呼吸困难的程度采取相应的治疗和护理，保持呼吸道的畅通，同时观察有无合并感染的征象。

(3) 加强口腔护理，保持口腔清洁，如有口腔病变应作相应的处理。

(4) 遵医嘱给予抗生素，预防术后感染，避免发生咽瘘。

(5) 当喉癌尤其是声门上喉癌或伴有喉返神经麻痹出现误吸时，应采取一定的保护措施。让病人小心进食，进食时应采取坐位或半坐位，以软食量少为佳。

(6) 晚期喉癌病人全身情况一般都较差，治疗前应加强营养，给予高蛋白及高热量的食物。进食困难者，可给予鼻饲或静脉补液。

(7) 喉癌确诊后，应立即戒除烟酒嗜好。

(8) 协助病人完成治疗前的各项必要的检查，如大便、尿及血常规，肝、肾功能，心电图等。

2. 放射治疗的护理　放疗可在手术前后进行。晚期喉癌病人，由于全身情况差，不适宜手术，可采取姑息性放疗。

(1) 向病人及家属说明放疗的必要性、过程及可能出现的放疗反应。鼓励病人树立信心，坚持全程治疗。

(2) 放疗可引起喉黏膜肿胀，使喉阻塞加重。因此，有呼吸困难的病人应先行气管切开术，然后放疗。已做部分喉切除者，最好在放疗结束后再拔除气管套管。佩戴金属气管套管者，放疗前应更换为非金属套管。

(3) 放疗后若颈部皮肤有红肿、糜烂等反应，应清洁后涂抗生素油膏加以保护。

3. 喉部手术术后的护理　喉癌的手术主要包括全喉切除术、部分喉切除术、颈廓清术等。

(1) 体位：全麻未完全清醒时，应去枕平卧，头偏侧位，床边备吸引器。完全清醒后，床头抬高 30°～45°，以利于术后病人呼吸和减轻水肿，同时使颈部轻度前倾，可减轻颈部皮肤切口的张力。

(2) 注意观察生命体征：在术后 1～2 天内，可能发生伤口出血，气管内分泌物也较多，容易阻塞气管套管，有潜在感染的危险。应密切观察血压、脉搏、呼吸和体温，如发现异常，立即报告医师，以便及时处理。由于颈廓清术手术时间长、创面大、失血较多，术后更应严密观察病人的生命体征和伤口情况。

(3) 饮食：术后 24～48 小时内鼻饲管用于胃肠减压，病人依靠静脉给养。之后，可经鼻饲管注入流质饮食，多采用混合流质，不宜太黏稠，加温后少量多次注入。要注意观察鼻饲后的反应，防止发生呕吐和消化不良。术后 10 天嘱病人试饮水，若无咽瘘或下咽狭窄，即可拔除鼻饲管改为经口进食，并逐步恢复正常饮食。如有咽瘘，应保留鼻饲管直至咽瘘愈合。

(4) 负压引流：应保持负压引流管引流通畅，注意观察引流物的颜色并记录每日引流量。

(5) 气管套管护理：气管套管要固定牢固。保证套管通畅，及时清除套管内分泌物并定期消毒。保持下呼吸道湿润、通畅，室内保持适当的温度(22℃)和湿度(相对湿度在 80%～90%)，气管套管口覆盖 1～2 层无菌湿纱布；定期向套管内滴入抗生素，并每日做雾化吸入，稀释痰液，便于咳出，预防肺部感染。保持手术切口清洁、干燥，如有分泌物咳出，应及时用纱布拭去，并更换套管垫布。若套管周围分泌物变为绿色，要及时做细菌培养，防止铜绿假单胞菌感染。病人出院时，应教会病人及家属如何护理，切勿在洗澡时进水，注意防止异物或灰尘吸入。

(6) 口腔护理：保持口腔清洁，嘱病人在术后 10 天内不要做吞咽动作，将口中的分泌物吸出或吐出并及时漱口。

(7) 鼓励并协助病人早日下床活动，预防肺部并发症及褥疮的发生。对于术后体质较弱、下肢无力者，务必要协助其活动，开始时要控制活动量。

(8) 失语护理：全喉切除病人术后不能进行语言表达和交流，导致内心痛苦，要表示理解和同情。耐心领会病人用肢体语言或文字表达的情感和要求。帮助病人建立新的交流方式。如装有发音钮或人工喉，应积极训练，学会使用。

(9) 喉切除术后护理的另一个重要内容是吞咽训练，特别是声门上水平半喉切除后，病人常常需要经过一定时间的吞咽训练才能正常进食而不发生误吸。具体方法是：嘱病人取半卧位，深吸气后屏住，然后进一小口食物，吞咽三次，最后做咳嗽清喉动作，将停留在声门处的食物咳出。按此程序反复训练，直至进食时不发生误吸。如呛咳严重，可在进食时将气管套管气囊充气，可防止误吸。

(10) 颈廓清术容易合并出血、感染、乳糜瘘、咽瘘、空气栓塞、气胸和纵隔气肿、颅内压增高及术后皮肤坏死等并发症，要密切注意观察和预防上述情况的发生。如有病情变化要及时向医师汇报。若遇颈动脉突然破裂大出血，应立即用手指或纱条压迫止血，并迅速请医师处理。

（葛程旺）

第四节　喉、气管、支气管及食管异物病人的护理

一、喉、气管及支气管异物

【疾病概要】

喉、气管及支气管异物是耳鼻咽喉科常见的急症之一。由于 3 岁以下的小儿牙齿发育不全、喜欢口中含物等原因，故其发病最为多见，全麻或昏迷病人如护理不当，也会引起误吸。异物可分为外源性和内源性异物两种。外源性异物包括植物性、动物性、化学性及矿物性物质等，其中以植物性异物最多见，如花生、瓜子等。内源性异物为呼吸道病变所产生的渗出物、结痂或其他坏死物质。

异物进入喉、气管及支气管后的表现与异物的性质、大小、形状、阻塞部位及停留时间有关。

【护理评估】

1. 健康史　详细询问病人或其家属在发病前有无异物接触史或吸入史，对全麻或昏迷病人应了解相关的监护情况。

2. 身体状况

(1) 喉异物：小的异物刺激喉黏膜引起反射性喉痉挛，导致吸气性呼吸困难和刺激性剧烈咳嗽，可伴有不同程度的声嘶、喉痛、吸气性喘鸣及发绀等。大的异物可立即引起窒息，甚至死亡。

(2) 气管异物：异物进入气管后，若异物贴附在气管壁上，症状可暂时缓解；若异物在气管内上下活动，主要引起阵发性咳嗽。当异物随气流撞击声门时，用听诊器在颈部可闻及拍击声，颈部触诊可有撞击感。当异物部分阻塞气管时，可闻及哮鸣音。

(3) 支气管异物：早期与气管异物症状相似。若为植物性异物，因脂肪酸刺激引起支气管炎，可出现发热、咳嗽、咳痰及喘鸣等症状。异物可导致支气管不完全阻塞而引起肺气肿，或完全阻塞而出现肺不张，听诊患侧呼吸音减弱或消失。

气管及支气管异物可导致气胸、纵隔或皮下气肿、肺炎或肺脓肿、心力衰竭等并发症。

3. 辅助检查　X线胸部检查：金属等不透光异物，可显示异物的大小、形状及所在部位；透光异物可有肺气肿、肺不张、纵隔摆动或肺部感染征象。

4. 社会心理状况　因病人多是儿童，有时异物吸入病史不明确，若症状不明显，易被忽视而不能及时就医，医务人员也可能因此而出现误诊。本病发生急骤，可能来不及救治病人就因窒息而死亡，给病人家属带来痛苦和内疚。

【护理诊断】

1. 清理呼吸道无效　与异物存留，阻碍正常呼吸有关。

2. 有窒息的危险　与较大异物阻塞声门或气管，或异物刺激引起喉痉挛有关。

3. 有感染的危险　因异物刺激和损伤喉、气管及支气管黏膜，或阻碍其远端肺叶的正常引流而导致肺部继发感染。

4. 知识缺乏　缺乏喉、气管及支气管异物的预防知识。

【护理目标】

1. 保持病人呼吸道通畅，呼吸困难及缺氧症状不出现或缓解。

2. 保持病人正常的呼吸形态，无窒息的危险。

3. 病人无感染的症状或感染得到控制。

4. 病人或家属可叙述喉、气管及支气管异物相关的预防知识。

【护理措施】

1. 密切观察病人的呼吸变化情况，使病人保持安静，应避免小儿因哭闹或活动过度而增加耗氧，加重呼吸困难。如呼吸困难突然加重，应立即报告医师，及时采取有效的救治措施。

2. 准备好急救的物品，如气管切开包、氧气、负压吸引器、气管插管等。

3. 注意观察有无呼吸道感染的表现，如出现发热、咳嗽、咳痰等，应及时通知医师给予相应的处理。

4. 对于已确定将实施异物取出手术的病人，应遵医嘱做好直接喉镜或支气管镜检查的术前准备工作，如禁食、用药及与手术室联系等，同时要耐心细致地向病人及其家属说明手术的必要性、手术过程、术前及术后的注意事项以及术中、术后可能发生的并发症，使病人及其家属能够接受和积极配合手术治疗。

5. 对于异物取出手术术后的病人，应了解手术情况，如异物是否完全取出，有无损伤或并发症等。密切观察病人尤其是小儿的呼吸及体温变化情况。遵医嘱给予抗生素、糖皮质激素类药物，以控制感染并防止喉水肿的发生。若术后病人出现呼吸困难或呼吸困难加重，应及时通知医师，同时做好气管切开术的准备。

6. 进行喉、气管及支气管异物的卫生保健知识宣教，使病人及其家属了解喉、气管及支气管异物的危害性及有关的预防和救治知识。避免让小儿接触到或进食不适当的食物，如瓜子、花生、豆类等，避免在进食时嬉笑、哭闹、追逐等，纠正口中含物的不良习惯。如小儿口内有异物，不要强行用手取出异物，应设法诱其吐出。醉酒时，注意避免将食物、呕吐物、松动的义齿等吸入呼吸道。

二、食管异物

【疾病概要】

食管异物为耳鼻咽喉科常见的急症之一。一般多见于小儿和老人，其原因主要是进食匆忙或注意力不集中，不慎将混杂在食物中的异物咽下。小儿多为口内含物，咽防御反射未发育完善，而发生误咽。老年人则常因牙齿稀松、口腔黏膜感觉迟钝或义齿脱落而引起。食管疾病如肿瘤、狭窄时也会引起本病，酒醉、昏迷、全麻时也可发生误咽，也可发生于精神失常者、轻生者的自我伤害。异物种类各异，成人以鱼骨、鸡骨、肉块、假牙等多见；儿童则以硬币、各种小玩具、枣核等为多见。异物最常发生在食管入口处。食管异物的临床表现与异物的种类、大小、性状、停留的部位、发病的时间及年龄等因素有关。食管异物如不及时取出，将会引起各种严重并发症，如食管炎、大血管破裂出血、气管食管瘘及肺部感染等。食管异物的处理主要是经食管镜取出异物，配合以抗感染、对症等处理。

【护理评估】

1. 健康史　了解病人在发病前有无异物误咽或食入史、有无食管手术或受伤史，详细了解异物的种类、性质以及误吞异物的发生时间、是否继续进食等，了解有无自行采取过处理措施如吞饭团或菜团等。

2. 身体状况

(1) 吞咽困难：由异物阻塞、吞咽疼痛或合并感染等引起。轻者可进食流质或半流质饮食，重者则流质及唾液也不能下咽。小儿常伴有流涎症状。由于不能进食，最终可导致病人脱水及营养障碍。

(2) 吞咽疼痛：异物较小或表面较圆滑时，疼痛多不明显，形状不规则或尖锐异物时疼痛多较重。食管上段异物，疼痛多在颈根部或胸骨上窝；食管中段异物，常表现为胸骨后疼痛并可放射到背部。

(3) 呼吸道症状：若异物较大向前压迫食管前壁或位置较高压迫喉部，尤其在婴幼儿，可引起呼吸困难，甚至窒息死亡。

3. 辅助检查　食管钡剂透视或摄片检查：对X线不能透过的异物，可直接做透视或摄片定位，对X线能透过的异物，可行食管钡透或摄片检查，以确定有无异物及其所在部位等。对各种检查未能确诊，而异物史明确、症状典型，药物治疗症状改善不明显甚至加重者，可施行食管镜检查，以明确诊断。

4. 社会心理状况　发病后，病人及家属多因症状较重而表现出紧张和恐慌，多能及时就医。若症状不明显，未引起病人及家属的注意，或误咽异物后，少数病人惧怕手术，或不好意思就诊，甚至采取吞食饭团、菜团等错误的处理方法，可以导致大出血、食管穿孔、感染等严重后果，此时，病人会后悔或自责。

【护理诊断】

1. 疼痛　与异物损伤食管黏膜、嵌顿食管或伴有感染有关。

2. 吞咽困难　与吞咽疼痛、异物阻塞食管有关。

3. 有感染的危险　与异物损伤食管黏膜或导致食管穿孔而继发感染有关，如食管炎、纵隔炎或脓肿等。

4. 有窒息的危险　与较大异物压迫气管后壁有关。

5. 有大出血的危险　由异物损伤血管或感染侵蚀血管所致。

6. 营养失调：低于机体需要　与吞咽疼痛、异物阻塞食管等引起较长时间的进食障碍有关。

7. 知识缺乏　缺乏食管异物的预防及正确的处理知识。

【护理目标】

1. 病人疼痛减轻或消失。

2. 病人能够正常进食。

3. 病人无感染的表现或感染得到控制。

4. 病人能够保持正常呼吸形态，无窒息的危险。

5. 病人未出现营养及水、电解质平衡失调与紊乱或出现后得到纠正。

6. 病人及家属获得有关食管异物的防治知识。

【护理措施】

1. 应及时向病人及家属说明本病的治疗和病情中可能出现的情况。安慰病人，尽可能减轻和消除病人紧张焦虑的心情，积极配合治疗和护理。

2. 密切观察病人呼吸情况，防止发生窒息。若出现呼吸困难，应立即通知医师，及时给予处理。

3. 注意观察病人的吞咽、进食情况，不能进食者，及时报告医师。

4. 对行食管镜检查者，应配合医师做好各种术前准备工作，如术前禁食、术前用药、清洁口腔、取下义齿等，并向病人及其家属解释有关手术的方法和手术中的注意事项。术后应了解手术经过，异物是否完全取出、食管有无损伤，观察麻醉反应，及时执行各项医嘱。

5. 异物未取出前，应静脉输液，保证营养及水、电解质平衡。异物取出后无并发症者，可逐步恢复正常饮食。若异物取出过程中食管损伤较重，出现食管穿孔或已有食管气管瘘，则术后给予鼻饲。

6. 注意观察病情的变化情况及有无并发症的发生。若病人有全身感染症状明显、局部疼痛加剧，烦躁不安，呕血或便血等表现时，则提示有感染、大出血等并发症的发生，应立即通知医师，并协助医师及时处理。

7. 健康指导　对病人及家属进行有关的防治知识宣教。进食时不要太匆忙，注意力要集中；教育儿童不要将玩具含在口内，以免发生误咽；要及时修复松动的假牙，以免进食时脱落；发生误吞异物后应尽早就医，以便得到及时有效的治疗处理，切忌采取吞咽食物团如饭团、菜团、馒头等将其强行下咽，以免损伤加重。

第五节　耳科病人的护理

一、鼓膜外伤

【疾病概要】

鼓膜外伤常因直接或间接外力损伤所致。直接损伤多为挖耳、医源性损伤如取外耳道耵聍或异物等；间接损伤多见于空气压力骤然变化时，如掌击耳部、炮震、放鞭炮及潜水等。另外外耳道昆虫性异物、颞骨纵形骨折等也可导致鼓膜外伤。鼓膜外伤的治疗主要是保持外耳道清洁干燥，预防中耳感染。

【护理评估】

1. 健康史　有用硬物挖耳的不良卫生习惯或压力损伤史等。

2. 身体状况　外伤后，如是单纯的鼓膜穿孔，常出现突发耳痛、耳出血、耳内闷塞感、听力下降及耳鸣等，如同时有内耳损伤，可出现眩晕、恶心等。鼓膜多呈不规则形或裂隙状穿孔，外耳道内及鼓膜穿孔边缘上可有血迹或血痂。若外耳道内出血较多且伴有水样液体流出，应考虑为脑脊液耳漏。听力检查呈传导性或混合性耳聋。

3. 社会心理状况　病人多因突发耳痛、听力下降而恐慌、焦虑，常能及时就医。

【护理诊断】

1. 疼痛　与损伤有关。

2. 感知改变：听力减退　与鼓膜穿孔或内耳受损有关。

3. 有感染的危险　与鼓膜穿孔处理不当有关。

4. 知识缺乏　缺乏有关鼓膜外伤的防治知识。

【护理目标】

1. 疼痛减轻或消除。

2. 听力改善或恢复正常。

3. 防止外耳道及中耳污染，避免继发中耳感染。

4. 使病人获得有关鼓膜外伤的防治知识。

【护理措施】

1. 清除外耳道内存留的异物、泥土等，用75％乙醇棉球拭净外耳道，可用消毒干棉球堵塞外耳道口。禁止外耳道冲洗和滴药。

2. 遵医嘱全身应用抗生素。

3. 嘱病人避免感冒，伤后3周内勿用力擤鼻，避免来自鼻咽部的感染；穿孔愈合前，禁止游泳，防止外耳道进水，以免继发中耳感染。

4. 加强卫生保健知识的宣教。不可用发卡、木签等锐器挖耳，取外耳道耵聍或异物时应避免损伤鼓膜，远离爆震现场，或事先用手指塞耳或戴好防护耳塞。

二、分泌性中耳炎

【疾病概要】

分泌性中耳炎是以鼓室积液及传导性耳聋为主要特征的中耳黏膜非化脓性炎症。可分为急性和慢性两种，慢性分泌性中耳炎多因急性分泌性中耳炎转化而来。目前认为分泌性中耳炎的发生主要与咽鼓管功能障碍、感染和免疫反应有关，如上呼吸道感染、鼻咽部肿瘤、气压骤变等。清除中耳积液，改善中耳通气引流及病因治疗是本病的主要治疗原则。

【护理评估】

1. 健康史　既往可有慢性鼻炎、鼻窦炎、腺样体肿大、鼻咽部肿瘤等病史。头颈部肿瘤放疗后易患此病。

2. 身体状况

(1) 听力减退：常有自声增强现象，即感觉听外界的声音很远、很小，但听自己声音很响。小儿常表现为对声音反应迟钝，注意力不集中。

(2) 耳内闭塞或闷胀感，伴耳鸣。按压耳屏或牵拉耳郭后，闭塞或闷胀感可暂时减轻。打喷嚏、擤鼻或打呵欠时，耳内可听到气过水声。

(3) 检查见鼓膜松弛部或紧张部周边充血，鼓膜内陷，光锥缩短、变形或消失，锤骨柄向后上移位。鼓室积液时，鼓膜呈淡黄、橙红或琥珀色，透过鼓膜可见液平面。听力检查呈传导性耳聋。仅有一侧鼓室积液的成人，应详细检查鼻咽部以排除鼻咽癌的可能。

3. 社会心理状况　病人常因听力下降、耳内闷胀等症状或治疗效果不明显而焦虑，家属也担心病人听力能否恢复正常。

【护理诊断】

1. 感知改变：听力减退　与中耳腔内压力改变、鼓室积液等有关。

2. 舒适状态的改变：耳闷塞感、耳鸣等　与鼓室积液、中耳腔内压力改变有关。

3. 知识缺乏　缺乏分泌性中耳炎的预防和治疗的有关知识。

【护理目标】

1. 病人听力改善或恢复正常。

2. 病人耳部不适感消除。

3. 病人及家属获得有关分泌性中耳炎的预防和治疗知识，病人会较为简单的咽鼓管吹张，如捏鼻鼓气法。

【护理措施】

1. 应及时向病人及其家属耐心解释清楚病情，消除病人的精神负担，使病人情绪稳定，能够积极配合治疗和护理。

2. 对于鼓室积液，如药物治疗不佳，可行鼓膜穿刺术。若积液较黏稠，不易抽吸时则行鼓膜切开术。对于病情迁延不愈、反复发作或咽鼓管功能短期内不能恢复正常者，可行鼓膜置管术。需做好术前的充分准备和严格掌握无菌操作。遵医嘱应用合适的抗生素，预防继发性中耳感染。

3. 急性期过后及慢性者可行咽鼓管吹张，应教会病人捏鼻鼓气法的方法及有关注意事项。

4. 遵医嘱指导病人用 0.5%～1%麻黄碱滴鼻剂滴鼻，每日 3 次，以保持或恢复鼻腔及咽鼓管的通畅，注意用药时间不宜过长，避免引起药物性鼻炎。

5. 如分泌性中耳炎的发生与慢性肥厚性鼻炎、鼻息肉、腺样体肥大等鼻、鼻咽部疾病有关，而必须行相应的手术治疗，应向病人及家属说清楚上述疾病与分泌性中耳炎发生的相关性，介绍手术的方法、过程、注意事项等，使病人能够积极配合手术治疗。

6. 进行卫生宣传教育，使病人及家属对分泌性中耳炎的发生、发展及预后有一定的认识，能够主动采取有效措施防治本病。加强身体锻炼、预防感冒、定期健康检查，积极治疗鼻及鼻咽部疾病等。

三、急性化脓性中耳炎

【疾病概要】

急性化脓性中耳炎是中耳黏膜的急性化脓性炎症，病变主要位于鼓室。多见于儿童，冬春季节多发。多继发于上呼吸道感染，常见的致病菌为肺炎球菌、溶血性链球菌、金黄色葡萄球菌等。细菌进入中耳的感染途径有咽鼓管、鼓膜、血行三个途径。咽鼓管途径最常见，急性上呼吸道感染、急性传染病、哺乳姿势不当、用力擤鼻、不恰当的咽鼓管吹张等，均易使细菌经咽鼓管进入中耳而引起本病。鼓膜途径是因鼓膜外伤或鼓膜穿刺等操作不当，致病菌经鼓膜穿孔处进入中耳所致。急性化脓性中耳炎的主要治疗原则是控制感染和通畅引流。

【护理评估】

1. 健康史　多见于机体免疫力差，急、慢性鼻炎及咽部炎性疾病反复发作者。

2. 身体状况

(1) 症状：可有畏寒、发热、头痛、食欲不振等轻重不一的全身感染症状。小儿全身症状较重，常伴呕吐、腹泻等消化道症状。一旦鼓膜穿孔，全身感染症状明显减轻。局部症状主要有耳痛、听力下降、耳鸣和耳流脓。鼓膜穿孔前耳痛较剧烈，如搏动性跳痛或刺痛，可向同侧头部放射。鼓膜穿孔后，耳痛明显减轻。早期觉耳闷，继感听力下降伴耳鸣，鼓膜穿孔后听力可有所改善。鼓膜穿孔后，耳流脓，初为脓血性，以后为脓性分泌物。

(2) 体征：鼓膜穿孔前可见鼓膜松弛部充血，锤骨柄及紧张部周边放射状扩张的血管，继而鼓膜弥漫性充血，向外膨出。鼓膜穿孔多位于紧张部，可见脓液溢出所形成的搏动性亮点。

3. 辅助检查　听力检查为传导性耳聋。实验室检查白细胞总数及中性粒细胞增多。

4. 社会心理状况　病人常因剧烈耳痛、耳漏、听力下降而焦虑不安。病人及家属多担心本病能否治愈、听力能否恢复。

【护理诊断】

1. 疼痛：剧烈耳痛　与中耳急性化脓性炎症有关。

2. 体温过高　与急性化脓性炎症有关。

3. 感知改变：听力减退　与鼓室积脓、鼓膜穿孔有关。

4. 焦虑　与听力减退、耳痛、耳漏有关。

5. 知识缺乏　缺乏化脓性中耳炎的预防和治疗的有关知识。

【护理目标】

1. 病人耳痛缓解或消失。

2. 病人体温恢复正常。

3. 病人自述听力改善。

4. 病人焦虑症状减轻或消除，有信心进行治疗。

5. 病人及家属了解有关化脓性中耳炎的防治知识。

【护理措施】

1. 病人应注意适当休息。饮食宜清淡和易消化，保证足够营养。保持大便通畅。

2. 应向病人耐心解释其病情，介绍治疗措施，消除其紧张、焦虑的心情，积极配合治疗和护理。

3. 高热者给予物理降温或适当的解热药。耳痛剧烈者遵医嘱适当给予止痛剂，避免打喷嚏、哈欠等加重耳痛的动作。

4. 遵医嘱尽早全身给予足量有效的抗生素，务必彻底治愈。炎症消退后应继续用药5～7天，以免转为慢性化脓性中耳炎。

5. 鼓膜穿孔前可用2%石炭酸甘油滴耳，消炎止痛，但鼓膜穿孔后禁用。若病人高热不退、耳痛剧烈且鼓膜膨出明显，或穿孔太小、引流不畅，或疑有并发症发生，应及时通知医师，给予鼓膜切开引流。

6. 鼓膜穿孔后，先用3%过氧化氢溶液或生理盐水清洗并拭净外耳道脓液，然后选择有效抗生素滴耳剂滴耳，如0.3%泰利必妥、0.25%～1%氯霉素液等，每天3次。避免使用耳毒性药物。脓液减少，炎症逐渐消退时，可用甘油或乙醇制剂滴耳，如3%硼酸甘油、3%硼酸乙醇等。

7. 炎症完全消退后，鼓膜穿孔多能自行愈合。对于鼓膜穿孔长期不愈者，可行鼓膜修补术。

8. 指导病人用1%麻黄碱（小儿0.5%）滴鼻，使咽鼓管恢复通畅，以利于中耳引流。

9. 健康指导　指导病人积极锻炼身体，增强体质，提高机体抵抗力。积极预防和治疗上呼吸道感染和各种传染病。指导母亲采取正确的哺乳姿势，避免婴儿在平卧时喂奶。有陈旧性鼓膜穿孔或鼓室置管者应防止外耳道进水。

四、慢性化脓性中耳炎

【疾病概要】

慢性化脓性中耳炎是中耳黏膜、骨膜或深达骨质的慢性化脓性炎症，是耳科常见病。多因急性化脓性中耳炎治疗不及时或治疗不彻底演变而来，也可由鼻、咽部慢性炎症病灶所致。按病理变化和临床表现分为单纯型、骨疡型及胆脂瘤型三种。长期或间歇耳流脓、鼓膜穿孔及听力下降是其主要特点。其治疗应根据不同的类型采取不同的方法，主要的治疗原则是通畅引流、控制感染、清理病灶、恢复听力及消除病因。若处理不当，本病可引发严重的颅内、外并发症而危及生命。

【护理评估】

1. 健康史　鼻部、鼻咽部、口咽部存在慢性炎症病灶者易患此病，如慢性扁桃体炎、慢性鼻窦炎等；全身或局部抵抗力下降时也易患此病，如营养不良、全身慢性疾病等。

2. 身体状况

(1) 单纯型：最多见，病变主要局限于中耳鼓室黏膜。临床表现为间歇性耳流脓，脓液为黏液性或黏脓性，一般无臭味。鼓膜穿孔多为紧张部中央性穿孔。听力检查呈轻度传导性耳聋。颞骨 CT 扫描无骨质破坏。一般无并发症发生。

(2) 骨疡型：有骨质破坏坏死，并常伴有肉芽组织增生，故又称为坏死型或肉芽型。临床表现为持续性耳流脓，常有臭味，如肉芽或息肉组织出血，可为脓血性耳漏。鼓膜为紧张部大穿孔或边缘性穿孔，可见鼓室内有肉芽组织或息肉。听力检查呈较重的传导性耳聋。颞骨 CT 扫描示上鼓室、鼓窦及乳突内有软组织阴影，伴轻微的骨质破坏。此型中耳炎可引起各种耳源性并发症。

(3) 胆脂瘤型：所谓胆脂瘤并非真性肿瘤，而是由于鼓膜、外耳道的复层鳞状上皮在中耳腔生长堆积所致。其内含脱落坏死上皮、角化物和胆固醇结晶，故称为胆脂瘤。胆脂瘤可严重地破坏周围的骨质。临床表现为持续性耳流脓，量多少不等，脓液有恶臭味，鼓膜为松弛部穿孔或边缘性穿孔，可见鼓室内有灰白色鳞屑状或豆腐渣样无定形物质。听力检查多呈较重的传导性耳聋或混合性耳聋。颞骨 CT 扫描示中耳上鼓室、鼓窦或乳突明显骨质破坏，其边缘浓密、整齐。由于骨质破坏严重，易使炎症扩散，故此型中耳炎常引起各种耳源性并发症。

3. 社会心理状况　一部分病人因缺乏本病相关的知识，不知道它的严重后果，故未给予重视而未能及时就诊。多数病人因耳流脓、听力下降，甚至影响到正常的工作、学习和生活而焦虑烦躁。需手术治疗的病人因对手术不了解和担心手术是否成功而产生恐惧的心理。

【护理诊断】

1. 感知改变：听力减退　与中耳慢性化脓性炎症有关。

2. 疼痛：耳痛　与耳部炎症、耳源性并发症、耳部手术创伤有关。

3. 焦虑　与听力减退、耳流脓、病程长及担心预后有关。

4. 潜在并发症：耳源性面瘫、迷路炎、耳后骨膜下脓肿、脑膜炎、脑脓肿等　与中耳炎病变向周围扩散有关。

5. 知识缺乏　缺乏有关慢性化脓性中耳炎，尤其是骨疡型中耳炎和胆脂瘤型中耳炎的防治及耳源性并发症发生的相关知识。

【护理目标】

1. 病人自述听力有所改善。

2. 病人耳痛缓解或消失。

3. 病人情绪稳定，有信心配合治疗和护理。

4. 病人未发生耳源性并发症或及早发现耳源性并发症。

5. 病人获得慢性化脓性中耳炎的防治知识，能学会正确的耳滴药法。

【护理措施】

1. 向病人解释清楚病情及治疗措施，介绍手术的目的、手术过程、注意事项和预后，消除其紧张焦虑，使情绪稳定，有信心配合治疗和护理。

2. 指导病人用 1%麻黄碱滴鼻液滴鼻，以保持咽鼓管引流通畅。遵医嘱指导病人先用 3%过氧化氢溶液清除外耳道内的脓液，然后滴用有效的抗生素滴耳液，如 0.25%氯霉素滴耳液、0.3%氧氟沙星滴耳液等。避免使用耳毒性药物。观察用药的反应和听力的变化。

3. 手术护理　骨疡型中耳炎和胆脂瘤型中耳炎应尽早行乳突根治、鼓室成形等手术。手术的目的是彻底清除病灶，预防耳源性并发症的发生，并提高病耳的听力。手术病人的护理除按耳鼻咽喉科病人手术常规护理外，还应进行以下的护理：

(1) 术前护理：术前一日洗头，将术耳发际边缘周围 5 cm 区域内的毛发剃净，女病人应将余发梳成小辫偏向健侧并用发卡、胶布固定，清洁耳郭、外耳道和周围皮肤。对局麻病人要教会吹口哨、鼓腮，以利于检查面神经是否损伤。

(2) 术后护理

①一般术后静卧休息 1～2 天，眩晕时闭目休息，减少体位改变，无眩晕才可起床稍许活动。

②无恶心呕吐者给予流质或半流质饮食，1～2 天后，改为软食或普食，恶心呕吐剧烈者给予鼻饲或静脉补液。

③嘱病人不要擤鼻，有涕时轻轻拭出，以免经咽鼓管途径导致中耳感染。洗头、洗澡时用干棉球堵塞外耳道，以免污水进入耳内。

④及时更换敷料，注意观察局部渗血情况，每天换药，观察术腔引流及上皮生长情况，术后 7 天拆线，7～14 天抽出填塞纱条。

⑤注意观察病人的神志、意识、呼吸、脉搏、体温和血压情况，以及有无面瘫、眩晕、呕吐及剧烈头痛等，若有病情变化，应及时报告医师。

⑥遵医嘱给予抗生素及其他药物治疗。

4. 加强卫生宣教，广泛宣传慢性化脓性中耳炎的发生、发展及其严重后果，使病人能尽早诊治，避免耳源性并发症的发生。嘱病人出院后按时用药，并教会病人及其家属滴耳药的方法。嘱病人定期复查，如出现耳痛、耳流脓等不适，应及时就诊。

五、耳源性并发症

【疾病概要】

耳源性并发症为急、慢性化脓性中耳炎向周围扩散引起的各种并发症总称。按其发病的位置分为颅外并发症和颅内并发症。耳源性并发症的发生主要与致病菌耐药或毒力强、脓液引流不畅、治疗不当、骨质破坏严重等因素有关。感染主要通过破坏或缺损的骨质、解剖通道或未闭骨缝和血行途径扩散。耳源性并发症轻者可以遗留后遗症，重者危及生命，因此其治疗应及时和慎重，根据不同情况采取手术、抗感染、对症、支持等治疗。

【护理评估】

1. 健康史　小儿急性化脓性中耳炎、慢性化脓性中耳炎、化脓性中耳炎外耳道不适当的粉剂治疗等易发生耳源性并发症。

2. 身体状况　常见的颅外并发症有耳后骨膜下脓肿、颈部贝佐尔德脓肿、面神经麻痹和迷路炎等；常见的颅内并发症有硬脑膜外脓肿、乙状窦血栓性静脉炎、化脓性脑膜炎及脑脓肿等。它们的临床特征分别为：

(1) 耳后骨膜下脓肿：为炎症穿破鼓窦外侧骨壁或乳突尖部皮质所致。表现为耳后上方或乳突尖部皮肤红肿、压痛，脓肿形成后有波动感，局部穿刺可抽出脓液。如脓肿穿破骨膜和耳后皮肤则形成耳后瘘管，且可长期不易愈合。

(2) 颈部贝佐尔德脓肿：为脓液穿破乳突尖内侧流入胸锁乳突肌深面所致。主要表现为患侧颈部肿痛、压痛、运动受限及全身感染症状等，局部穿刺可抽出脓液。

(3) 迷路炎：为炎症侵及内耳所致。主要表现为不同程度的阵发性眩晕、恶心、呕吐、平衡失调，听力减退等，可有自发性眼震，前庭功能可正常或减弱或亢进。

(4) 硬脑膜外脓肿：为发生于颅骨与硬脑膜之间的化脓性炎症和脓液蓄积。脓肿较小时，多无明显的表现。脓肿较大时，多有病侧剧烈头痛或全头痛、低热等症状。若出现耳流脓突然增多，头痛则反而减轻。

(5) 乙状窦血栓性静脉炎：全身症状主要表现为周期性寒战、高热、剧烈头痛及恶心等，体温呈弛张型。局部症状主要是病侧耳后及颈部疼痛，患侧颈部可触及条索状肿物并有明显压痛。眼底检查可见视乳头水肿，腰穿 Tobey-Ayer 试验多为阳性。

(6) 耳源性脑膜炎：为化脓性中耳炎所引起的蛛网膜、软脑膜的急性化脓性炎症。主要表现为：①全身中毒症状：如寒战、高热、血白细胞增多等。②颅高压增高征：病人剧烈头痛、喷射状呕吐，可有烦躁不安、抽搐、神志不清、谵妄，甚至昏迷等精神及神经症状。出现脑疝时可有相关的颅神经麻痹症状、潮式呼吸、大小便失禁等，严重者可因呼吸、循环衰竭而死亡。③脑膜刺激征：颈项强直，角弓反张，可出现锥体束征及其他病理反射。④脑脊液改变：脑脊液压力明显增高、混浊，白细胞显著增加，蛋白含量高，糖和氯化物含量明显降低，细菌培养多为阳性。

(7) 耳源性脑脓肿：脓肿好发于大脑颞叶，其次为小脑，常单发。表现为：①初期：轻重不一，可有发热、头痛、呕吐及脑膜刺激征等症状。②潜伏期：多无明显症状，持续 10 天至数周不等。③显症期：出现发热、食欲不振等中毒症状、颅内高压症状及局灶性症状。④终末期：常因脑疝或脓肿破裂而死亡。颅脑 CT 或 MRI 可显示脓肿的数目、位置、大小及脑室受压等情况。

3. 社会心理状况　部分病人发病初期缺乏对本病的相关知识，因而未能给予重视和及时就医。有些病人了解病情后，焦虑不安，尤其是颅内并发症病人更是内心恐惧。随着病情加重，病人常表现为表情淡漠、抑郁、精神行为异常等。

【护理诊断】

1. 疼痛：剧烈头痛　与耳源性并发症有关。
2. 体温过高　与耳源性并发症有关。
3. 舒适状态改变：眩晕　与小脑脓肿、迷路炎有关。
4. 清理呼吸道无效　与颅内并发症导致的昏迷有关。
5. 皮肤完整性破坏　由耳源性并发症和中耳乳突手术所致。
6. 自理能力缺陷　与绝对卧床不起有关。
7. 知识缺乏　缺乏对耳源性并发症发生、发展、预后和防治的相关知识。
8. 绝望　与耳源性并发症对病人身心的折磨、病人对耳源性并发症预后丧失信心等有关。

【护理目标】

1. 病人头痛、眩晕减轻或消失。
2. 病人体温恢复正常。

3. 病人保持呼吸道通畅。

4. 病人不出现或及时发现导致皮肤受损的并发症。

5. 满足基本生活需要，协助病人完成日常生活。

6. 病人无脑疝发生或脑疝得到及时救治。

7. 病人及家属获得耳源性并发症的相关知识。

【护理措施】

1. 密切观察病人的体温、呼吸、脉搏、血压、神志、意识和瞳孔的变化，备好呼吸兴奋剂、强心剂及气管插管等急救物品。若病情变化，应及时通知医师，协助医师采取有效的处理措施。

2. 予以清淡、易消化、高蛋白、高热量的流质或半流质饮食。病人若有颅内并发症时应绝对卧床休息，保持环境安静。保持大便通畅，避免用力排便，必要时给予缓泻剂。

3. 遵医嘱使用抗生素、类固醇激素和其他药物。疑有耳源性并发症者，忌用镇静、镇痛剂，禁用阿托品类药物，以免掩盖病情延误治疗。

4. 应与病人及家属多交流，耐心解释耳源性并发症的发生、发展和预后。需施行手术治疗时，应做好术前准备，向病人及家属说明手术的必要性、过程、注意事项等，消除病人的思想顾虑，使情绪稳定，配合治疗和护理。若疑有脑脓肿者，需剃净头发，以备紧急手术。

5. 昏迷病人应按昏迷常规护理。对于长期卧床的病人，应注意勤翻身和更换被褥，防止褥疮发生。

6. 加强卫生宣教，使广大群众了解耳源性并发症的有关知识，有病及时诊治，避免颅内、颅外并发症的发生。

六、特发性耳聋

【疾病概要】

特发性耳聋是指突然发生的、原因不明的感音神经性耳聋，多在数日内听力急剧下降。单耳发病居多。本病的病因尚不清楚，其发生可能与内耳血供障碍、病毒感染、迷路窗膜破裂、迷路积水等有关。少数病人听力可在短期内自然恢复。其治疗主要是营养支持、对症处理等。

【护理评估】

1. 健康史　过度劳累、情绪波动、受凉或感冒及烟酒过度等可以诱发本病。

2. 身体状况　初期多有不同程度的耳鸣，然后听力突然减退，可伴有眩晕、恶心、呕吐等。听力多为非波动性较重的感音神经性耳聋。若病情较轻且无眩晕，并能及早就医者，听力有可能逐渐恢复，否则可成为永久性感音神经性耳聋。

3. 辅助检查　检查包括纯音测听、声导抗测试、脑干听觉诱发电位检查、颅脑 CT 扫描等。

4. 社会心理状况　病人因毫无思想准备突然听力下降，且伴有眩晕、耳鸣等不适症状，加上担心听力的不能恢复，其工作、学习、生活及社交活动受到明显的影响，常常会产生焦虑和自卑感。

【护理诊断】

1. 感知改变：听力下降　与突发性听力损失有关。

2. 舒适状态改变　与耳鸣、眩晕、恶心、呕吐等有关。

3. 焦虑　与听力减退、耳鸣、眩晕等有关。

4. 知识缺乏　对本病的相关知识缺乏。

【护理目标】

1. 病人听力提高或恢复正常。

2. 病人耳鸣、眩晕等症状减轻或消失。

3. 病人了解本病的相关知识,缓解焦虑,增加身心方面的舒适感。

【护理措施】

1. 关心安慰病人,使病人了解其病情,并说明本病有治愈的可能。尽量减轻病人的顾虑,使情绪稳定,保持良好的心态,主动配合治疗和护理。

2. 嘱病人卧床休息,清淡饮食,禁烟酒、浓茶、咖啡等刺激性食品。保持大便通畅。

3. 遵医嘱给予血管扩张剂、神经营养药物、肾上腺皮质激素及镇静剂等。发病早期可安排病人高压氧治疗。

4. 如病人听力损失严重可选择配戴助听器。

5. 使病人了解本病的相关知识,避免过度劳累、情绪波动及烟酒过度等。禁用耳毒性药物。

七、梅尼埃病

【疾病概要】

梅尼埃病是膜迷路积水所致的内耳非炎症性疾病。青壮年多见,单耳多见。本病病因未明,可能与内耳微循环障碍、病毒感染、免疫反应、内分泌失调、自主神经功能紊乱及内淋巴吸收障碍等有关。发作性眩晕、耳聋、耳鸣和耳胀满感是其主要临床特征。其治疗主要为发作期给予脱水剂、镇静剂、抗组胺剂及血管扩张剂等对症处理。

【护理评估】

1. 健康史　平常身体健康。多数病人既往有反复发作的眩晕、耳聋、耳鸣等病史。

2. 身体状况

(1) 症状

①眩晕:多无任何先兆的突然发作的旋转性眩晕,病人常感自身或周围物体沿着一定方向与平面旋转,或为摇晃浮沉感,闭目静卧可稍缓解,常同时伴有恶心、呕吐、出冷汗、面色苍白及血压下降等自主神经反射症状,但神志完全清楚,持续时间短到数十分钟,长可数周。症状可自然缓解,但多反复发作,间歇期长短不一,有的可长达数十年。

②耳聋:眩晕发作时听力下降明显,呈感音神经性耳聋。间歇期可恢复,但多次反复发作后可转化为永久性耳聋。

③耳鸣:呈间歇性或持续性,多与眩晕同时出现。发作期多较明显,发作过后耳鸣减轻或消失,多次发作可转为永久性耳鸣。

④耳内闷胀感:发作时可有患侧头部及耳内闷胀感或头重脚轻感。

(2) 体征:鼓膜检查多为正常。发作期可见自发性水平型或水平旋转型眼震。部分病人因多次发作可有一侧或两侧前庭功能减退或丧失。闭目直立试验多向患侧倾倒,闭目行走多向患侧偏斜。听力检查为感音神经性耳聋。

3. 社会心理状况　病人发病时，常因突然出现严重的眩晕、听力下降、恶心呕吐等而十分恐慌，急于求医。若病情反复多次发作后，部分病人则自认为熟知病情，不积极就医进行诊治。

【护理诊断】

1. 感知改变：眩晕及听力下降　与膜迷路积水有关。

2. 舒适状态的改变　与眩晕、耳鸣、恶心呕吐等有关。

3. 焦虑、恐惧　与眩晕、耳鸣、听力下降、病情反复发作有关。

4. 有受伤的危险　与眩晕发作时平衡障碍有关。

【护理目标】

1. 病人自述听力恢复，耳鸣减轻或消失。病人自述眩晕消失或减轻。

2. 病人舒适感有所增加。

3. 病人能采用有效的方式来缓解焦虑和恐惧。

4. 避免病人受伤。

【护理措施】

1. 发作期尽量卧床静息，环境应安静无噪音，室内宜暗，避免强光刺激。低盐饮食，适当控制入水量，忌烟、酒、浓茶等刺激性饮食。

2. 向病人说明病情，使病人了解本病的有关知识，消除病人的思想顾虑，能够保持良好的心态，主动配合治疗和护理。

3. 遵医嘱给予脱水剂，以便能迅速减轻膜迷路积水，缓解症状，如20%甘露醇快速静滴、50%葡萄糖静脉推注等；给予谷维素以及血管扩张剂如丹参注射液等药物，以改善内耳微循环；给予适当的镇静剂。注意观察药物疗效和用药反应。

4. 在间歇期可做一些必要的检查，如听性脑干诱发电位、颅脑CT或MRI检查，以排除听神经瘤等。

5. 健康指导　向病人及家属介绍梅尼埃病的防治和护理常识，指导出院病人保持良好的心态，合理安排工作和休息，劳逸结合，避免紧张劳累。低盐饮食，适当限制水分摄入，忌烟酒，适当锻炼身体，增强体质等。积极寻找病因并进行治疗，避免或减少本病复发。

第六节　耳鼻咽喉科手术病人的护理

一、手术前的护理

1. 手术前应耐心与病人交谈，倾听他们的叙述，向他们仔细说明手术的目的、方式、时间、麻醉方法、愈后及注意事项等，加强心理疏导，减轻紧张、恐惧、焦虑的心理，使其情绪稳定，能够以良好的心态接受手术，并积极配合手术前的各项准备及手术的实施，争取手术的成功。对特别紧张的病人可给予适量镇静剂。

2. 术前详细询问病史和体格检查，认真进行护理评估；注意体温、血压等生命体征的变化；遵医嘱安排、督促、协助病人完成各项常规检查，如血常规、尿常规、凝血酶原时间、肝肾功能、血糖、心电图、心肺透视等；必要时根据手术要求完成某些特殊检查，如X线摄片、CT扫描等影像学检查。

3. 遵医嘱做好术前的一般准备工作，如鼻部手术行鼻毛剪除、头发和胡须的剃除、备皮，鼻腔手术术前行鼻腔冲洗，上颌窦手术术前一天行术侧上颌窦穿刺冲洗，经口进路者术前1～2天予复方硼砂溶液漱口，全麻者术前灌肠及术前6小时禁食等。

4. 遵医嘱正确用药并观察用药后的反应。术前有炎症性病变或预防术后感染，可全身或局部应用有效抗生素；根据麻醉方法，术前完成所用麻醉药的皮肤过敏试验，仔细观察试验结果，正确记录，若有异常则及时报告医师；术前晚必要时给病人口服镇静安眠药；术前30分钟按医嘱肌注适量阿托品和苯巴比妥钠。

5. 嘱病人术前一天洗头、洗澡，更换衣服；嘱病人术前晚充分休息；嘱病人术前取下活动性假牙、随身贵重物品，交给家属妥善保管；嘱病人进入手术室前排空大小便；整理好病历、X片等医疗相关资料，陪送病人入手术室等。

6. 将病人送入手术室后，做好迎接病人术后回病房的准备工作，如铺床、根据不同手术调整好床位的角度或安置好靠背、床边放置好吸引器、准备急救物品等。

二、手术后的护理

1. 对术后的病人，应根据不同手术和不同麻醉方式采取不同的体位。如鼻部手术一般取半卧位，以减轻头部充血，利于吐出口中分泌物，有虚脱现象者，则改为平卧位；耳部手术取仰卧侧头位，头侧向健侧，术耳朝上；全麻未清醒者，取平卧去枕头偏侧位。

2. 病人安置平稳后，立即测血压、脉搏、呼吸、体温等生命体征，并注意瞳孔、意识和肢体运动情况；仔细整理手术记录等资料，了解手术情况，全面评估病人；加强巡视，密切观察，注意手术局部渗出情况，如有渗出应及时更换敷料；如发现有出血、呕吐、眩晕、面瘫、呼吸困难、头痛剧烈、高热等，应立即报告医师，及时给予适当处理。

3. 病人术后会有疼痛、鼻塞、发音异常、恶心呕吐、眩晕等不适反应，病人会感到恐惧、焦虑，甚至情绪消沉，对生活丧失信心。因此应该与病人多交谈，耐心倾听他们的诉说，仔细解释手术的情况，消除其恐惧不安的心理，使病人保持良好的心态，树立生活的信心，接受和积极配合治疗和护理，以利于其康复。

4. 根据手术、麻醉方式的不同以及病人的身体状况，采取不同的饮食，如鼻饲、流质、半流质、软食、普食等。应给予高营养、高热量、容易消化吸收的食物，并注意进食后的反应，有无呕吐或消化不良；指导家属了解合理的饮食搭配及每日需要量。鼻腔填塞的病人应多次少量饮水以湿润咽喉部。

5. 及时执行各项医嘱，进行手术局部和全身的治疗和护理。根据不同手术给予滴鼻剂、滴耳剂、抗生素软膏等，并指导病人和家属正确使用；保持口腔卫生，应用生理盐水或其他含漱剂漱口；嘱病人勿将分泌物或血液咽下，及时吐出，也可用负压吸引器进行口腔、耳鼻咽喉或气管各处分泌物的吸除，并保持引流通畅；鼻、口咽部干燥或分泌物黏稠时可进行雾化吸入；气管切开术后应严格按护理操作常规进行护理，保持呼吸道通畅，防止脱管；遵医嘱及时全身给予抗生素、止血剂、镇痛剂等，对进食少或不能进食者，应注意补充水分和营养液。

6. 全麻未完全清醒者、气管切开术后病人或小儿，要专人护理；内耳术后病人，多因手术反应严重或眩晕等而不能活动，此时要照料病人日常生活，如刷牙、洗脸、大小便等，避免因行为不便而跌倒碰伤；病情平稳后，鼓励病人早日下床活动，以利于呼吸、循环、胃肠等生理功能的恢复，预防肺部并发症及压疮的发生。若术后体质较弱者应加强协助，开始时一定要适量活动，避免发生意外。

7. 对鼻腔、鼻窦、中耳、内耳术后的病人，应告知术后一周内勿用力擤鼻，以免出血或分泌物进入窦腔或中耳，导致术后感染，影响手术效果并引起并发症；嘱病人尽量避免打喷嚏，如欲打喷嚏，可张口深呼吸或用舌头用力顶上腭等方法消除，以防填塞纱条松动或脱落引起出血；嘱病人勿自行扯出鼻腔填塞物；取出填塞物后应卧床休息两小时；耳部手术后的病人，洗头、洗澡时应用干棉花球堵塞住外耳道口，以免污水进入术腔而继发感染。

8. 指导出院病人按时用药和定期复诊，教会病人及家属正确进行一些简单的家庭护理和康复治疗，如清洁外耳道、捏鼻鼓气等。加强健康教育，宣传有关手术康复的知识。注意劳逸结合，保持良好的心态，进行适当的锻炼，加强营养，增强体质，提高机体抵抗力。改善生活和工作环境，加强劳动保护，工作时戴口罩、面具、耳塞等防护器具。定期体检。

复习思考题

1. 鼻出血的护理措施有哪些？
2. 慢性化脓性鼻窦炎有哪些护理措施？
3. 如何对扁桃体切除术后的病人进行护理？
4. 简述小儿急性喉炎的护理评估和护理措施。
5. 喉阻塞如何进行分度？其护理措施有哪些？
6. 怎样对急性化脓性中耳炎进行护理评估，其护理措施有哪些？

（余　亮）

第七章 口腔颌面部的应用解剖生理

口腔颌面部位于头颅下前方，上起额部发际，下至舌骨水平，两侧达颞骨乳突垂直线，口腔内的后界是咽峡。口腔颌面部包含有口腔、颌骨、涎腺、颞下颌关节、眼、耳、鼻等器官，是机体的主要暴露部分。

第一节 口腔的应用解剖生理

口腔是消化道的开端，由唇、颊、腭、口底共同围成，包括牙弓与舌体，具有摄食、吸吮、咀嚼、味觉、消化、吞咽、语言以及辅助呼吸等功能。闭口时，以牙列为界将口腔分为两部分，前外侧部为口腔前庭，后内侧部为固有口腔（图 7－1）。

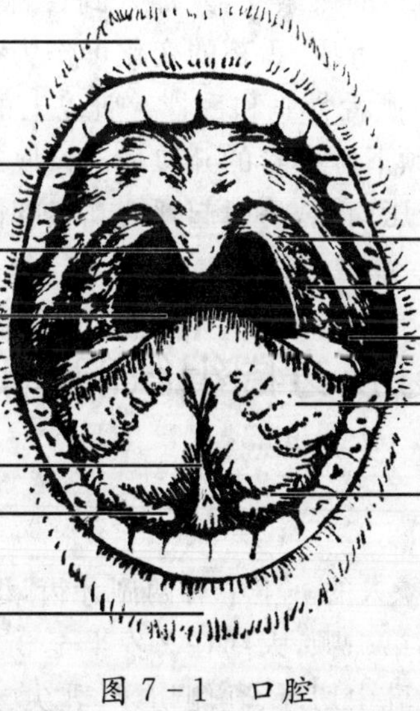

图 7－1 口腔

一、口腔前庭

口腔前庭是唇、颊与牙槽突及牙弓之间的间隙。由唇、颊移行至牙槽的黏膜穹隆部，称为前庭沟。在前庭沟的正中线，上下中切牙间，由唇至牙龈的扇形带状的黏膜皱襞称唇系带。当上下牙咬合时，口腔前庭可借第三磨牙后方与固有口腔相通，牙关紧闭或颌间固定的病人可经此通道输入营养物质。

1. 唇　包括上唇和下唇，其间为口裂，上下唇联合处构成口角。唇红与皮肤交界处为唇红缘。上唇中央鼻小柱下方的纵形浅沟称为人中。唇的外面被以皮肤，内面衬以黏膜。唇部皮肤有丰富的汗腺、皮脂腺和毛囊，是颜面疖痈的好发部位。

2. 颊　位于面部两侧，为口腔的外侧壁，主要由皮肤、肌肉（表情肌和颊肌）和颊黏膜组成，组织疏松、富有弹性。颊部脂肪组织较发达，有一团脂肪球被菲薄的结缔组织包绕，使颊黏膜呈底在前方的三角形突起，其尖端称颊脂垫尖，临床上常将此作为下牙槽神经麻醉进针的标志。与上颌第二磨牙相对的颊黏膜上的突起肉阜为腮腺导管开口处。

二、固有口腔

固有口腔是口腔的主要部分，其间有舌，前界和两侧为上下牙列，上壁为腭，下界为口底，后界为咽峡，与咽腔相通。

1. 腭　由硬腭和软腭构成，借之与鼻腔分隔。上颌中切牙的腭侧有一黏膜突起，称切牙乳头，此为麻醉鼻腭神经的进针标志。软腭运动灵活，通过软腭和咽部肌肉运动，完成腭咽闭合，在吞咽、发音活动中起重要作用。

2. 舌　司味觉，运动灵活，参与咀嚼吞咽和语言等功能。舌的上面为舌背，分布多种味觉乳头，下面为舌腹，其中线处黏膜皱襞称舌系带。临床上常见舌系带过短，限制舌的活动，影响舌尖部肌肉发育而致发音不清。以舌背面的人字沟为界，舌前 2/3 称舌体，舌后1/3称舌根。舌的感觉由舌神经（司舌前 2/3）和舌咽神经（司舌后 1/3）分布司理；舌的运动神经为舌下神经；舌的味觉神经为面神经的鼓索支，其加入到舌神经内，分布于舌黏膜。正常舌质为淡红色，舌背面覆有白色薄苔。舌质、舌苔的变化可作为疾病诊断的依据之一。

3. 口底　是指舌体以下，下颌舌骨肌和舌骨舌肌以上的组织结构。舌系带的两侧各有一乳头状突起，为舌下肉阜，是颌下腺导管的开口处。口底组织疏松，当外伤或感染时，出现的血肿、水肿或脓肿均可将舌推压向上，易引起呼吸和吞咽困难，甚至造成窒息，在护理观察时应特别注意。

第二节　牙及牙周组织的应用解剖生理

一、牙

1. 牙齿的数目、名称、萌出　人的一生中有两副牙齿，即 20 个乳牙和 32 个恒牙。乳牙多在婴儿出生后 6～8 个月萌出第一颗，大约在 2 岁半至 3 岁时乳牙全部萌出，上、下颌左右各 5 个，从中线向两侧分别称为乳中切牙、乳侧切牙、乳尖牙、第一乳磨牙和第二乳磨牙。6～7 岁时恒牙开始萌生，乳牙开始脱落。至 12～13 岁，乳牙全部脱落，除第三磨牙（俗称智齿）外恒牙全部萌出。智齿萌出时间不一致，一般在 18～25 岁之间，但也有先天缺失者。恒牙上、下颌左右各 8 个，从中线向两侧依次称为中切牙、侧切牙、尖牙、第一前磨牙、第二前磨牙、第一磨牙、第二磨牙和第三磨牙。

2. 牙的记录方法　通常用“＋”符号将牙列区分上下左右，“┘”代表病人的右上区；“└”代表病人的左上区；“┐”代表病人的右下区；“┌”代表病人的左下区。乳牙用罗马数字Ⅰ～Ⅴ表示，恒牙用阿拉伯数字 1～8 表示。如“└6”表示恒牙左上第一磨牙。

3. 牙齿的形态　牙齿的外形分为牙冠、牙根和牙颈三部分(图 7-2)。在牙体外层由牙釉质覆盖的部分,称为牙冠,也是发挥咀嚼功能的主要部分,其大部分显露在牙龈以外的口腔中。在牙体外层由牙骨质覆盖的部分,称牙根,也是牙体的支持部分。根的尖端称为根尖,每个根尖都有通过牙髓血管神经的小孔,称根尖孔。牙根的形态和数目也不相同,切牙、尖牙和前磨牙为 1 个根(上颌多为 2 个根),下颌磨牙为双根(近、远中根),上颌磨牙为 3 个根(近中颊根、远中颊根和腭侧根),第三磨牙根的变异较大,多为融合根,也有双根和多根。牙冠与牙根交界处呈一弧形曲线,称为牙颈。

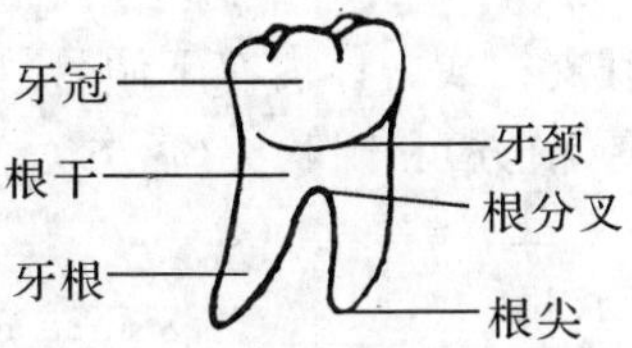

图 7-2　牙的外形

二、牙周组织

牙周组织是指牙齿周围的组织,包括牙龈、牙周膜和牙槽骨(图 7-3)。牙龈是指口腔黏膜包围着牙颈部及牙槽嵴的部分,呈粉红色。牙龈表面有呈橘皮状的凹陷小点,称为点彩。牙龈分游离龈、附着龈和龈乳头。牙周膜是指牙根与牙槽骨之间的结缔组织。牙槽突是颌骨包围着牙根的突起部分。容纳牙根的凹陷称牙槽窝。两牙之间的牙槽骨称牙槽间隔。牙槽骨的游离缘称牙槽嵴。牙周组织有支持、固定和营养牙齿的功能。

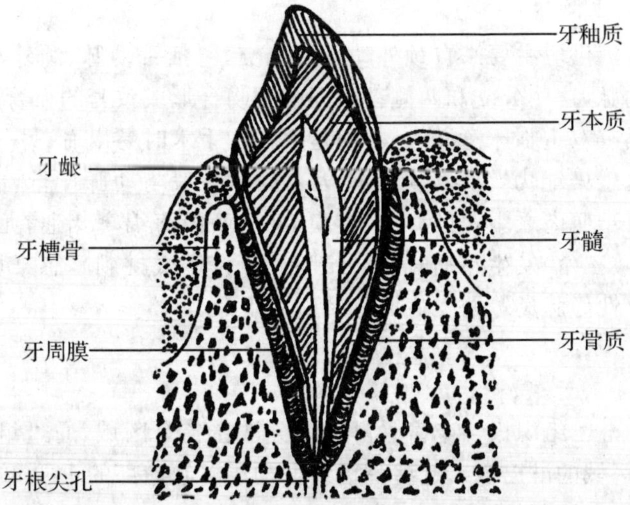

图 7-3　牙体组织和牙周组织

第三节　颌面部的应用解剖生理

一、颌骨

1. 上颌骨　左右各一，互相对称，构成颜面中部的支架。其外形极不规则，由额突、颧突、牙槽突、腭突和上颌骨体所组成。上颌骨体的中央部为空腔，称上颌窦。上颌骨血运丰富，抗感染能力强，骨折愈合快，但外伤骨折时出血多。

2. 下颌骨　由下颌骨体和升支构成。体内有下颌管，内有下牙槽神经和下牙槽动脉等重要结构。升支的最上端是喙突（前方）和髁状突（后方）。下颌骨血运较上颌骨差，因此骨折时愈合较慢。

二、肌肉

颜面表情肌和咀嚼肌是构成口腔颌面部的两大肌群。颜面表情肌主要有口轮匝肌、眼轮匝肌、上下唇方肌和笑肌等，当肌纤维收缩时，牵引额部、眼睑、口唇和颊部皮肤活动，显露各种表情。由于表情肌与皮肤连接紧密，故当外伤或手术切开皮肤和表情肌后，创口常裂开较大，愈合后可引起局部内陷瘢痕。面部表情肌由面神经支配运动，如果面神经受到损伤，可引起表情肌瘫痪，造成面部畸形。咀嚼肌主要附着在下颌骨的浅、深面，可分为闭口和开口两组肌群。此外还有翼外肌。咀嚼肌管理开、闭口和下颌骨的前伸与侧方运动，受三叉神经的运动纤维支配。

三、血管

口腔颌面部血液供应主要来自颈外动脉的分支，包括舌动脉、颌外动脉（又称面动脉）、颌内动脉和颞浅动脉，这些分支和两侧动脉间相互吻合形成致密的血管网，使颌面部血供非常丰富。该特点具有双重临床意义，一方面是损伤和手术时易出血，另一方面是口腔颌面部组织具有很强的抗感染能力与再生愈合能力。静脉一般与动脉伴行，形成深、浅两个静脉网。由于静脉走行于肌肉之中，且腔内无瓣膜，又与颅内海绵窦相通，尤其在两侧口角至鼻根的三角区内（危险三角）发生疖痈时，如处理不当（挤压或挑刺），感染可向颅内蔓延，形成严重的海绵窦血栓性静脉炎等并发症而危及病人生命。

四、淋巴组织

口腔颌面部的淋巴组织极为丰富。淋巴结分散在各个区域，通过组成网状结构的淋巴管，收纳来自不同区域的淋巴液。这些淋巴结群构成了颌面部的重要防御系统，故而对于颌面部炎症、恶性肿瘤的诊断、治疗及预后都有着重要的临床意义，如下颌智齿冠周炎，常可引起同侧颌下淋巴结肿大。

五、神经

颌面部的运动神经有面神经、舌下神经和三叉神经第三支的前股神经，分别支配表情肌、舌和咀嚼肌群的运动。感觉神经主要是三叉神经和舌咽神经，其中三叉神经第二支（上颌神经)分出的鼻腭神经、腭大神经、上牙槽前神经、上牙槽中神经和上牙槽后神经,分布到上颌牙、牙周膜、牙龈和牙槽骨;三叉神经第三支(下颌神经)分出的舌神经、下牙槽神经和颊长神经,分布到下颌牙、牙周膜、牙龈和牙槽骨。

六、涎腺

口腔有腮腺、颌下腺和舌下腺三对大的唾液腺和很多小的唾液腺,各有导管开口于口腔。根据腺体的结构与分泌液的性质,涎腺可分为浆液腺、黏液腺和混合腺三类。腮腺是涎腺中最大的一对,属浆液腺,位于两侧外耳前下方和颌后窝内,开口于上颌第二磨牙相对的颊黏膜处。颌下腺为混合腺,位于颌下三角内,开口于舌系带两侧的舌下肉阜。舌下腺亦为混合腺,位于口底舌下,由若干小腺构成,直接开口于口底。若导管口受损,常使腺液潴留形成囊肿。小唾液腺又称无管腺,分布于唇、舌、颊、腭等处的黏膜固有层和黏膜下层,主要为黏液腺。

复习思考题

1. 口腔由哪几部分构成?各有哪些生理功能?
2. 牙体的结构包括哪几部分?牙周组织有哪些?
3. 乳牙和恒牙的数目、名称及牙位记录各有何异同?
4. 颌面部血供丰富有何临床意义?

(桂　平)

第八章 口腔科病人的护理概述

第一节 口腔科病人的护理评估

一、口腔科病人的常见症状

1. 牙痛　牙痛是口腔科病人就诊的常见症状。其原因可以由牙齿本身、牙周组织、颌骨的某些疾病及神经性疾病引起，也可由某些全身性疾病所引起。因病因不同，牙痛的性质、部位、持续时间以及与外界刺激的关系等均有所不同。疼痛的主要特点是自发性剧痛、自发性隐痛、激发痛和咬合痛。

2. 牙齿松动　牙齿的松动度超过正常的生理松动度（约 0.2 mm）即为牙齿松动。牙周、颌骨疾病及外伤是导致牙齿松动的主要原因。

3. 口臭　口臭是口腔、咽、鼻和某些全身疾病均可出现的一种症状。口臭常给病人造成较大的精神负担。

4. 牙龈出血　不仅局部因素如牙龈炎、牙周病、牙龈肿瘤及不良修复体等会引起牙龈出血，全身疾病如血液病、维生素 C 缺乏、肝硬化等也会导致牙龈出血。不同的疾病，牙龈出血的范围及出血量也各不相同。

5. 牙齿着色和变色　正常牙齿呈灰白色或黄白色，有光泽。

（1）牙齿着色：牙齿着色是指牙齿表面有外来的色素沉积。色素来源于饮食、烟、茶中的有色物质或由口腔中的产色细菌所产生。长期接触某些矿物、药物等也可导致牙齿着色。牙齿着色一般可以通过洁牙除去。

（2）牙齿变色：个别牙变色常见于局部原因，如牙齿外伤后或用亚砷酸失活牙髓过程中，牙髓出血将牙齿染成青灰色、褐色或粉红色。牙体治疗中某些药物渗入到牙本质小管，也可使牙齿变色。全口牙齿变色常为牙齿在发育期间受环境和全身情况的影响所致，如在胚胎 4 个月到 8 岁前大量服用四环素所形成的，呈黄褐色或灰色的“四环素牙”。

6. 张口受限　张口不能达到正常张口度（约 3.7 cm）的称为张口受限。常见局部因素有口腔颌面部炎症疾病、颞下颌关节疾病、口腔颌面部外伤、口腔颌面部恶性肿瘤等；全身因素如破伤风、癔症等。

二、口腔科病人的检查

（一）常用检查器械

1. 口镜　利用镜面的反光和映像作用，检查视线不能直接到达的部位；牵拉口角、唇、颊及推压舌体，便于检查和治疗操作；镜柄可叩诊牙齿。

2. 牙用镊子　用以夹持异物、敷料、腐败组织等；检查牙齿松动度；叩诊牙齿。

3. 探针　用于检查牙体点隙、裂沟、龋洞及牙体过敏部位等；还可以探测牙周袋的深度，是否有龈上、龈下结石，充填物的边缘密合度及瘘管的方向等。另外还有一种钝头柱形探针，上有毫米刻度，专用于探测龈沟或牙周袋的深度。

口腔科常用检查器械如图 8－1 所示。

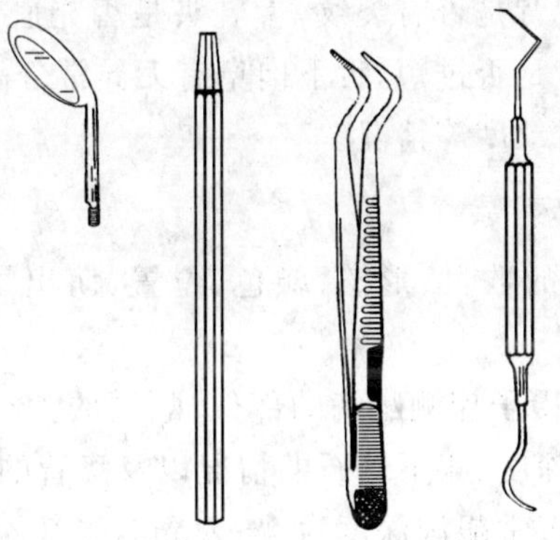

图 8－1　口腔科常用检查器械

（二）常用检查方法

口腔科检查应按顺序由外向内进行，即先检查颌面部然后再作口腔检查。根据检查的需要，病人的体位常取坐位或仰卧位。

1. 问诊　通过询问病人及家属，全面了解与口腔疾病的发生、发展、病因、诊疗过程及疗效有关的情况，以及病人既往的健康状况等。

2. 视诊　主要是观察病变处的色泽、形状、大小、分泌物的情况等。

3. 探诊　利用探针检查和确定病变的部位、范围、程度，疼痛的反应，瘘管的走向等。

4. 叩诊　用口镜或牙用镊子柄在牙齿𬌗面、切缘及侧面轻轻叩击，根据叩击的声音和叩痛的程度来作出疾病的诊断和判断病变的范围。叩诊检查时应先叩击正常牙以作对比。

5. 触诊　用手指或器械按压或触摸检查部位，来判断病变的部位、范围、大小、形状、硬度及有无压痛等。

6. 嗅诊　通过嗅口腔气味协助诊断某些口腔疾病，如坏疽性牙髓炎具有腐败臭味，糖尿病出现“烂苹果”气味等。

7. 牙髓活力的检查　正常情况下，牙髓对一定范围的温度和电流刺激不发生反应。当牙髓有炎症时，对温度和电流的刺激反应敏感，而牙髓变性或坏死时，则反应迟钝或消失。因此可运用温度和电流的刺激来测定牙髓的反应，了解牙髓有无病变、病变的程度及发展的阶段、牙髓组织有无活力等。

8. 影像学检查　有口内牙片、口外摄片、造影及CT扫描等，根据病变的部位、性质及检查目的不同等，可采用不同的X线检查方法。影像学检查可以进一步判断疾病的部位、性质、程度以及治疗前后的对比等。

除以上检查法外，还有穿刺细胞学检查、活体组织检查、殆力测定、超声波检查等方法。

（三）口腔检查

检查内容主要包括唇、颊、牙龈、舌、腭及口底等。

正常口腔黏膜呈粉红色，有点彩。观察口腔黏膜有无肿胀、水肿、糜烂、出血、萎缩、溃疡及坏死等，唇有无疱疹、皲裂。注意腮腺导管乳头有无充血、水肿、溢脓及扪痛，牙龈是否有色素沉着、龈缘有无增生和窦道、点彩是否减少或消失等。

正常舌质淡红，舌体柔和滋润有光泽，舌背面覆盖有薄层白苔，舌腹部黏膜薄而平滑。检查时应注意舌苔的颜色、舌背是否有裂纹，舌乳头是否充血、肿大，有无肿物，舌的运动和感觉功能是否有障碍，舌系带是否过短，舌下肉阜有无异常分泌物，导管乳头有无红肿，口底有无肿胀、包块及其硬度和活动度等情况。

（四）牙齿检查

1. 视诊　主要观察牙齿的数目、形态、颜色、位置、萌出情况、牙体牙周组织及咬合关系等。

2. 探诊　用牙科探针或镊子探测龋病的部位，龋洞的大小、深浅，牙髓是否暴露及反应如何。用探针检查牙周袋的深度、龈下结石的情况以及瘘管的走向等，必要时可用特制的牙周探针测量牙周袋的深度。正常龈沟深度为0～2 mm，当其深度超过2 mm即为牙周袋。

3. 叩诊　叩诊的目的主要是检查牙周膜的炎症反应程度。叩击时应先与邻近正常牙齿对比叩击。正常牙齿叩击时声音清脆，若声音混浊则表示根尖或牙周膜有损害。

4. 触诊　常用手指触压龈缘，观察龈缘处是否有脓液溢出。为了解牙周袋的炎症情况，可用手指触压相当于根尖部的牙龈，检查是否有波动感或压痛。

5. 牙齿松动度的检查　正常牙齿有1 mm内的活动度，超出者即为病理性松动。用牙科镊子使牙冠作唇舌或颊舌向摇动来观察牙齿的松动情况。松动度的记录方法是：活动幅度大于生理性松动度而不超过1 mm为Ⅰ度松动；1～2 mm为Ⅱ度松动；在2 mm以上，并伴有近、远中及垂直多方向的活动为Ⅲ度松动。

（五）颞下颌关节检查

1. 视诊　观察两侧外形是否对称，开闭颌运动是否协调一致，张口度是否正常。

2. 触诊　多采用口外触诊的方法。医师站在病人的前方，用双手的示指及中指腹面分别放于两侧耳屏前髁状突的外侧面，让病人作开、闭口及侧方、前伸运动，检查髁状突运动是否协调、有无压痛、有无杂音、滑动情况如何等，同时观察下颌运动是否正中或向一侧偏斜。

（六）颌面部检查

首先观察颌面部表情的变化，注意观察颌面部外形是否对称、有无畸形、有无隆起，皮肤的色泽、有无瘢痕、有无瘘口等。触诊时应注意病变的范围、形态、大小、表面特征、硬度、活动度、有无压痛和波动以及与邻近组织的关系等；触诊骨组织应注意骨的连接性、是否对称、有无乒乓球感等，触诊淋巴结时要注意淋巴结的数目、大小、硬度、活动度、有无压痛等。

(七)涎腺检查

主要是对腮腺、颌下腺和舌下腺的检查。

1. 视诊　观察两侧腺体的形态、是否对称、导管开口处有无红肿及分泌情况等。

2. 触诊　检查腺体的部位、大小、硬度、活动度及分泌情况。一般用示指、中指和无名指指腹平触腮腺进行检查。颌下腺和舌下腺的触诊一般采用双合法。触诊导管时要了解导管的质地、粗细,是否有结石等。

3. 探诊　用适当的钝头探针探测导管,主要是检查导管是否狭窄或注入造影剂和药物。操作时动作要轻柔和小心,以免损伤导管乳头或将药物注入软组织中。

(八)张口度检查

一般采用卡尺测量上、下切牙切缘间距离,也可用手指宽度来表示。

第二节　常用护理诊断

常用护理诊断有:

1. 疼痛　与炎症、外伤、肿瘤、溃疡、肿胀等有关。

2. 有感染的危险　与外伤、手术、口腔不易清洁、机体抵抗力降低、营养不足等有关。

3. 体温过高　与炎症有关。

4. 潜在并发症:出血　与手术、伤口感染等有关。

5. 语言沟通障碍　与疼痛、口腔颌面部肿胀、张口困难、外伤、术后禁止发音等有关。

6. 自我形象紊乱　与颌面部畸形、外伤、面神经麻痹、颌面部疾病和手术造成组织缺损等引起的外表变化有关。

7. 知识缺乏　缺乏疾病的预防、口腔卫生保健等知识。

8. 营养失调:低于机体需要量　与口腔颌面部软组织损伤、炎症、畸形、肿瘤等影响进食,以及营养知识缺乏等有关。

9. 口腔黏膜改变　与口腔炎症、肿瘤、外伤、手术、口腔卫生不佳等有关。

10. 焦虑　与担心疾病的预后不佳、环境改变、有关医学知识的缺乏等有关。

第三节　口腔科护理管理及常用护理技术操作

一、护理管理

(一)严格执行消毒隔离制度

因诊治所需的器械与物品多在有菌的口腔内进行,故必须严格执行消毒隔离制度。所需物品应定期消毒。无菌物品应贴有日期标签,与非无菌物品分别放置。为防止交叉感染或医源性感染,应做到诊疗器械、漱口杯一人一份,建议使用合格的一次性牙科诊疗器械。机头和钻针也应采取有效的消毒措施。同时,还应做好室内空气、桌椅、地面的清洁消毒工作。

(二)门诊常规护理工作

1. 保持诊疗室清洁卫生、通风,准备好各种检查器械、药品、敷料和办公用品,做好开诊前的准备工作。

2. 接待病人并做好分诊工作,对急、重症及老弱残等病人,优先安排就诊。

3. 了解病人有无高血压、心脏病及药物过敏等病史。对易过敏的药物,使用前应做皮肤敏感试验。拔牙术前应测量血压,如血压过高,应暂缓手术。如是女病人,应了解是否处在月经期或妊娠期。

4. 做好椅旁护理　调整光源、椅位高低、靠背和头枕位置。椅位可采用坐式或仰卧式。如为坐式,诊治下颌牙时,应使病人张口后的下颌牙列平面与地面平行,其高度与医师的肘部平齐;而诊治上颌牙时,应使病人张口后的上颌牙列平面与地平面约成45°角,其高度稍高于医师的肘关节。如为仰卧式,上颌牙列平面应与水平面成90°角。准备好检查器械和药品。在诊治过程中,主动、及时地配合医师操作。

5. 做好常用器械设备的维护和保养。

6. 病人诊疗完毕,应认真指导其用药及自我护理,需复诊时应登记预约复诊时间。

7. 做好病人就诊时的口腔卫生及相关知识的宣教工作,可以通过口头宣讲、讨论、图片、标本实物及发放科普材料等各种方式,向病人宣传口腔病防治知识和指导病人就诊治疗等。

二、常用护理技术操作

(一)口腔科常用局部用药法

1. 涂、喷药法　即直接将药物涂或喷洒到口腔病变部位。如用10%硝酸银涂在溃疡面上,用5%5-氟尿嘧啶霜剂(5-FU)涂于黏膜白斑,以及用复方碘液、碘甘油涂于牙周袋内等。

2. 含漱法　用各种漱口液漱口,是保持口腔卫生的一种简便的方法。如对牙周手术及其他口腔内手术或长期卧床不能自理口腔卫生者,可用0.05%～0.1%氯己定溶液,每天含漱2次。含漱法可以减少口腔内的细菌数目及菌斑形成,促进伤口愈合,预防感染,防止牙龈炎和龋病的发生。

3. 擦洗法　先用浸有1%～3%过氧化氢的湿棉球将病人口腔各部位擦洗干净,然后再用生理盐水棉球擦洗一遍,也可只用生理盐水棉球擦洗。每日应擦洗2～3次。

4. 牙周袋冲洗和冠周盲袋冲洗法　它是牙周炎、冠周炎治疗的一种有效的方法。用头端钝弯的冲洗针头插入牙周袋或盲袋内,用冲洗液冲洗2～3次。常用的冲洗液有1%～3%过氧化氢、生理盐水、1∶5 000高锰酸钾液等。

(二)口腔科常用治疗操作的护理配合

1. 拔牙术配合

(1) 拔牙前准备:①向病人及家属说明拔牙术的必要性、手术过程、注意事项及可能出现的并发症等,消除病人的顾虑,积极配合手术和护理。②术前详细询问病史。根据麻醉方法,术前完成所用麻醉药的皮肤过敏试验,仔细观察试验结果,若有异常则及时报告医师。注意测量体温和血压。遵医嘱安排和协助病人完成术前的一些常规检查,如血常规、凝血酶原时间、血糖、心电图、心肺透视等。③术前1～2天用漱口液漱口。④应避免病人空腹拔牙。⑤准备好拔牙器械、敷料及其他辅助用品。⑥用1%碘酊消毒麻醉注射区及手术区。

(2)术中配合：①协助医师完成拔牙术。准确无误地传递医师需用的器械。在拔除下颌阻生牙劈冠时，应一手托住病人下颌骨，一手拿骨锤，用手腕的闪击力量争取一次将牙冠劈开。②注意观察病人的反应，若有虚脱现象时，应暂停手术，将病人平卧。③协助医师做好拔牙及创面的处理，如缝合牙龈等。

(3)术后护理：①嘱病人轻轻咬着棉纱球压迫创口，30分钟后将棉纱球吐出。嘱病人勿将分泌物或血液咽下，及时吐出。②术后2小时可进温凉半流质或流质饮食。勿用患侧咀嚼，不要用舌舔吮伤口。③保持口腔卫生，当天不要漱口，以后可用生理盐水或其他含漱剂漱口。④术后24小时内唾液中出现红色血水及术后1～2天创口有轻微疼痛均为正常。如有发热、明显出血、剧烈疼痛及张口困难等应及时复诊。⑤遵医嘱应用消炎、止痛药物，并做好用药指导。

2. 清创术配合　对于颌面部创伤，应做好器械准备，并协助医师完成清创缝合手术。

(1)用肥皂水、生理盐水清洗创口及四周的污物，注意保护创面。

(2)2%碘酊、75%乙醇消毒皮肤(黏膜用0.75%～1%碘酊)后，局部浸润麻醉。

(3)用1%～3%过氧化氢或生理盐水冲洗创口，清除创口内异物，并止血。

(4)细针细线对位整齐缝合，创面包扎。口腔内缝合不用包扎。

(5)嘱病人5～6天拆线。

3. 口腔科换药

(1)普通换药：普通伤口清创术后或脓肿切开引流术后的换药，同普通外科换药，但要注意在换药时禁忌挤压，防止感染扩散。

(2)根管治疗换药：对于有保留价值的根尖周炎牙齿，应行根管开放，取出根管内刺激物，冲洗根管，然后用细棉捻吸干根管内液体后敷以丁香油酚、樟脑酚或碘仿糊剂。每2～3天换药1次，最后作根管充填。

(三)牙体牙髓病常用材料的使用方法

1. 氧化锌丁香油粘固粉(丁氧膏)　按液0.5 ml、粉1.5～1.8 g的比例取适量，放在清洁干燥的调和板上，将粉末逐份加入丁香油液中调拌。调拌时左手固定玻璃调板，右手持调拌刀顺一个方向旋转调和，使粉液在1 min内调匀至所需稠度为止。

丁香油粘固粉是一种暂时性充填材料，可用作窝洞暂封剂，深龋垫底和根管充填等。

2. 磷酸锌粘固粉(水门汀)　取粉0.95～1.1 g和液体0.4 ml分别置于调和玻璃板的两端，将粉末分成数份，并逐份将粉加入液体中，用调和刀旋转调拌。调和应在1分钟内完成。用作暂时充填时应调和成糊状；用作窝洞垫底时，应调和成面团状；用以粘着冠、桥等修复体时，可调至丝状。调和完成后应立即充填。

3. 玻璃离子体粘固粉　取粉3份和液1份，放在干燥清洁的玻璃板上，用塑料调拌刀于1分钟内调和成面团状，即可充填。玻璃离子体粘固粉一般在3～5分钟内固化。

4. 硅酸盐粘固粉　聚羧酸锌粘固粉调和及使用方法同水门汀。

5. 银汞合金的调制与使用　银汞合金是银合金粉与汞调和后形成的合金。银汞合金是永久性的充填材料，常用于后牙的修复。

(1)手工调拌：将银合金粉与汞按5∶8或6∶9的重量比，放入清洁的玻璃乳钵内，用杵顺时针研磨，以 120～150 rpm 的速度研磨约 3 分钟，直至看见合金表面呈银色光泽、质地细腻、无游离汞、易附着在乳钵壁上，手指揉捻时有握雪感或捻发音，指压见指纹即可。在充填时还应将多余的汞挤出方可使用。挤出的汞应放在盛有盐水或甘油的玻璃瓶内，以防挥发。

（2）机器调拌：与手工调拌相比，具有充填前不需要挤出多余的汞、安全、粉汞比例合适等优点。方法是将银合金粉与汞按一定比例分装在胶囊内，使用时将胶囊放在银汞调和器的夹头上，经高速震荡后即为银汞合金。

6. 复合树脂　是在树脂内加入经过特殊处理的无机物的一种充填材料。选择与牙齿颜色近似的树脂型号。因液体较易挥发，应随取随用。粉液比应在 2.2∶1～2.5∶1 之间，用洁净的塑料类调板和调拌刀调和。调和稠度应介于丝状期和面团期。充填完成后应尽快用乙醇棉球将调拌器具擦净，浸泡消毒，待干燥后方可再用。调拌时切忌与酚类药物接触，以防其阻聚作用。

7. 可见光固化复合树脂　可直接使用，不需调拌。

（四）口腔科局部常用药物

1. 窝洞消毒药物

（1）樟脑酚合剂（CP）

①作用：消毒、镇痛。

②用途：主要用于根管及窝洞消毒，也用于急性牙髓炎开髓后镇痛。牙周脓肿时，可做成 CP 药线，置牙周袋内止痛。

③用法：局部涂擦，或用蘸有 CP 的小棉球或棉捻，封在根管或窝洞内 3～5 天。

（2）25%麝香草酚酊

①作用：主要用于消毒，并有轻微的镇痛作用。

②用途：根管及窝洞的消毒，也可用于牙本质脱敏。

③用法：用小棉球蘸少量药液涂擦洞壁。

（3）75%乙醇（酒精）

①作用：具有杀菌作用，杀菌力以 70%～75%的水溶液最强。

②用途：儿童乳牙窝洞的消毒；复合树脂充填窝洞的消毒；盖髓时窝洞的消毒。

③用法：用小棉球蘸少量药液涂擦洞壁。

2. 安抚镇痛药

（1）丁香油（或丁香油酚）

①作用：具有较好的镇痛和轻度的消毒防腐作用，其刺激性和腐蚀性均较小。

②用途：用于急性牙髓炎开髓后、活髓拔除后的镇痛；用作硝酸银的还原剂；与氧化锌调成糊剂，可用作牙髓充血的间接盖髓剂、根管充填剂、深龋垫底及窝洞暂封剂等。

③用法：将窝洞内食物残渣及腐质除去，用小棉球蘸药液置于窝洞内、开髓孔处或根管内。

（2）牙痛水：由樟脑酚、冰片和酒精组成的成品药。用途及用法同丁香油。

（3）溃疡膜：为羧甲基纤维素钠、抗生素、丁卡因及地塞米松合成的薄膜。贴敷于口腔黏膜溃疡面上，具有消炎止痛作用。

3. 局部消炎药

(1) 碘甘油

①作用：具有杀菌、防腐和收敛作用。

②用途：用于牙龈炎、冠周炎、牙间乳头炎和牙周袋的局部消炎。

③用法：用探针或注射器将药液置入病变的部位。

(2) 复方碘液：作用、用途及用法同碘甘油。

(3) 甲硝唑棒

①作用：抗厌氧菌感染。依靠药物在患处缓慢释放，具有局部药物浓度高，疗效好，使用方便，且不引起全身副作用等优点。

②用途：用于各种牙周炎及牙周脓肿的消炎。

③用法：将药棒置于牙周袋内即可。

4. 脱敏药

(1) 75%氟化钠甘油糊剂：用75%氟化钠甘油糊剂棉球，反复涂擦牙齿敏感区1～2分钟。因其无刺激、无色，适用于前牙及牙颈部的脱敏。

(2) 碘酚：用蘸有碘酚的小棉球置于牙齿过敏区，再用烧热的牙胶充填器压在棉球上，使其产生白烟，以病人不感疼痛为限度，反复2～3次。因其腐蚀性强且可使牙齿着色，故不适用牙颈部及前牙脱敏。

5. 失活剂

(1) 金属砷失活剂

①用途：用于乳牙牙髓失活。

②用法：取浸有药物的小棉球置于穿髓孔处，用氧化锌丁香油糊剂暂封。封药一般5～7天复诊。因砷剂在牙髓组织里的渗透无自限性，故使用时应严格控制药物剂量和封药时间，以防发生药物性根尖炎。砷剂系剧毒药，必须严密封药，以防漏出烧伤牙齿周围的软组织。

(2) 三氧化二砷糊剂：用于恒牙牙髓失活。封药一般2天复诊，其余同金属砷失活剂。

(3) 三聚甲醛失活剂

①用途：用于新生恒牙牙髓失活及乳牙牙髓失活，复诊不便或砷剂禁用者。其作用较砷剂温和缓慢，对组织破坏性小。

②用法：取少量糊剂(小米粒大小)置于穿髓孔处，再用氧化锌丁香油糊剂暂封。封药时间1～2周。

6. 干髓剂

(1) 干髓糊剂

①作用：有较强的防腐、除臭、干化作用，使根髓固定或无菌干化。

②用途：用于干髓治疗。

③用法：将适量糊剂置于根部牙髓表面。

(2) 麻醉干髓剂：用于局麻下一次性完成干髓术。用法及作用同干髓糊剂。

7. 根管洗涤剂

(1) 3%过氧化氢溶液

①作用：为强氧化剂，具有防腐、除臭、清洁、抗菌消毒的作用。

②用途：冲洗感染根管和用于冠周炎、牙周炎时冲洗和含漱，还用于牙髓和牙龈止血。

③用法：用注射器2支，针头弯成钝角，针尖磨圆，分别吸入双氧水和生理盐水，然后交替冲洗根管。

(2) 2%氯亚明

①作用：有较强的杀菌力，消毒作用缓慢而持久，对健康组织无刺激性。

②用途：冲洗感染根管。

③用法：将药液滴入根管，再用细扩大针或拔髓针反复震荡根管，然后用生理盐水冲洗。

8. 根管消毒剂——甲醛甲酚(FC)

①作用：具有杀菌、止痛和腐蚀的作用，其消毒力强。但刺激性较大，可引起局部渗出性炎症和坏死，故应避免反复使用。

②用途：坏死、坏疽牙髓的根管消毒。

③用法：用棉捻或纸尖蘸少许药封于根管内。

9. 牙髓塑化液

①作用：塑化剂能将根管内残存的病变组织和病原物质塑化固定在根管内，并可保持较长时间的抑菌和渗透作用，从而达到消除病原刺激的目的。

②用途：用于塑化牙髓，治疗牙本质过敏。根尖孔未形成的年轻恒牙及乳牙不适宜作牙髓塑化治疗。

③用法：取第一液、第二液各0.5 ml，加入第三液0.1 ml，放入弯头注射器或塑料小瓶盖中，搅拌至发热，呈棕红色时即可使用。

10. 根管填充剂

(1) 碘仿糊剂

①作用：具有防腐、除臭、减少渗出等作用。

②用途：减少根尖区渗出液，解除亚砷酸的毒性作用，也可用于根尖未发育完成的根管和乳牙根管的充填。

③用法：取适量粉、液调成糊状，用器械添入根管内。

(2) 根管糊剂

①作用：具有防腐、消毒、减少渗出等作用。

②用法：取适量粉、液调成糊状，用根管扩大针或螺旋填充器，将其添入根管内。

(3) 氧化锌丁香油糊剂：其粘固和封闭性能较好。使用时可加入适当的药物。

(五)口腔四手操作技术

四手操作法是指在口腔疾病的诊治过程中，医护人员坐在特定区域的椅位上，各有分工，密切配合，依靠现代和配套的医疗设备，经过他们的双手共同对躺在卧式手术椅上的病人进行口腔疾病的诊治。四手操作法减轻了医护人员的劳动强度，极大地提高了医疗质量和工作效率。

1. 设备

(1) 电动双侧可调卧式手术椅：手术椅具备很好的舒适性，便于病人轻松和长时间的接受治疗；手术椅的高度变化、倾倒和回位均为电动，并易于操作；椅头具有旋转性，便于拍片或治疗；助手侧设有吸引器、排唾器和三用喷枪，医师侧设有可移动的综合治疗台、三用喷枪、洁治器、可调式手术灯等。

(2) 医、护用椅：医师和护士坐椅均具有可调性。

(3) 气、水三用喷枪：即一个键控制气、水两个器械的功能，便于操作，喷头可 360°转动，可接近口腔的所有区域。

(4) 其他：有固定柜、活动器械柜、可调式手术灯、洗涤槽或洗手池等。

2. 医护配合　在四手操作过程中，医师和护士的密切配合是顺利完成口腔疾病诊治工作的一个重要因素。护士应具有良好的素质，按照职业道德规范严格要求自己，应熟悉本专业知识，熟悉现代口腔科医疗设备及器械的性能、使用、操作步骤、注意事项和维护保养等，并掌握口腔材料的调制、使用方法，局部常用药物的作用等。在工作中，医师和护士必须协同工作，医师起主导作用，护士主要负责安排病人、准备治疗用品、调制材料、传递和回收器械、用吸引器排除唾液和血液等工作。

复习思考题

1. 口腔科疾病的常见症状有哪些？

2. 口腔科疾病的常用护理诊断有哪些？

3. 简述口腔涂药法、喷药法、含漱法、擦洗法、牙周袋冲洗法和冠周盲袋冲洗法的操作方法和注意事项。

4. 简述口腔科常用治疗操作的护理配合。

（王　东）

第九章 口腔科常见疾病病人的护理

第一节 龋病及牙髓病人的护理

一、龋病

【疾病概要】

龋病是牙体在内外因素影响下，硬组织逐渐发生破坏和崩解的一种慢性进行性疾病。患龋病的牙齿称为龋齿，俗称蛀牙。患龋率在不同民族、地区、年龄、性别之间差异很大。我国的平均患龋率约为50%。龋病不仅妨碍咀嚼功能，影响美观，而且可引起牙髓炎、根尖周炎、牙槽脓肿等，影响整个身体健康。因此，早期检查、早期发现、早期治疗，具有重要意义。

目前认为龋病的形成是细菌、食物、宿主和时间四大因素共同作用的结果，即四联因素论。其中细菌是引起龋病的主要因素。口腔中的细菌和食物中的糖蛋白结合，黏附在牙面上形成牙菌斑。在牙菌斑细菌的作用下，使食物中的糖发酵产酸，酸使牙齿硬组织发生一系列复杂的化学反应，最终导致牙体组织的缺损，形成了龋病。牙齿的成分、形态、结构及位置与龋病的发生均有关，窝、沟、牙颈部等是龋病的好发部位。营养不良、全身性疾病等均可影响牙齿的正常发育，而易患龋病。而龋病的形成和发展是个漫长的过程，从牙菌斑的形成到临床龋洞的出现，则需要很长的时间。在各因素的相互影响和共同作用下，牙体硬组织不断进行脱矿和有机物质的分解，最终导致牙组织缺损，形成龋病。

龋病的治疗原则是采取措施阻止病变发展，恢复牙体的形态与功能。

【护理评估】

1. 健康史　了解病人口腔卫生及饮食习惯。

2. 身体状况　临床上通常将龋病分为浅、中和深龋。

(1) 浅龋：在窝沟、牙颈等处出现白垩色、黄褐色或呈墨浸状的黑色，或沟壁、沟底的釉质变软，探之有粗糙感或有浅的龋蚀。

(2) 中龋：病损限于牙本质浅层，形成浅龋洞，多数人无症状或有时对冷、热、酸、甜等刺激较为敏感，探之质软。

(3) 深龋：病损达牙本质深层，但未至牙髓，如有食物嵌入时会有疼痛，对各种刺激均敏感。探诊龋洞时，探痛明显。

3. 辅助检查　龋病大多经探针仔细检查即可确诊，必要时可借助X线等检查。

4. 社会心理状况　病人多因初期无明显自觉症状或认为牙病事小而未能及时就医，延误了治疗时机。病人对钻牙存在恐惧心理。

【护理诊断】

1. 疼痛　与食物等刺激有关。

2. 组织完整性受损　与龋坏造成牙体缺损有关。

3. 潜在并发症：牙髓炎、根尖周炎等　与病人抵抗力下降、治疗不及时等有关。

4. 知识缺乏　缺乏龋病的预防及早期治疗的知识。

【护理目标】

1. 病人疼痛减轻或消失。

2. 受损牙体组织恢复完整性。

3. 病人无并发症发生。

4. 病人能描述龋病的防治知识。

【护理措施】

牙齿硬组织遭到破坏后无自身修复功能，需依靠人工方法进行修复。对龋齿的治疗一般采用充填术，方法是清除腐质，根据需要制备洞形，再选用适当充填材料进行充填。

1. 物品准备

(1) 器械及物品：挖器、粘固粉充填器、各型车针、成形片及成形片夹、银汞充填器、咬合纸、橡皮轮、光固化机等。

(2) 药品：25%麝香草酚酊、樟脑酚合剂、50%酚甘油、丁香油、酸蚀剂等。

(3) 修复、垫底材料：白合金粉及水银(汞)、复合树脂、玻璃离子体粘固粉、磷酸锌粘固粉、氧化锌丁香油粘固粉、氢氧化钙等。

2. 术中配合　安排病人就位，调整椅位及光源，做好解释工作，消除病人的恐惧心理。医师制备洞型时，协助牵拉口角，用吸唾器及时吸净水及唾液。准备好棉球，消毒药物根据充填材料情况及医嘱选用。遵医嘱分次调拌所需垫底及充填材料。

3. 术后注意事项　充填术后，银汞合金充填的牙齿 24 小时内不能咀嚼硬食物，以免充填物脱落。

4. 健康指导

(1) 龋病的发生与口腔卫生密切相关，因此应养成饭后漱口、早晚刷牙的良好习惯，尤其是睡前刷牙更为重要，以减少菌斑及食物残渣的滞留时间。刷牙方法要正确，一般采用上下竖刷法，横刷法可导致牙龈萎缩及楔状缺损。应选择保健牙刷。

(2) 应定期进行口腔检查，其时间一般为 2～12 岁半年一次，12 岁以上一年一次，以便早期发现龋病。

(3) 采取有效的防护措施，如根据需要食物和饮水中加氟、使用含氟牙膏，以及点隙窝沟封闭等，以提高牙齿的抗龋能力。

(4) 养成合理的饮食习惯，如儿童和青少年要少吃零食、限制蔗糖的摄入频率、使用蔗糖代用品等，以防止和降低龋病的发生。

二、牙髓病

【疾病概要】

牙髓病是指牙髓组织的疾病，包括牙髓充血、牙髓炎和牙髓坏死等，其中以牙髓炎最为常见。牙髓炎多由细菌感染引起，感染主要来自深龋。另外，化学刺激及物理因素亦可引起牙髓炎。由于牙髓组织处于髓腔中，当有炎症病变时，血管扩张、渗出物积聚，使髓腔压力增大，压迫牙髓神经，常引起剧烈疼痛，又因根尖孔狭小，不利引流，容易导致牙髓坏死。

【护理评估】

1. 健康史　了解病人有无龋病及患牙近期有无受到理化因素刺激。

2. 身体状况　牙髓炎按其临床经过分为急性牙髓炎与慢性牙髓炎。

(1) 急性牙髓炎：主要特征是自发性、阵发性剧烈疼痛。夜间及温度刺激时疼痛加剧。当牙髓化脓时对热刺激极为敏感，而遇冷刺激则能缓解疼痛。疼痛部位不定，病人常不能准确指出患牙。检查时常见患牙有深的龋洞、探痛明显。由于病人不能正确指出患牙，故对可疑牙需借助温度实验或电活力器测验来确定。

(2) 慢性牙髓炎：一般无剧烈自发疼痛，长期温度刺激或食物嵌入龋洞中可使疼痛加剧，检查可见髓穿孔或牙髓息肉，有轻微叩痛。

3. 社会心理状况　牙髓炎多由深龋引起。龋病时，疼痛较轻，不为病人所重视。当急性牙髓炎发作时，病人才认识到其严重性。剧烈疼痛使病人坐立不安，不思饮食，心情烦躁，常急诊就医。就医时求治心切，但又惧怕钻牙。

【护理诊断】

1. 疼痛：牙痛　与牙髓炎症有关。

2. 焦虑　与疼痛反复发作及惧怕钻牙有关。

3. 睡眠形态紊乱　与疼痛干扰睡眠，病人无法获得充足休息有关。

4. 知识缺乏　病人对牙病早期治疗的重要性认识不足。

【护理目标】

1. 疼痛缓解或消失。

2. 病人能描述牙病早期治疗的重要性，了解有关口腔保健知识。

【护理措施】

1. 急性牙髓炎的主要症状是难以忍受的疼痛，故首先的应急处理应是消除疼痛。

(1) 开髓减压：最有效的止痛方法是开髓减压。用牙钻或探针将髓腔穿通，建立引流，以减小压力，缓解疼痛。开髓前，应向病人说明钻牙的目的，进行心理安慰，消除恐惧心理，以取得病人的合作。开髓后可见脓血流出，护士抽吸温盐水协助冲洗髓腔，再放置丁香油小棉球于龋洞内，开放引流。

(2) 药物止痛：可用丁香油或樟脑酚棉球置于龋洞内暂时止痛，同时口服止痛药。

2. 牙髓炎疼痛缓解后，应行专科治疗，如冠髓切断术、盖髓术和干髓治疗等。冠髓切断术是切除有炎症或感染的髓室内牙髓，用盖髓剂置于根管的牙髓断面上，保存健康的根髓，维持其正常的状态，以行使牙髓的功能。干髓治疗是用药物失活牙髓后除去冠髓，再用药物覆盖根髓创面，使根髓干化，并长期保存无菌状态，使患牙得以保留。

3. 冠髓切断术的护理

(1) 术前护士准备好各种无菌器械及局麻药物、暂封剂等。

(2) 协助医师用橡皮障或棉条隔湿，备2%碘酊和75%乙醇小棉球消毒牙面及窝洞。

(3) 医师用牙钻去腐、开髓、揭开髓室顶。用锐利挖器将冠部牙髓齐根管口处切断，护士协助用生理盐水冲洗髓腔，如有出血可用0.1%肾上腺素棉球止血。调制盖髓剂如氢氧化钙糊剂，覆盖牙髓断面。盖髓完成后，调制氧化锌丁香油粘固粉暂封窝洞。术中避免温度刺激及加压。调拌用具必须严格消毒，无菌操作。

(4) 预约病人1～2周复诊。若无自觉症状，则可除去表层暂封材料，作永久性充填。

4. 干髓治疗的护理　干髓治疗有失活干髓术和麻醉干髓术两种方式，以前者常用。失活干髓术的护理如下：

(1) 治疗前向病人说明治疗目的以及用药后可能出现数小时的疼痛反应。备好器械及药物，按医嘱准备失活剂。

(2) 隔离唾液，擦干洞壁，医师将失活剂放入穿髓孔后，上置丁香油小棉球，护士随即调制氧化锌丁香油糊剂封闭窝洞。操作中不要加压，以免引起剧烈疼痛。

(3) 预约病人复诊时间，砷剂封药时间为24～48小时，多聚甲醛的封药时间可延长至10～14天。封药时间不宜过久，以防引起化学性根周炎。

(4) 复诊开髓时，取出失活剂，协助冲洗髓腔，清除牙本质残屑及残留冠髓，吸净冲洗液。拭干和消毒窝洞，医师将干髓剂置于根管口处，使其紧贴根面。调制磷酸锌粘固粉垫底，调制永久性材料作窝洞充填。

5. 健康指导　向病人宣传牙髓炎的发病原因、治疗目的及方法，以及牙病早期治疗的重要性。让病人了解牙髓炎早期如能得到及时正确的处理，活髓可能得到保存。死髓牙因牙体失去代谢而变性，脆而易折，极易导致牙齿缺失。因此，防治龋病及牙髓病，对保存健康牙齿有着十分重要的意义。

第二节　根尖周病人的护理

根尖周病是指牙齿根尖部及其周围组织的炎症。临床上分为急性根尖周炎和慢性根尖周炎，以慢性根尖周炎较多见。

一、急性根尖周炎

【疾病概要】

急性根尖周炎多是感染通过根管扩散所致，多是牙髓炎的继发病。创伤或牙髓治疗药物渗出根尖孔刺激根尖也能引起根尖周组织炎症。

【护理评估】

1. 健康史　询问病人是否有过牙髓炎病史。

2. 身体状况　急性根尖周炎多为慢性根尖周炎急性发作所致。按其发展过程可分为浆液期和化脓期。炎症初期，患牙有浮起感，嚼时疼痛，病人能指出患牙，检查时有叩痛。当形成化脓性根尖周炎时有跳痛，患牙有明显伸长感，颌下淋巴结肿大。若病情加重，疼痛剧烈,可伴有发热、全身不适等症状。当脓肿达骨膜及黏膜下时,可触及波动感(图9-1)。脓肿破溃或切开引流后,急性炎症可缓解。

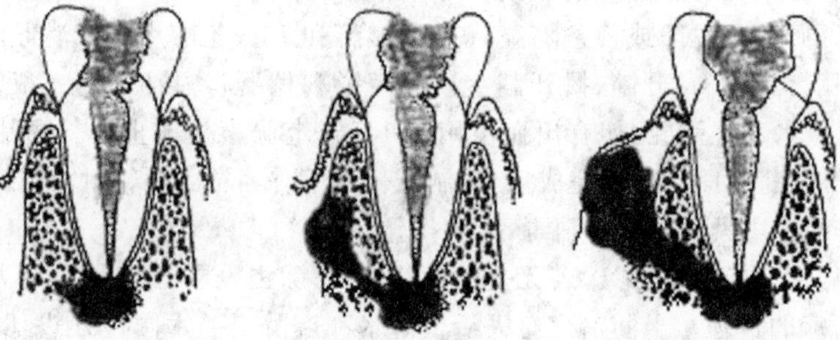

根尖脓肿阶段　骨膜下脓肿阶段　黏膜下脓肿阶段

图9-1　急性化脓性根尖周炎

3. 社会及心理因素　由于疼痛剧烈,常能及时就诊,要求医师尽快解决其痛苦。

【护理诊断】

1. 疼痛　与根尖周炎急性发作,牙槽脓肿未引流或引流不畅有关。

2. 体温升高　与根尖周组织急性感染有关。

【护理目标】

1. 病人疼痛缓解或消失。

2. 病人体温恢复正常。

【护理措施】

急性根尖周炎的治疗首先是缓解疼痛,然后进行根管治疗或牙髓塑化治疗。

1. 开髓减压　是控制急性根尖周炎和缓解疼痛的主要措施。其治疗过程为:医师打开髓腔,拔除根髓和疏通根管,使根尖周渗出物通过根尖孔向根管引流,以达到减轻疼痛,防止炎症扩散的目的。然后护士协助医师冲洗髓腔,吸净冲洗液,吹干髓腔及用消毒纸尖吸干根管,备消毒酚棉球及短松棉捻供医师置入髓腔根管内及根管口,以防食物堵塞。为利于引流,窝洞不封闭。

2. 脓肿切开　对急性根尖周炎骨膜下及黏膜下脓肿,除根管引流外,还需切开排脓,才能有效控制炎症。切开脓肿前,护士协助医师对术区进行清洁、消毒、隔湿准备。表浅的黏膜下脓肿可用2%丁卡因表面麻醉,骨膜下脓肿多用阻滞麻醉。切口位置应在脓肿下极,切口方向宜与血管神经一致,避免损伤血管神经。对深部脓肿,排脓后应放置橡皮引流条,嘱病人定期换药。

3. 按医嘱给予抗生素、镇痛剂、维生素等药物治疗。嘱病人注意适当休息,发热病人多饮水,进食流质及半流质食物,注意口腔卫生。

4. 为达到根治目的,嘱病人急性炎症消退后,继续进行相应的治疗,如根管治疗或牙髓塑化治疗。

5. 健康指导　让病人了解根尖周炎的发病原因和治疗过程,告知病人开髓减压及脓肿切开后继续根管治疗或牙髓塑化治疗的重要性。

二、慢性根尖周炎

【疾病概要】

慢性根尖周炎除了来自牙髓感染外，也可由急性根尖周炎或牙槽脓肿转化而致。根据病变性质不同，慢性根尖周炎可表现为根尖肉芽肿、根尖囊肿、慢性根尖脓肿三种形式。

【护理评估】

1. 健康史　询问病人患牙是否有反复肿胀疼痛病史。

2. 身体状况　一般多无明显自觉症状，或偶有轻微钝痛、咬合痛。检查时可发现患牙龋坏变色，牙髓坏死，有轻度叩痛，根尖区相对应的颊侧牙龈上可有瘘管。

3. 辅助检查　X线检查可显示根尖区有稀疏的阴影。

4. 社会及心理状况　因慢性根尖周炎自觉症状不明显，常被病人忽视，当患牙出现脓肿及瘘管时，才去就诊。由于病人对治疗过程缺乏了解，总希望一次治疗便能解决问题，缺乏治疗耐心。

【护理诊断】

1. 口腔黏膜改变　与瘘管形成有关。

2. 知识缺乏　与病人对疾病病因及其防治认识不足有关。

【护理目标】

1. 病人口腔黏膜恢复正常，瘘管封闭。

2. 病人了解本病的一般情况，并获得相应的防治知识。

【护理措施】

1. 根管治疗的护理　根管治疗是用机械和化学处理的方法，消除髓腔内，特别是根管内的感染病灶。经过根管制备、冲洗、消毒、充填和密封根管，达到彻底根治根尖周病的目的。适用于晚期牙髓炎、牙髓坏死及各类型根尖周炎。

(1) 器械物品准备：准备根管扩挫针、拔髓针、根管充填器、消毒棉捻、根管充填材料及充填术器械等。

(2) 操作步骤及护理配合

①根管预备：对活髓牙，应在麻醉或失活牙髓后拔除根髓，然后用生理盐水冲洗根管，消毒、吹干后即可进行根管充填。对牙髓坏死牙，除去牙髓后用2%氯亚明液和3%过氧化氢溶液(双氧水)交替冲洗，再用生理盐水冲尽余液，用根管扩挫针扩挫管壁，冲洗拭干后，将蘸有消毒药液的棉捻置于根管内，再用氧化锌丁香油糊剂暂封窝洞。待自觉症状消失，复诊时如无叩痛，根管内取出的棉捻无分泌物，即可进行根管充填。

②根管充填：先将充填材料(如氧化锌丁香油糊剂、碘仿糊剂)调成糊状送入根管内，再将消毒后的牙胶尖插入根管，直达根尖孔，用加热后的充填器，除去多余牙胶，最后作永久充填。在充填过程中应严格掌握无菌操作。

在以上操作过程中，护士应及时准确地为医师提供所需器械及用物，根据需要调制各类充填材料，密切配合医师完成根管治疗。

2. 健康指导　向病人说明根尖周病的发病原因及其危害，提高病人对牙病的预防意识。进行各项治疗前，让病人了解治疗步骤及目的，取得病人的配合。嘱病人按医嘱准时复诊，保持治疗的连续性，以达到治疗的最佳效果。

第三节 牙周组织病人的护理

一、牙龈炎

【疾病概要】

牙龈炎是指龈乳头和龈缘的炎症损害，严重时可累及附着龈。多由于口腔不洁，如牙菌斑、牙垢和牙石堆积，以及食物嵌塞、不良修复体等的局部刺激所引起。牙龈炎的病变是可逆的，一旦病因去除，炎症消退，牙龈便可恢复正常，反之，牙龈炎可进一步发展成为牙周炎。

【护理评估】

1. 健康史 了解口腔卫生习惯，有无全身慢性疾病、营养不良等。

2. 身体状况 一般无明显症状，偶有牙龈发痒、发胀等不适。病人往往因局部刺激，如刷牙、咀嚼、说话、吸吮等引起出血而就诊。口腔检查发现病人牙垢堆积，可有口臭；牙龈红肿，质地松软，局部点彩消失；探查易出血。重者龈乳头肥大，向牙冠方向增生覆盖，形成假性牙周袋。袋内可挤压出炎性分泌物。但牙齿无松动、牙槽骨无破坏，无真性牙周袋形成。

3. 社会心理状况 牙龈炎一般少有自觉症状，病人常因牙龈出血和口臭而影响人际交往。

【护理诊断】

1. 口腔黏膜改变 与牙龈炎症有关。

2. 社交障碍 与牙龈出血，口腔异味有关。

3. 知识缺乏 口腔卫生保健知识缺乏。

【护理目标】

1. 病人牙龈组织恢复正常，口臭消失。

2. 病人能说出正确的刷牙方法及早期治疗的重要性。

【护理措施】

1. 去除致病因素，如口内有不良修复体者，协助医师取下并重新制作，消除食物嵌塞。

2. 协助医师用3%过氧化氢溶液与生理盐水交替冲洗龈沟，涂布碘甘油。严重者，遵医嘱给予抗生素和维生素。

3. 龈上洁治术和龈下刮治术 是去除牙石和菌斑的基本手段。其方法是使用特制的器械或超声波洁牙机除去龈上、龈下牙石，消除结石和菌斑对牙龈的刺激，以利于牙龈炎愈合。

(1) 术前准备

1) 向病人说明手术的目的及操作方法，取得病人配合。

2) 协助病人完成相关的检查，如血常规、凝血试验等。如有局部急性炎症，应暂缓手术。

3) 准备好消毒的洁治器械或超声波洁牙机，另备磨光用具。

(2) 术中配合

1) 嘱病人用复方氯已定液含漱1分钟。用2%碘酊消毒手术区，摆放好所需的洁治器。

2) 协助牵拉口角，吸净冲洗液，若出血较多可用0.1%肾上腺素棉球压迫止血。

3) 牙石去净后，备橡皮杯蘸磨光粉或脱敏糊剂打磨牙面，龈下刮治则用锉形器磨光根面。

4）术毕，用3%过氧化氢溶液及生理盐水交替冲洗，拭干手术区，涂布碘甘油于龈沟内。

4. 健康指导　指导病人保持口腔卫生，如牙刷、牙签及牙线的正确使用，并定期检查，以巩固治疗效果。让病人了解牙龈炎对口腔健康带来的危害，增强防病意识。告知病人通过以上治疗后，牙龈炎可很快治愈，口腔异味也将随之消失，恢复病人进行社会交往的信心。

二、牙周炎

【疾病概要】

牙周炎是牙周组织均受累的一种慢性破坏性疾病。除有牙龈炎的表现外，其主要临床特点是牙周袋的形成。牙周炎的病因基本上与牙龈炎相同。牙龈炎未能及时治疗或者由于致病因素增强，机体抵抗力下降，则可能发展为牙周炎。在局部致病因素中，尤其以龈下结石危害性最大。全身致病因素可能与营养代谢障碍、内分泌紊乱、自主神经功能紊乱及精神因素等有关。

【护理评估】

1. 健康史　了解既往有无全身疾病史，有无刷牙易出血史。

2. 身体状况

(1) 牙龈红肿、出血：龈色变红或暗红、点彩消失，探查易出血。

(2) 牙周袋形成：由于牙周膜破坏，牙槽骨逐渐吸收，牙龈与牙根面分离，龈沟随之加深而形成牙周袋。

(3) 牙龈溢脓：牙周袋有炎性肉芽组织及溃疡形成，因细菌感染出现慢性化脓性炎症。轻压牙周袋外壁即有脓液溢出，可伴有口臭。

(4) 牙齿松动：由于牙周膜破坏，牙槽骨吸收，牙齿失去支持功能，从而出现牙齿松动，咀嚼功能障碍。

(5) 牙周脓肿形成：当牙周袋内的炎性渗出液排流不畅或机体抵抗力下降时，可出现急性炎症发作，形成牙周脓肿。严重者，可出现全身不适、发热及局部淋巴结肿大等症状。

3. 辅助检查　X线摄片可显示有牙槽骨破坏及牙周膜变厚。

4. 社会心理状况　牙周炎的早期症状常不明显，因此病人未能重视，随着病情的进一步发展，患牙常需拔除，此时，因牙齿缺失影响咀嚼功能及美观，病人可表现出焦虑情绪。由于有明显的口臭，常影响病人的社会交往，使其产生自卑心理。

【护理诊断】

1. 口腔黏膜改变　由炎症造成牙龈充血、水肿、色泽改变所致。

2. 自我形象紊乱　与牙齿缺失、口臭有关。

3. 知识缺乏　对牙周病的严重性缺乏认识，以及缺乏本病的防治知识。

【护理目标】

1. 病人口腔黏膜恢复正常，炎症消失。

2. 病人能描述牙周病的预防及治疗的有关知识。

【护理措施】

1. 指导病人加强锻炼与营养，增加维生素A、C的摄入，以利于牙周组织的愈合。

2. 药物治疗　针对菌斑可全身使用螺旋霉素、甲硝唑或替硝唑等药物治疗。局部常用

3%过氧化氢溶液冲洗牙周袋，袋内涂布碘甘油或碘酚。可用复方氯己定液含漱。

3. 去除刺激因素　常用龈上洁治术或龈下刮治术。

4. 手术治疗　经局部治疗牙周袋仍不能消除者，可行牙周手术清除牙周袋，常用的手术方法有龈切除术及龈翻片术。龈切除术是将病变牙龈组织或牙周袋切除，重建新的龈缘和正常龈沟；龈翻片术是切开牙龈，翻转龈片，彻底消除病变组织，至根面光滑后再将龈瓣复位缝合，以达到消除牙周袋的目的。护理配合以龈翻片术为例：

(1) 器械准备：牙周探针、龈分离器、刮治器、骨膜剥离子、弯组织剪、小骨锉、根面锉一套、牙龈刀、局麻器械、缝合器械、调拌用具、无菌包等。各类器械消毒后备用。

(2) 术前用复方氯己定液漱口，0.5%碘伏或75%乙醇消毒口周皮肤，铺巾。

(3) 术中牵拉口唇，协助止血，用生理盐水冲洗创面，及时吸去冲洗液，保持术野清晰。

(4) 缝合后，调拌牙周塞治剂，将其调成长条状，置于创面，用湿棉签轻轻加压，使其覆盖整个术区，保护创面。

(5) 术后嘱病人注意保护创口，进软食，24 小时内不要漱口、刷牙。按医嘱给予抗生素。术后 1 周拆线。术后 6 周内勿探测牙周袋。

5. 健康指导　除与牙龈炎有关部分相同外，要特别强调牙周炎的治疗效果与病人的口腔卫生习惯密切相关，尤其是在治疗后更应经常保持口腔卫生。要采用正确的刷牙方法和牙龈按摩方法，定期检查，以巩固疗效，控制疾病发展。

第四节　口腔黏膜病人的护理

一、复发性口疮

【疾病概要】

复发性口疮也称复发性阿弗他溃疡，是一种最常见的具有反复发作特征的口腔黏膜溃疡性疾病。病程有自限性，一般 7～10 天可自愈。其病因尚不明，常见的诱发因素有病毒感染、胃肠功能紊乱、疲劳、精神刺激、内分泌功能紊乱及免疫功能低下等。

【护理评估】

1. 健康史　询问病人近期有无感冒、胃肠不适、过度疲劳等诱因。

2. 身体状况　本病多发于青壮年，临床特点为自然发病，病程迁延，反复发作，有遗传倾向等。具体表现为在口腔黏膜出现单个或多个圆形或椭圆形溃疡，直径 2～4 mm 不等，中央稍凹下，表面覆以淡黄色假膜，周围有红晕，有烧灼痛，遇刺激疼痛加剧，甚至影响病人说话与进食。

3. 社会心理状况　因说话和进食疼痛加剧加上反复发作，病人感到痛苦和焦虑，常迫切要求治疗。

【护理诊断】

1. 疼痛　与口腔黏膜病损、进食刺激有关。

2. 口腔黏膜改变　由黏膜充血、破溃引起。

3. 焦虑　与溃疡反复发作有关。

【护理目标】

1. 病人疼痛消失，口腔黏膜恢复正常。

2. 病人焦虑消除。

【护理措施】

1. 可用1%丁卡因溶液涂布溃疡面，暂时缓解疼痛，以利于病人进食。

2. 单个溃疡可用细棉签蘸10%硝酸银或50%三氯醋酸少许烧灼。烧灼时护士协助隔离唾液、压舌，切勿使药液伤及周围正常黏膜。局部贴敷口腔溃疡药膜，也可用地塞米松、庆大霉素等交替涂抹或含服西地碘片（华素片）。

3. 对于严重病人，全身可使用糖皮质激素及适当补充维生素C和复合维生素B。

4. 健康指导　向病人介绍疾病的病程及治疗目的，让其了解本病有自限性，不必过度焦虑。让病人知道本病发生的可能因素，嘱病人进行自我调节，去除诱因，防止复发。

二、口腔单纯性疱疹

【疾病概要】

口腔单纯性疱疹亦称疱疹性口炎，是一种由Ⅰ型单纯性疱疹病毒感染引起的急性传染性口腔黏膜的疱性病变。其主要传染途径为唾液、飞沫和接触传染。上呼吸道感染、消化不良、月经期及局部因素刺激等可导致疱疹的发生。

【护理评估】

1. 健康史　询问病人近期有无感冒、消化不良等诱因。

2. 身体状况　本病好发于5～6岁以下的儿童，尤以6个月至2岁最为多见。初期常有发热，2～3天后口腔黏膜充血，很快黏膜上出现散在的或成簇分布的水泡，水泡在1～2小时内破溃形成小溃疡。溃疡可融合成片，表面有黄白色假膜覆盖。局部淋巴结肿大、压痛。患儿多有自发性疼痛、流涎、啼哭、拒食等表现。本病呈自限性，约1～2周溃疡可自行愈合，不遗留瘢痕。

3. 社会心理状况　家属常因患儿躁动不安、哭闹拒食等，表现出烦躁及焦虑情绪，求治心切。

【护理诊断】

1. 体温升高　由病毒感染引起。

2. 口腔黏膜改变　与黏膜充血、水肿、溃疡有关。

【护理目标】

1. 病人体温恢复正常。

2. 病人口腔黏膜炎症消失，溃疡愈合，能安静进食。

【护理措施】

1. 注意保持口腔卫生，让患儿充分休息，给予高能量、易消化的流质或半流质饮食。

2. 饭前可用1%达克罗宁或1%丁卡因涂敷创面，起暂时止痛的作用，便于进食。饭后涂2.5%金霉素甘油糊剂，2小时1次，起防腐消炎作用。

3. 遵医嘱应用抗生素、抗病毒药物，同时给予大量的维生素C和复合维生素B。

4. 对患儿家属进行心理安慰，让其了解疾病的发病原因及病程，积极配合治疗和护理。

三、口腔念珠菌病

【疾病概要】

口腔念珠菌病亦称雪口疮或鹅口疮，是由白色念珠菌感染的一种口腔黏膜传染性疾病。多发于哺乳期婴幼儿及体弱儿童。白色念珠菌常存在于正常人的口腔、肛门及皮肤等处，一般不致病，若口腔清洁卫生不良、全身慢性疾病、全身长期大量使用广谱抗生素及免疫抑制剂等导致菌群失调时，该菌就会大量繁殖而发病。婴儿常通过产道、哺乳器或母亲乳头感染而致病。

【护理评估】

1. 健康史　询问病人是否有慢性疾病及长期使用广谱抗生素或免疫抑制剂的病史，了解婴幼儿母亲的身体状况及哺乳卫生情况。

2. 身体状况　多无明显全身反应，病损区有灼热感和疼痛，小儿可有烦躁不安、啼哭、拒食和低热。多发于唇颊、舌、腭等黏膜处，病初黏膜充血，有微凸的白色小点，随后融合成白色斑片，渐成凝乳状斑块。斑块不易被擦掉，如强行擦除，可见其下为潮红溢血的创面。

3. 辅助检查　白色斑片涂片或培养时，显微镜下可见致病菌丝和孢子。

4. 社会心理状况　患儿家人会出现烦躁及焦虑情绪，求治心切。

【护理诊断】

1. 口腔黏膜改变　与黏膜充血等病变有关。

2. 吞咽困难　由病损波及咽喉部所致。

3. 知识缺乏　与患儿家属缺乏婴幼儿的保健知识和疾病预防知识有关。

【护理目标】

1. 患儿口腔黏膜恢复正常，吞咽困难缓解。

2. 患儿家属获得本病的预防知识。

【护理措施】

1. 用2%～4%碳酸氢钠液擦拭或洗涤病人口腔，以保持口腔的碱性环境，从而抑制白色念珠菌的生长繁殖。

2. 病患区清洗后，涂1%龙胆紫液或制霉素菌素液，每日3～4次。

3. 重症病人遵医嘱酌情给予抗真菌药物。

4. 健康指导　让病人家属了解疾病的发病原因及预防措施。经常用温开水洗涤婴幼儿口腔。哺乳期间要注意妇幼卫生，哺乳用具及母亲乳头要经常清洗消毒，保持清洁。长期使用抗生素与免疫抑制剂者应警惕本病的发生，必要时停药。

第五节　口腔颌面部感染病人的护理

一、概论

口腔颌面部感染是一种常见病，可由口腔内潜在的细菌或口腔外部的细菌侵入引起。口腔颌面部位于消化道与呼吸道的起端，通过口腔和鼻腔与外界相通。由于鼻腔、鼻窦的腔隙，牙、牙龈、舌、扁桃体的特殊解剖结构和这些部位的温度、湿度等，均适宜于细菌的生长繁殖，加之颜面皮肤的毛囊、汗腺与皮脂腺也是细菌最常寄居的部位，故在这些部位遭受损伤、手术及全身抵抗力下降等因素影响下，均可导致感染的发生。颌面部存在较多相互连通的潜在性筋膜间隙，其间隙含疏松的蜂窝结缔组织，易于形成感染蔓延的通道，加之颜面部血液循环丰富，静脉又常无瓣膜，感染易向颅内扩散。从鼻根到两侧口角连线形成的三角区内，一旦发生感染，可循此途径引起海绵窦血栓性静脉炎等严重并发症，故将鼻唇区称为"危险三角区"。颌面颈部淋巴结十分丰富，口腔、颜面及上呼吸道感染，可沿相应的淋巴回流途径而扩散，发生区域性的淋巴结炎，特别是儿童淋巴结尚未发育完善时，感染易穿破淋巴结被膜，形成结外蜂窝织炎。

（一）口腔颌面部感染的途径及病原菌

1. 口腔颌面部感染的主要途径

(1) 牙源性：病原菌通过病变牙或牙周组织进入邻近组织和器官发生感染者，称为牙源性感染，是口腔颌面部感染的主要来源。牙在解剖结构上与颌骨直接相连，牙髓及牙周组织感染可向根尖、牙槽骨、颌骨以及颌面部蜂窝组织间隙扩散。临床常见者有龋病、牙周病、根尖周病、智齿冠周炎等。

(2) 腺源性：面颈部淋巴结感染向周围扩散所致。

(3) 血源性：机体其他部位的致病菌通过血液循环形成的口腔颌面部化脓性感染。

(4) 损伤性：继发于损伤后发生的感染。

(5) 医源性：医护人员行局部麻醉、手术、穿刺等侵入性操作时将细菌带入创口所致的感染。

2. 病原菌　口腔颌面部感染常由金黄色葡萄球菌、溶血性链球菌、厌氧菌及大肠杆菌引起，混合感染较多见。口腔内的正常菌群或外来病原菌的污染，不一定都会发生感染。感染的发生与多种因素相关。内因上取决于机体的抵抗力、易感性、年龄、营养状况以及感染发生部位的解剖特点、局部血液循环状况等因素；外因上取决于致病菌的种类、数量和毒力。

（二）口腔颌面部感染病人的身体状况

1. 局部症状　表现为红、肿、热、痛和功能障碍等症状，其程度因感染发生的部位、病位深浅、病变范围和病程早晚而有差异。如冠周感染可有疼痛、肿胀及淋巴结肿大，如累及口底或咽旁，则有吞咽困难，如累及咀嚼肌，则有张口受限。

2. 全身症状　轻重不等，炎症反应轻微者可无全身症状，较重者常有畏寒、发热、全身不适、头痛、乏力、食欲减退、尿量减少等症状。病情重且时间长者，可有水、电解质平衡紊乱，酸中毒，肝肾功能障碍等，严重者可出现败血症、休克、昏迷而危及生命。

(三)口腔颌面部感染的护理措施

1. 注意休息　感染轻者适当休息,严重者应卧床休息。

2. 治疗护理

(1) 局部治疗:保持局部清洁,避免不良刺激。口内用3%过氧化氢溶液和生理盐水冲洗。脓肿形成前可用中草药如金黄散等外敷,亦可用高渗盐水湿敷。脓肿形成后应协助医师及时行切开引流术。脓肿切开后,病人应取侧卧位,以利引流。根据脓液的量及性质每日换药1～2次以上,可用1%～3%过氧化氢液及抗生素液冲洗创口。由牙源性感染引起的炎症治疗好转后,应拔除病灶牙,以免反复发作。颌骨骨髓炎在急性期好转后,尽早进行死骨及病灶清除术。

(2) 全身治疗:口腔颌面部感染并发全身中毒症状如发热、寒战时,全身给予支持治疗,保持水、电解质平衡,以减轻中毒症状,遵医嘱给予抗菌药物。对已发生败血症、海绵窦血栓性静脉炎、休克等严重并发症时,更应早期及时进行全身治疗。注意体温、脉搏、血压的变化。体温超过40℃时,进行降温处理,如头部湿敷、温水浴、乙醇擦浴等。

3. 饮食护理　颌面部炎症,常见张口困难,如炎症累及口底、咽旁等间隙时,则出现咀嚼、吞咽困难,故宜进食高热量、高蛋白、高维生素等营养丰富的流质或半流质饮食。对身体虚弱、进食少的病人,应给予静脉补液,以维持体液平衡。

4. 口腔护理　病情轻者可用复方氯已定等漱口液自行含漱。严重者,每日进行口腔护理,以消除口臭,增加食欲。

5. 健康指导　指导病人进行自我护理,如注意口腔卫生、保护局部创口等。

二、冠周炎

【疾病概要】

牙齿在萌出的过程中,牙冠周围软组织发生的炎症称冠周炎。临床上以下颌第三磨牙常见,故称智齿冠周炎,多发生于18～25岁。第三磨牙萌出时,因缺少足够的空间,常表现为牙冠萌出不全,或位置偏斜,或埋伏在骨内,即第三磨牙阻生。牙龈覆盖阻生的第三磨牙牙冠,构成较深的盲袋(图9-2),有利于细菌生长繁殖。

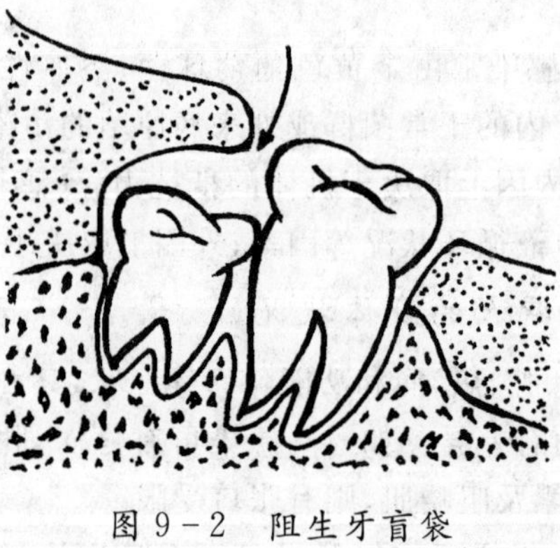

图9-2　阻生牙盲袋

【护理评估】

1. 健康史　注意询问病人的口腔卫生习惯,如早晚是否刷牙;了解有无牙痛、张口受限等病史。

2. 身体状况　常表现为急性炎症过程。初期反应轻微；炎症加重时局部跳痛并可反射至耳颞区，炎症波及咀嚼肌则张口受限；炎症继续发展，可出现发热、畏寒、食欲不振、头痛等全身症状。口腔检查见下颌智齿萌出不全，冠周软组织红肿、糜烂、触痛。

3. 社会心理状况　发病之初症状较轻，多被病人忽视。当感染迅速扩展，出现严重症状时，病人才迫于就诊。阻生牙需拔除时病人惧怕手术疼痛产生恐惧心理。

【护理诊断】

1. 疼痛　与冠周炎症有关。

2. 语言沟通障碍　与疼痛、张口受限有关。

3. 潜在并发症　与颌面部间隙感染，病人机体免疫力低下、细菌毒力强，未及时就诊有关。

4. 知识缺乏　与对疾病预防及治疗知识缺乏了解有关。

【护理目标】

1. 病人疼痛减轻或消失。

2. 病人顺利康复，不发生并发症。

3. 病人能叙述预防冠周炎发生的有关知识。

【护理措施】

1. 用高渗温盐水或含漱剂漱口，每日数次。

2. 协助医师对冠周盲袋用3%过氧化氢溶液和生理盐水冲洗，蘸干后将0.5%碘伏或碘甘油送入龈袋内，每日一次。脓肿形成时切开引流。

3. 需全身治疗者按医嘱应用抗生素。

4. 嘱病人注意休息，进食流质，不吃刺激性食物，治疗期间戒烟戒酒。

5. 健康指导　宣传冠周炎的发病原因及早期治疗的重要性，对病灶牙遵医嘱拔除，或作冠周龈瓣切除，以防止复发。

三、颌面部蜂窝织炎

【疾病概要】

颌面部蜂窝织炎是颜面、颌周和口咽区软组织化脓性炎症的总称。在颌面部组织层次之间，有多个潜在的筋膜间隙。一旦发生感染，因各间隙之间互相通连，化脓性炎症可以局限于单个间隙，亦可扩散到相邻间隙，形成弥散的蜂窝织炎。

其病因最常见的为牙源性感染，如冠周炎、根尖周炎等，外伤及血源性感染较少见。病原菌以溶血性链球菌及葡萄球菌为主，多为混合感染。

【护理评估】

1. 健康史　了解有无牙病史，如根尖周炎、冠周炎等。

2. 身体状况　常表现为急性炎症过程。一般患区表现为红、肿、热、痛、功能障碍。重者高热、寒战。因感染部位不同，可有不同特征。眶下间隙感染可有下睑水肿、睁眼困难；咀嚼肌间隙感染，可有张口受限、进食困难；颌下间隙感染可有局部皮纹消失、皮肤发亮；口底间隙感染，则全身中毒反应严重，可出现体温不高、血压下降、局部皮肤紧张发亮、触诊有捻发感，如肿胀向舌根蔓延可压迫会厌引起呼吸困难甚至窒息。浅层间隙感染炎症局限时可有波动感，深层局部则有凹陷性水肿及压痛点。穿刺检查可抽出脓液。

3. 实验室检查　白细胞总数明显升高。

4. 社会心理状况　蜂窝织炎所致局部及全身症状严重，病人紧张、焦虑、烦躁不安，对疾病的预后十分担忧。

【护理诊断】

1. 疼痛　与炎症有关。

2. 体温升高　与急性炎症有关。

3. 焦虑　与全身不适及担心预后不良有关。

4. 有窒息的危险　与肿胀致咽腔缩小或压迫气管有关。

【护理目标】

1. 病人原有症状减轻，体温恢复正常。

2. 病人能说出焦虑的原因，接受护理人员意见，积极配合治疗。

3. 病人不发生窒息。

【护理措施】

1. 耐心向病人解释病情及治疗措施，减轻其紧张情绪。

2. 给病人提供安静舒适的环境，让病人充分休息。严重病人应卧床休息，少活动，减少不良刺激。

3. 严密观察病情变化，遵医嘱给予止痛剂、镇静剂，应用有效抗生素治疗原发病灶。

4. 脓肿形成后，应协助医师切开引流。如肿胀严重引起呼吸困难者，必要时行气管切开术。

5. 给予高营养易消化的流质饮食，张口受限者采取吸管进食，增强抵抗力。对于病情严重者给予全身支持疗法，维持水、电解质平衡。

6. 清洁口腔　病情轻者，嘱其用温盐水或漱口液漱口，重者进行口腔护理，用3%过氧化氢溶液清洗。

7. 感染控制后，嘱病人及时处理病灶牙，对不能保留的患牙应尽早拔除。

四、颌骨骨髓炎

【疾病概要】

颌骨骨髓炎是指颌骨全部骨组织包括骨膜、骨皮质、骨髓及其中的血管、神经的炎症。多为化脓性感染，病原菌主要为金黄色葡萄球菌。以牙源性感染最多见，常由急性根尖周炎或冠周炎发展所引起。另外，物理性（如放射性）及化学性因素也可引起颌骨骨髓坏死而继发感染形成颌骨骨髓炎。炎症如从骨髓向四周扩展，破坏颌骨，称之为中央性颌骨骨髓炎；如由骨膜下脓肿损害骨皮质，称为边缘性骨髓炎。

【护理评估】

1. 健康史　了解有无根尖周炎、冠周炎等牙病史；有无理化因素接触史。

2. 身体状况

(1) 中央性颌骨骨髓炎：分为急性期与慢性期。急性期起病急骤，患牙持续性剧痛伴放射痛，牙松动、叩击痛、牙周溢脓、面颊肿胀，全身中毒症状明显。下牙槽神经受累则下唇麻木，咀嚼肌受累则张口受限。慢性期常为急性期的延续，此时病人全身及局部症状缓解，口内或皮肤出现瘘管流脓，有时混杂有小块死骨。若死骨不清除，病变可迁延数月至数年，一旦瘘管阻塞，炎症又可急性发作。

（2）边缘性颌骨骨髓炎：多见于青年人，好发于下颌支。急性期常被间隙感染症状掩盖。慢性期骨膜溶解，骨皮质脱钙疏松并有小块死骨形成，可见瘘管形成，亦可急性发作。慢性期全身症状较轻，局部可有压痛、水肿、张口困难等症状。

3. 辅助检查

（1）中央性骨髓炎 2～4 周后 X 线摄片可见骨质密度减低区，3 个月后，显示病灶局限，有死骨形成并与健康骨分离。

（2）边缘性骨髓炎，下颌支 X 线摄片可见骨皮质不光滑，或有小片死骨形成。

4. 社会心理状况　急性期病情重，病人及家属均感紧张，手足无措。慢性期时好时坏，病人对治疗缺乏信心。如果发生病理性颌骨骨折，病人出现咬合错乱和面部畸形，由此将导致病人自我形象紊乱，严重影响其正常生活及社交活动。

【护理诊断】

1. 体温升高　与感染有关。

2. 焦虑　与病程长、担心预后不佳有关。

3. 营养失调　与感染造成机体消耗增加及摄入不足有关。

【护理目标】

1. 病人原有症状缓解或消失，不适感明显减轻。

2. 病人焦虑情绪减轻，对治疗充满信心，积极配合治疗。

【护理措施】

1. 为病人提供安静舒适的环境，保证足够的休息与睡眠。进食易消化、高热量、富含维生素的食物。对张口受限者，鼓励进流质或半流质饮食，也可管喂进食。高热失水者给予补液，维持水、电解质平衡。

2. 遵医嘱使用足量有效的抗生素，控制感染。进行引流的病人观察引流量及脓液性质。

3. 手术病人术后可配合理疗及热敷。术后固定颌骨的病人，应做好口腔护理，可采用加压冲洗法，如用吊筒盛温生理盐水，将冲洗头放入口内，边冲洗边用吸引器吸出冲洗液，以达到彻底清洁口腔的目的。

4. 鼓励病人说出心理感受，对病人进行心理疏导，增强病人的信心，让病人安心配合治疗，从而减轻病痛。

5. 健康指导　对固定颌骨的病人，结扎丝及夹板去除后，告诉病人逐渐练习张、闭口运动，直至功能恢复。嘱病人勿吃坚硬食物，保证营养摄入，以利身体恢复。

第六节　口腔颌面部损伤病人的护理

一、损伤的特点与急救

(一)口腔颌面部损伤的特点

口腔颌面部遭受损伤后,除了出现受伤部位肿胀、疼痛、功能障碍和相应的全身反应等常见的表现外,还由于其解剖生理的原因,出现如下一些危及生命的特点。

1. 易发生窒息　损伤后软组织移位、水肿,血肿、血块以及各种异物的存留等,均可能阻塞上呼吸道而致窒息。

2. 易出血　颌面部血管丰富,血管吻合支多,所以伤后一方面易引起大量出血,另一方面创口也易于愈合。

3. 易感染　口腔颌面部与外界相通的腔窦较多,损伤后极易发生创口感染。

4. 合并颅脑损伤　颜面骨骼邻近颅脑,尤其是上颌骨与颅底连接紧密,损伤时常合并有颅脑损伤,如脑震荡、脑挫伤、颅底骨折等。

5. 特殊器官损伤及功能障碍　由于口腔颌面部、鼻等器官有着特殊的生理功能,故损伤后对病人的呼吸、咀嚼、吞咽、语言、表情、容貌等有着不同程度的影响,给病人及家人精神上带来极大的痛苦。

(二)口腔颌面部损伤的急救

1. 窒息的急救　窒息可分为阻塞性窒息和吸入性窒息两类。阻塞性窒息可因异物、血凝块、组织的移位、水肿与血肿等导致呼吸道阻塞而引起窒息。吸入性窒息见于昏迷病人,多因分泌物、血液、呕吐物等被吸入气管而引起窒息。窒息的前驱症状有烦躁不安、出汗、口唇发绀、面色苍白、鼻翼扇动,严重时出现三凹征,如抢救不及时,可随之出现脉弱、血压下降、瞳孔散大,甚至死亡。急救措施如下:

(1)解除阻塞:用手指或器械伸入口腔咽喉部,将异物取出或移动组织瓣。用吸引器吸出分泌物、血液等阻塞物,紧急时亦可拿橡皮管或塑料管用口吸。如有舌后坠时,先托双侧下颌角向前上方,在舌尖后约 2 cm 处立即用穿好粗丝线的大弯针或大别针穿过舌的全厚组织,将舌拉出口外。

(2)改变病人体位:解开颈部衣扣,使其头部偏一侧或采取俯卧位,让分泌物自然流出。取俯卧位时,需垫高病人前额。

(3)插入通气管:对于咽部和舌根肿胀压迫呼吸道的病人及神志不清的病人,除以上处理外,可经口或鼻插入通气管。

(4)环甲膜穿刺或气管切开:上述方法都不能使呼吸道维持畅通时,应迅速用粗针头由环甲膜刺入,或将环甲膜切开,暂时解除窒息。随后,尽早行气管切开术。

(5)吸入性窒息如采取上述方法后仍不见好转,应立即行气管切开术。

2. 出血的急救　口腔颌面部损伤后出血较多,如伤及大血管,处理不及时,可危及生命。对口腔颌面部出血的急救,应根据出血部位、来源、程度以及现场条件采取相应的止血方法。

(1) 压迫止血：对一般性出血，将移位的组织瓣复位后，行包扎压迫止血。对开放性或洞穿性创口或口底出血，可纱布填塞。对出血较多的紧急情况，指压止血也能起到暂时止血的目的。如颞部、头顶、前额部出血，可压迫耳屏前的颞浅动脉；颜面出血，可压迫下颌角前切迹处之颌外动脉；头颈部大出血；可在胸锁乳突肌中分前缘，以手指触到搏动后，将颈总动脉向后压迫于第 6 颈椎横突上，压迫时间不超过 3～5 分钟，防止发生心律失常和心搏骤停。

(2) 结扎止血：对较大的出血点，可结扎止血或缝扎止血，亦可连同止血钳包扎后转送。如出血仍较猛烈，可考虑结扎颈外动脉。

(3) 药物止血：如局部应用云南白药、吸收性明胶海绵、凝血酶、0.1%肾上腺素及止血粉等，也可应用全身性止血药物，如维生素 K_1、酚磺乙胺（止血敏）、立止血等。

3. 合并颅脑损伤的急救　凡有颅脑损伤的病人，应卧床休息、减少搬动、暂停不急需的检查或手术。密切观察病人的神志、瞳孔及生命体征变化。如鼻或外耳道有脑脊液外流时，禁止作耳、鼻内填塞与冲洗，以免引起颅内感染。如有颅内压增高现象，应控制入水量，并给予 20%甘露醇等脱水，以减轻脑水肿，降低颅内压。应及时请有关专家会诊处理。

4. 包扎　包扎是急救过程中常用的治疗措施，起到压迫止血、暂时固定、保护创面、减少污染等作用。颌面部常用的包扎方法有四尾带包扎法和“十字”绷带包扎法。

(1) 四尾带包扎法：将绷带撕剪成四尾形，颏部衬以棉垫，将左右前两尾结在枕骨结下，左右后两尾结在头顶前，再将二尾末端结扎于头顶部即可。

(2)“十字”绷带包扎法：将绷带缠绕额枕部 2～3 圈后，自一侧反折由耳前区向下绕过颏部至对侧，再由对侧耳前区向上越过顶部呈环形包绕，如此反复数次，末端用胶布固定。

5. 预防与控制感染　口腔颌面部的损伤，其损伤部位极易发生感染，有时感染对病人的危害性甚至比原发性损伤更为严重，所以预防和控制感染也是急救治疗中的重要环节。对开放性创口，应尽早行清创缝合，如没有条件，也应早期包扎创口，避免继续污染。伤后尽早使用广谱抗生素并及时注射破伤风抗毒素。

二、损伤的分类与护理

口腔颌面部损伤的类型很多，临床上以软组织损伤、牙及牙槽骨损伤及颌骨骨折较为常见。

【护理评估】

1. 健康史　了解有无全身疾病及外伤手术史。

2. 身体状况

(1) 软组织损伤：口腔颌面软组织损伤分为闭合性损伤与开放性损伤。前者为挫伤，主要表现为疼痛和血肿；后者常见有擦伤、切割伤、刺伤、撕裂伤、火器伤等，主要表现为伤口出血、疼痛、血肿等。

(2) 牙及牙槽骨损伤：前牙区多见，常因碰撞、打击、跌倒或咀嚼硬物而引起。轻则牙体松动，重则发生牙脱位、牙折断及牙槽骨骨折。

(3) 颌骨骨折：多为下颌骨骨折，其骨折线易发生在解剖结构较薄弱的部位，如颏孔、下颌角、髁状突等部位。骨折表现为局部疼痛、肿胀、出血、局部压痛。由于下颌骨周围有强大的开、闭口肌肉附着，因此，骨折时一般均有错位、咬合关系紊乱等。

3. 辅助检查　X线摄片、CT等显示骨折部位及骨折片移位等。

4. 社会心理状况　颌面部损伤多因交通事故、工伤及暴力所致，常给病人及家属带来沉重打击，病人出现不同程度的恐惧与焦虑情绪。

【护理诊断】

1. 疼痛　与软组织受伤、骨折等有关。

2. 面部形态改变　与骨折断端移位有关。

3. 口腔黏膜改变　与损伤、下颌制动致口腔护理障碍有关。

4. 吞咽困难　与疼痛、咬合关系紊乱、咀嚼功能障碍、下颌制动有关。

5. 恐惧　与突发的伤害及手术有关。

6. 潜在并发症　①窒息，与伤口肿胀、口内出血块未及时清除有关；②出血，与伤口渗血、手术创伤有关；③感染，与伤口暴露及污染有关。

7. 营养失调　与咀嚼或吞咽困难有关。

【护理目标】

1. 病人疼痛减轻或消失。

2. 病人恢复正常的咬合关系和咀嚼功能。

3. 病人接受现实，恐惧、焦虑情绪减轻。

4. 避免并发症发生，病人康复出院。

【护理措施】

1. 严密观测体温、脉搏、呼吸、血压，观察神志及瞳孔的变化。

2. 按医嘱要求及时输血、输液及全身应用抗生素。根据伤情准备急救用品，如氧气、吸引器、气管切开包及急救药品等。

3. 合理饮食对促进创伤恢复非常重要。根据医嘱和病情需要，选择合适的饮食及进食方法，如一般病人可给予高蛋白、高热量及维生素丰富的半流质，颌间固定的病人采用鼻饲，不能吸吮的病人应进行喂食。

4. 及时清除口、鼻腔分泌物，呕吐物，异物及血凝块等。每日用1%～3%过氧化氢溶液和生理盐水擦拭口腔1～2次。对颌间固定的病人，在每次进食后，都应用冲洗器、棉签或小牙刷进行口腔的清洗工作。

5. 给予耐心解释、疏导及安慰，使病人主动配合治疗，尽快消除病人及家属的焦虑情绪。

6. 健康指导　全身状况良好者，鼓励病人早期下床活动，使其掌握功能训练的时机与方法，以改善血液循环，促进病人早期康复。进行必要的安全教育，防止意外事故发生。

第七节　唇裂与腭裂病人的护理

唇裂与腭裂是口腔颌面部最常见的先天性发育畸形，发病率约为1/1 000。唇、腭裂常造成容貌缺陷及生理功能（如咀嚼、吞咽、消化、呼吸、语言及表情等）障碍。临床上主要采用手术整复的治疗方法，以达到恢复功能和形态接近正常的目的。

一、唇裂

【疾病概要】

唇裂是胎儿在发育过程中，受到某些因素的影响，使上颌突与球状突未能融合而发生裂隙。唇裂的发生可能与遗传、营养、感染、药物、内分泌及理化等因素有关。一般认为，单侧唇裂整复术最适宜的年龄为3～6个月，双侧唇裂推迟到6～12个月。

【护理评估】

1. 健康史　了解患儿的全身情况，发育是否正常，有无先天性疾病。询问有无过敏史及传染病史。

2. 身体状况　可表现为单侧唇裂和双侧唇裂。患儿因唇部裂隙，语音不清，吸吮及进食均有一定困难，随患儿年龄增长，可有营养和发育不良的体征。根据裂隙的程度，唇裂分为3度。Ⅰ度：只限于红唇部裂开；Ⅱ度：上唇部分裂，但鼻底完整；Ⅲ度：上唇、鼻底完全裂开。

3. 社会心理状况　常有自卑心理，不愿与人交往，常会受到同龄儿童的歧视。患儿父母有焦虑情绪，对患儿的前途十分担忧。

【护理诊断】

1. 知识缺乏　与父母对疾病不了解以及缺乏正确的喂养知识有关。

2. 组织完整性受损　由先天性畸形所致。

3. 有窒息的危险　与全麻术后呕吐或喂养不当有关。

4. 有损伤的危险　与患儿搔抓切口、哭闹有关。

5. 有感染的危险　与唇部切口暴露，未及时清除分泌物及食物残渣等有关。

【护理目标】

1. 父母能正确照顾和喂养患儿。

2. 病人术后不发生窒息。

3. 病人手术切口愈合良好，不发生感染。

【护理措施】

1. 术前准备

(1) 常规体重、营养状况、心肺情况、血常规、凝血试验、胸片等检查。

(2) 指导患儿父母练习用汤匙或滴管喂食，以便患儿术后适应进食。

(3) 术前一天备皮，用肥皂水清洗上下唇及鼻部，并用生理盐水棉球擦洗口腔。遵医嘱备血。

(4) 遵医嘱做好抗生素、麻醉药物的皮试。

(5) 术前6小时禁食；术前4小时可饮少许葡萄糖水；术前2小时禁水并开始静脉补液。

2. 术后护理

(1) 认真检查切口是否已彻底止血。及时吸痰，清理呼吸道。严密观察生命体征变化。

(2) 取屈膝侧卧位，头偏向一侧，以利口内分泌物自然流出。患儿清醒后，应用护臂夹板固定双臂，限制肘关节运动，以免患儿用手搔抓唇部创口。

(3) 患儿清醒后4小时，可给予少量葡萄糖水。指导患儿家属用滴管或小汤匙喂饲。喂食时，汤匙置于健侧，避免碰触伤口。

(4)应使唇部创口暴露，每日用0.5%碘伏清洗创口，保持创口清洁。如使用唇弓固定，应于术后10天去除。遵医嘱给予适当的抗生素，以预防感染。

(5)术后5～7天拆皮肤缝线，黏膜线任其脱落。如感染，缝线应提前拆除，并行清洁换药和加强减张固定。

(6)拆线后，需提醒患儿家属防止患儿跌跤及碰撞唇部，否则，虽然伤口已愈合，但也有裂开的危险。教会患儿父母清洁护理的方法。

二、腭裂

【疾病概要】

腭裂是胎儿在发育过程中，因某些因素的影响，使面部各突起的互相连接受到阻挠而形成的裂隙，常与唇裂伴发。其发生多是遗传与环境因素共同作用的结果。对施行腭裂手术的年龄，多主张尽早手术，在2～10岁间不等。

【护理评估】

1. 健康史　询问病人有无全身疾病及过敏史。

2. 身体状况　因腭裂造成鼻口相通，使吮吸、进食、发音等功能障碍。进食时食物易从鼻腔溢出，发音时含糊不清。因鼻腔失去清洁和温度调节作用，易致呼吸道感染。病人可有上颌骨发育不全，面中1/3塌陷，呈蝶形脸。

3. 社会心理状况　由于患儿的言语、吞咽功能障碍和面部畸形，严重影响了患儿的心理健康，以致患儿自卑、性格孤僻和交往困难。病人及家属对手术效果表示担忧或期望过高。

【护理诊断】

1. 焦虑　与担心手术效果有关。

2. 有窒息的危险　与麻醉插管导致口咽部组织水肿、全麻术后呕吐及喂养不当有关。

3. 有损伤的危险　手术切口裂开，与患儿哭闹有关。

4. 语言沟通障碍　与腭裂所致言语不清及术后伤口疼痛不愿说话有关。

【护理目标】

1. 患儿焦虑状态消失。

2. 患儿不发生窒息。

3. 患儿手术切口无感染，愈合良好。

4. 患儿语言功能得到改善或恢复正常。

【护理措施】

1. 术前准备

(1)常规体重、营养状况、心肺情况、血常规、凝血试验、胸片等检查。术前一天备皮，用肥皂水清洗上下唇及鼻部，并用生理盐水棉球擦洗口腔。遵医嘱备血。

(2)术前应做好心理护理，向患儿家人耐心解释，消除其疑虑和恐惧心理。

(3)指导患儿父母练习用汤匙或滴管喂食，以便患儿适应术后进食。

(4)裂隙较大者术前一周制作腭护板，并试戴合适，以便术后保护创口。

(5)术前3天开始用1∶5 000呋喃西林或复方氯已定液等漱口，用呋喃西林麻黄素液滴鼻，每日3～4次。

2. 术后护理

(1) 全麻未清醒前，取平卧位，头偏向一侧。完全清醒后可取头高卧位，以减轻局部水肿。

(2) 密切观察生命体征变化。认真检查切口是否出血及有无喉头水肿。保持呼吸道通畅，用吸痰管及时吸出口、鼻腔血性渗出物和呕吐物。保持腭护板固位良好，防止松脱。

(3) 遵医嘱应用抗生素，预防感染，一般应持续至纱条抽除或体温恢复正常为止。鼻内可用1%呋喃西林麻黄碱液滴入，每日3次。

(4) 如患儿合作，应每日清洗口腔，成人每次餐后均应用复方氯已定等漱口液漱口，防止食物附于创口，引起创口感染。

(5) 麻醉清醒后4小时如无呕吐，可给予少量葡萄糖水，然后用汤匙或滴管进食。术后2～3周内进食全流质食物，以后改半流质，1个月后可进普食。

(6) 术后应保持患儿安静，避免大声哭闹，以防伤口裂开，并注意预防感冒，以免因咳嗽影响创口愈合。一般术后2周拆线。

3. 语音训练　一般术后1～2个月开始进行语音训练，训练应循序渐进。开始通过吹气球、吹肥皂泡等吹气方法练习软腭及咽部的肌肉活动，使其有效地完成腭咽闭合动作，继而练习单音、拼读单字及读书说话。语音训练要经过长期不懈的努力才能取得良好的效果。

第八节　口腔颌面部肿瘤病人的护理

口腔颌面部是肿瘤的好发部位之一。口腔颌面部肿瘤分良性肿瘤与恶性肿瘤两大类。良性肿瘤以牙源性和上皮组织肿瘤多见，如颌骨囊肿、涎腺混合瘤等。恶性肿瘤多源于上皮组织，以鳞状细胞癌最为多见。口腔颌面部肿瘤好发于口腔黏膜、牙龈、舌、腭等部位。

口腔颌面部肿瘤应根据肿瘤的性质、大小、范围及病人的全身情况等确定治疗的原则和方法。良性肿瘤一般作局部完整切除，恶性肿瘤的治疗主要采取手术为主的综合治疗措施。

一、牙龈癌

牙龈癌在我国较为多见，男性多于女性。下牙龈癌较上牙龈癌多见，多为高分化鳞状细胞癌。

【护理评估】

1. 健康史　询问病人有无一般口腔疾病及是否在妊娠期。

2. 身体状况　牙龈癌生长缓慢，以溃疡型多见。早期向牙槽突及颌骨浸润，可引起牙疼痛和牙松动。下牙龈癌可向口底及颊部侵犯，如向后发展可引起张口困难。上牙龈癌可侵及上颌窦及腭部。下牙龈癌较早发生淋巴结转移，多转移至患侧下颌下及颏下淋巴结。

3. 社会心理状况　由于肿瘤组织的破坏及手术的损伤，使病人的语言、咀嚼和吞咽等功能发生障碍，加上术后遗留面部畸形，极大地影响了病人及家人的生活和工作，对病人的心理和精神方面产生严重的创伤。

【护理诊断】

1. 营养失调　低于机体需要量，与手术创伤、张口受限有关。

2. 自我形象紊乱　与手术导致面部组织缺损有关。

3. 有窒息的危险　与误吸、舌后坠有关。

4. 焦虑　与病人对肿瘤的预后不清楚有关。

【护理目标】

1. 病人进食基本能满足身体需要。

2. 病人正确对待手术导致面部组织缺损，保持乐观的心态。

3. 病人不发生窒息。

4. 病人焦虑和恐惧感减轻，树立战胜疾病的信心。

【护理措施】

手术是牙龈癌的主要治疗方法。牙龈癌的手术须将患侧上颌骨或下颌骨截除，其手术损伤较大，术后会出现言语和进食困难、流涎、感觉麻木及面部畸形等问题。

1. 术前护理

(1) 积极做好病人的心理护理，向病人说明手术的目的、手术过程及手术前后的注意事项，如实告知术后将出现的问题，消除其焦虑和恐惧的心理，使病人以积极的心态主动配合手术和护理。

(2) 协助病人完成各种检查，如血常规、凝血试验、心电图检查等。

(3) 用复方氯已定等漱口液含漱。

(4) 根据需要准备修复体，一侧上颌骨截除者备好腭护板或预成膺复体，下颌骨截除者需做好健侧的斜面导板。

2. 术后护理

(1) 保持呼吸道通畅，及时吸除口腔里的分泌物。如舌后坠，可将穿舌的牵引线前拉并固定，使舌前伸。仔细观察切口渗出情况，如有出血应及时报告医师。如行气管切开术，按气管切开术后进行护理。

(2) 口腔护理：注意口腔卫生，用复方氯已定液等漱口，每日 3～4 次。

(3) 增进营养，可进半流质食物及软食。

(4) 预防感染：遵医嘱使用抗生素。

二、舌癌

舌癌是最常见的口腔癌，多为鳞癌，一般恶性程度较高，生长快。男性多于女性。其病因未明。

【护理评估】

1. 健康史　询问病人的生活习惯、特殊嗜好及家族史。

2. 身体状况　多发生于舌缘及舌尖，常为溃疡型或浸润型。肿瘤浸润性较强，常波及舌肌，致舌运动受限，有时可出现说话和进食困难。如继发感染时，可发生剧烈疼痛。舌癌早期即可发生颈淋巴结转移。晚期舌癌可蔓延至口底及下颌骨，使全舌固定。如向后发展可侵犯舌腭弓及扁桃体。

3. 社会心理状况　病人对肿瘤早期不甚重视，当肿瘤发展到影响进食和语言时出现忧虑，对手术有恐惧感，心理负担重。个别晚期病人因不堪忍受剧痛，对治疗丧失信心。

【护理诊断】

1. 焦虑与恐惧　与健康状况改变及对治疗的结果担心有关。

2. 营养失调　低于机体需要量，与肿瘤和手术所致的张口受限、咀嚼吞咽困难有关。

3. 有窒息的危险　与术后出血、舌体肿胀有关。

4. 有感染的危险　与抵抗力下降、口腔不洁、放疗及化疗有关。

【护理目标】

1. 病人能说出心理感受，焦虑及恐惧减轻或消失。

2. 病人不发生窒息及伤口感染。

3. 进食基本满足病人身体需要量。

【护理措施】

1. 术前准备

(1) 耐心地向病人及家属做好解释工作，鼓励病人树立战胜疾病的信心。说明手术的目的、过程及注意事项等，消除病人紧张焦虑情绪，取得病人合作。

(2) 用复方氯己定等漱口液含漱，必要时做牙周洁治。

(3) 做好术前的一般准备，如血及尿常规、血糖、凝血试验、肝肾功能、胸片、心电图等检查。遵医嘱做好相关药物的皮试。遵医嘱备皮备血。

(4) 准备修复体：需作一侧下颌骨切除者，术前应为病人做好健侧的斜面导板，并试戴合适，以便手术后即能佩戴，防止下颌偏位。

2. 术后护理

(1) 仔细观察切口渗血情况，保证引流管通畅。及时清除口内分泌物，保持呼吸道通畅，防止呕吐物或血液吸入气管引起窒息。如有血肿等异常情况应及时报告医师。

(2) 根据病情用复方氯己定液等漱口，每日 3～4 次。对张口受限、咀嚼困难者，应定时进行口腔护理，可先用 1%～1.5%过氧化氢液清除口内分泌物及血痂，再用生理盐水冲净。

(3) 给予营养丰富的流质进行管喂。手术范围小者亦可进半流质食物及软食。

(4) 遵医嘱使用抗生素。观察用药情况，防止感染及发生并发症，保证创口顺利愈合。

第九节　口腔颌面部手术病人的护理

一、手术前的护理

1. 术前应做好心理护理，向病人耐心解释，说明手术的目的、手术过程及术前术后注意事项等，消除其疑虑和恐惧心理，使其保持良好的心理状态，主动配合护理和手术。

2. 按医嘱给予药物治疗，清洁口腔，洁牙等。按医嘱给予药物过敏试验，并记录结果，阳性者应通知医师。帮助病人完成术前的各项检查。根据手术需要练习床上使用便器。小儿应训练使用汤匙或滴管喂食。按医嘱备血。

3. 术前一日应洗澡、理发，搞好个人卫生。全麻手术者应做好清洁灌肠等准备。手术前晚保证病人睡眠好，必要时可服安眠药。

4. 手术区皮肤准备是避免创口感染的一项重要措施，故应认真执行。备皮时应防止剃破皮肤，引起感染。行头皮部或额瓣转移手术须剃光头、剃须；下颌骨切除、腮腺手术等剃发至耳上及耳后三横指；鼻唇部手术要剪去鼻毛；植骨病人术前 2 天开始备皮，手术当天备皮进行消毒后，用无菌巾包扎进手术室。

5. 全麻病人术前 8 小时禁水、禁食。小儿术前 6 小时禁食、术前 2 小时禁水。术前遵医嘱给予术前用药。进手术室前嘱病人排空大小便。

二、手术后的护理

1. 应向麻醉师及手术室护士了解病人手术过程及病人身体状况。

2. 病人全麻未清醒前应去枕使其平卧，头偏向健侧，及时清除呕吐物、分泌物及血液，以保持呼吸道通畅，防止窒息。

3. 严密观察病人体温、脉搏、呼吸、血压、神志及瞳孔等变化。注意观察敷料渗血情况，如渗血较多应及时报告医师处理。注意保持各种引流管通畅，严密观察各种引流物的量、色及性质，如有异常应及时报告医师。

4. 术后饮食应根据手术的不同情况和医嘱，决定饮食和进食方法。若能饮食，原则上是进食清淡、易消化和富有各种营养成分的食物，以促使病人身体康复和伤口愈合。全麻手术病人清醒后 6 小时后无呕吐，可给少量温开水或流质饮食。

5. 保持口腔卫生，每日常规口腔护理两次。

6. 除了按一般外科术后护理和及时执行各项术后医嘱外，还应根据不同的疾病和病情要求，进行相应的专科护理。

复习思考题

1. 如何预防龋病？
2. 急性化脓性根尖周炎分哪几个阶段？
3. 牙周组织疾病的护理措施有哪些？
4. 说出复发性口疮的局部护理措施。
5. 窒息的急救措施有哪些？
6. 口腔颌面部全麻手术病人术前如何禁食？术后如何观察？

（桂　平）

五官科临床护理实习指导

一、实习的目的

通过临床实习，进一步掌握和巩固五官科护理技术的基本理论，尤其是掌握五官科常见病、多发病的护理基本理论和基本知识，并在实习过程中学会正确使用各种仪器设备，逐步掌握五官科护理的基本操作技术，加深对现代护理专业的理解和加强以人的健康为中心的服务意识，能运用护理程序评估病人存在的健康问题，为病人提供全面的服务。通过实习提高学生分析问题、解决问题和评判性思维的能力以及较强的组织管理、健康教育和护理科研能力；同时，进一步培养学生良好的医护道德和热爱护理事业的精神，培养学生具有严谨的工作态度和实事求是的工作作风，使学生成为具有现代护理理念、能适应社会发展需求的高级护理人才。

二、实习的要求

1. 必须把病人看作一个整体，全面关心其身心状况，应用整体护理的观念对每一位病人实施全面护理。

2. 应用护理理论及相关知识，通过护理程序解决病人及家属的健康问题。

3. 深入病房、家庭和社区，通过认真调查研究，掌握第一手材料，做好各项护理工作。

4. 以病人为中心，正确处理学习与服务的关系。

5. 严格执行各项护理管理制度和技术操作规程，如各种护理常规、技术操作规程、病室护理管理制度等。

6. 遵守实习纪律和实习医院的各项规章制度，服从实习医院的安排。

7. 建立良好、和谐的护患、护医、护护和护陪的关系。

三、实习的目标及内容

（一）实习目标

1. 正确运用五官科护理学的基本理论和知识解决临床护理的问题，能运用护理程序对五官科病人进行身心护理。

2. 对五官科常见病、多发病病人能熟练地进行护理评估，制订护理计划。

3. 能熟练地进行五官科常见的护理技术操作。

4. 能熟练地进行五官科急危重病人的抢救配合及护理。

5. 能运用各种交流技巧，了解病情、关怀和安慰病人，满足病人的需要，对五官科病人及家属进行健康教育。

6. 学会书写五官科护理病历。

(二)实习内容

1. 眼科

(1)睑腺炎、睑板腺囊肿、睑内翻与倒睫、睑外翻与睑裂闭合不全、上睑下垂、泪囊炎、急性细菌性结膜炎、病毒性结膜炎、沙眼、免疫性结膜炎、结膜干燥症、翼状胬肉、细菌性角膜炎、真菌性角膜炎、单纯疱疹病毒性角膜炎、白内障、青光眼、葡萄膜炎、交感性眼炎、视网膜动脉阻塞、视网膜静脉阻塞、中心性浆液性脉络膜视网膜病变、糖尿病性视网膜病变、视网膜脱离、屈光不正及老视、斜视及弱视以及眼外伤等病人的护理。外、内眼手术病人的护理。

(2)操作

1)护理体检:远近视力检查、视野检查、眼压测量等。

2)常用护理技术操作:涂眼药膏法、滴眼药水法、结膜下注射法、球后注射法、结膜囊冲洗法、泪道冲洗法的操作及注意事项。

(3)考核内容

1)完成眼科整体护理病历一份。

2)专科护理操作:远近视力检查、视野检查、眼压测量、涂眼药膏法、滴眼药水法、结膜囊冲洗法、泪道冲洗法。

2. 耳鼻咽喉科

(1)鼻疖、慢性鼻炎、化脓性鼻窦炎、鼻息肉、鼻出血、鼻-鼻窦恶性肿瘤、扁桃体炎、腺样体肥大、咽后脓肿、鼻咽癌、阻塞性睡眠呼吸暂停综合征、急性会厌炎、急性喉炎、喉阻塞、喉癌病人,喉、气管、支气管及食管异物病人,鼓膜外伤、分泌性中耳炎、急性化脓性中耳炎、慢性化脓性中耳炎、耳源性并发症、特发性耳聋、梅尼埃病病人的护理。耳鼻咽喉科手术病人的护理。

(2)操作

1)护理体检:前鼻镜检查法、口咽检查法、鼻咽检查法、间接喉镜检查法、外耳道及鼓膜检查法、咽鼓管检查法、听力检查法等。

2)常用护理技术操作:剪鼻毛、鼻腔冲洗法、鼻腔滴药法、上颌窦穿刺冲洗法、鼻窦负压置换疗法、咽部涂药及喷药法、蒸气或雾化吸入法、外耳道清洁法、外耳道冲洗法、咽鼓管吹张法、鼓膜穿刺法的操作及注意事项。

(3)考核内容

1)书写耳鼻咽喉科护理病历一份。

2)专科护理操作:剪鼻毛、鼻腔冲洗法、鼻腔滴药法、上颌窦穿刺冲洗法、鼻窦负压置换疗法、咽部涂药及喷药法、蒸气或雾化吸入法、外耳道清洁法、外耳道冲洗法、咽鼓管吹张法、鼓膜穿刺法。

3. 口腔科

(1)龋病、牙髓病、根尖周病人,牙龈炎、牙周炎、口腔粘膜病人,冠周炎、颌面部蜂窝织炎、颌骨骨髓炎、口腔颌面部损伤、唇裂与腭裂、牙龈癌、舌癌病人的护理。口腔颌面部手术病人的护理。

(2)操作

1)护理体检:牙髓活力的检查、口腔检查、牙齿检查、颞下颌关节检查、涎腺检查、张口度检查等。

2)常用护理技术操作:口腔涂、喷药法,口腔含漱、擦洗法,牙周袋冲洗和冠周盲袋冲洗法,拔牙术、清创术配合,根管治疗换药及口腔四手操作技术等。

(3)考核内容

1)书写口腔科护理病历一份。

2)专科护理操作:涂、喷药法,含漱法,擦洗法,牙周袋冲洗和冠周盲袋冲洗法,拔牙术配合,根管治疗换药,口腔四手操作技术。

主要参考文献

1. 惠延年. 眼科学. 6 版. 北京：人民卫生出版社. 2004
2. 张龙禄. 五官科护理学. 北京：人民卫生出版社. 2002
3. 劳樟森. 五官科护理学. 北京：人民卫生出版社. 2004
4. 蒴新春. 口腔科基本技术操作. 长沙：湖南科学技术出版社. 2002
5. 张志愿. 口腔科学. 6 版. 北京：人民卫生出版社. 2004
6. 任重. 眼耳鼻咽喉口腔科护理学. 北京：人民卫生出版社. 2004
7. 田勇泉. 耳鼻咽喉科学. 5 版. 北京：人民卫生出版社. 2001
8. 吴慧云. 眼耳鼻咽喉口腔科护理学. 北京：人民卫生出版社. 2004